Leben
LERNEN
Klett-Cotta

Zu diesem Buch

Die therapeutische Arbeit mit Paaren und Familien ist komplex und gleichzeitig sehr individuell. Da ist ein reich ausgestatteter »Interventionsbaukasten« hilfreich. Die infrage kommenden Gesprächstechniken und Interventionsmethoden sind ausgesprochen zahlreich: Genogrammarbeit, Familienbrett, Paradoxe Intervention, Wunderfrage oder die Stühlearbeit – aber wie ging das alles noch mal genau?

Hier hilft dieses schulenübergreifende Nachschlage- und Nachlesewerk Neueinsteigern und »alte Hasen« bei der Orientierung. Das Buch macht hundert gezielte Vorschläge in fünf Kapiteln:

- Basisinterventionen
- Joker-Interventionen
- Handlungsbezogene Interventionen
- Mediengestützte Interventionen
- Erlebnisaktivierende Interventionen

Die Interventionen sind nicht »spröde«-theoretisch beschrieben, sondern als anschauliche »Live-Sequenzen« aus der Paar- und Familientherapie in jedem Kapitel von A bis Z geordnet.

Hartwig Hansen
Jg. 1957, ist Diplompsychologe, Paar- und Familientherapeut und systemischer Supervisor (DGSF). Bis 1995 leitete er den Psychiatrie-Verlag in Bonn. Heute lebt er in seiner Heimatstadt Hamburg und arbeitet dort selbstständig als Publizist und Berater. Zuletzt erschienen von ihm: »Respekt – Der Schlüssel zur Partnerschaft«, Klett-Cotta Verlag, 3. Auflage 2012, und »Die Liebe wiederfinden – Schlüsselszenen aus der Paartherapie«, Balance Verlag, 2009. Informationen unter www.hartwighansen.de

Alle Bücher aus der Reihe ›Leben Lernen‹ finden Sie unter:
www.klett-cotta.de/lebenlernen

Hartwig Hansen

A–Z der Interventionen in der Paar- und Familientherapie

Ein Praxishandbuch

Klett-Cotta

Leben Lernen 196

Klett-Cotta
www.klett-cotta.de

Printed in Germany
Umschlag: Hemm & Mader, Stuttgart
Titelbild: Oskar Schlemmer: »Vorübergehender«, um 1924/25; Bleistift und Aquarell auf Transparentpapier; 23,9 × 21,7 cm; Privatsammlung

Gesetzt aus der Minion von Kösel, Krugzell
Gedruckt und gebunden von Kösel, Krugzell
ISBN 978-3-608-89037-2

Dritte Auflage, 2012

Bibliografische Information der Deutschen Nationalbibliothek
Die Deutsche Nationalbibliothek verzeichnet diese Publikation in der Deutschen Nationalbibliografie; detaillierte bibliografische Daten sind im Internet über <http://dnb.d-nb.de> abrufbar.

Inhalt

Vorwort: Mal was anderes

»Handle stets so, dass du die Anzahl deiner Möglichkeiten vergrößerst!«
Heinz von Foerster (1911–2002)

»Mal was anderes«, hatte mein Kollege in die Pausen-Runde gefragt, »gibt es eigentlich ein Buch, in dem wir diese ganzen Tricks und Techniken nachlesen können?«

Wir saßen in der Küche unserer Supervisorin um den großen Tisch herum und labten uns an dem Spontan-Büfett.

»Nee«, sagte die, »ich kenne keins, das müsstest du dann mal selbst schreiben.«

»Na ja«, sagte daraufhin mein Kollege, »so leicht ist das ja nicht. Aber praktisch wäre es schon.«

Dieses Gespräch liegt jetzt ungefähr zehn Jahre zurück – und an diesen Aussagen hat sich nichts geändert. Nur: Das Buch hat immer noch kein anderer geschrieben. So habe ich mich darangesetzt. Es ist ein Buch aus der Praxis für die Praxis – und die praktische Ausbildung.

Das heißt: Seine Grundlage sind die Gespräche mit Rat suchenden Paaren und Familien, die uns aufgesucht haben. Es ist in diesem Sinne im gedanklichen Dialog mit ihnen entstanden und transportiert so das »Live-Gefühl« einer Beratungssitzung.

Wenn ich in diesem Buch von »wir« oder »uns« spreche, meine ich gleichzeitig meine Kolleginnen, mit denen ich in den letzten Jahren – in guter Balance der Geschlechter – zusammengearbeitet habe. Diese Kooperation als Beratungspaar hat sich sehr bewährt, und ich habe sie – trotz erhöhtem Absprachеaufwand – sehr zu schätzen gelernt. Darüber hinaus arbeite ich auch allein.

Bei der Zusammenstellung des Buches hatte ich die Rückseite eines Pixi-Buches vor Augen, auf der sich folgende Anregung findet:

Male auf Tonpapier kleine Tiere auf, schneide sie aus und befestige an jedem eine Büroklammer aus Metall. Lege die Tierbabys in einen Karton und halte einen Faden hinein, an dessen Ende du einen Magneten geknotet hast (aus dem Bastelgeschäft). Kannst du die Tierbabys aus dem Karton angeln?

Oder mal etwas anders:

Schreibe die kleinen Interventionen auf, die sich in deiner Arbeit bewährt haben. Schildere sie so konturiert, dass sie leicht verständlich haften bleiben. Sammle sie in einem übersichtlich gestalteten Buch und vertraue darauf, dass der Impuls der Leser/innen im Bastelgeschäft der Beratung zur passenden Intervention führt. Viel Spaß beim Angeln!

Es liegt in der Natur der Sache, dass sich die beschriebenen Dialoge aus unseren Beratungen in Vielem unterscheiden von Ihren Gesprächen. So ist sicher keine der beschriebenen Interventionen eins zu eins zu übertragen. Und schon gar nicht ist aus den geschilderten Ausschnitten auf die Gesamtberatung zu schließen.

Mein Bemühen war es, die konkrete Situation, in der der Magnet bei mir »klick« gemacht hat, nachzuempfinden und zu schildern. Die vielfältigen Theorien dazu finden Sie in anderen Büchern, unter anderem in den unter jeder Intervention genannten Titeln.

Es liegt auch in der Natur der Sache, dass ich nicht alle Interventionen aufnehmen konnte, die Sie kennen. Über jede Rückmeldung oder Vorschläge zur Erweiterung freue ich mich.

In diesem Sinn gilt weiterhin der oben zitierte ethische Imperativ von Heinz von Foerster, der mir in meiner Arbeit sehr wichtig geworden und die eigentliche Grundidee dieses Buches ist: »Handle stets so, dass du die Anzahl deiner Möglichkeiten vergrößerst!« (von Schlippe/Schweitzer, 2003, S. 116)

Damit nicht nur meine und Ihre Klienten, sondern auch wir weiterhin sagen können: Mal was anderes.

Literatur: Conni und das neue Baby. Hamburg, Carlsen Verlag, Pixi-Serie 160, Nr. 1429, 2005

Einleitung: Was mir wichtig (geworden) ist

Mein Diplom in Psychologie liegt jetzt vierundzwanzig Jahre zurück, zwischendurch habe ich mich dem Büchermachen gewidmet und ab Mitte der Neunzigerjahre meine Möglichkeiten um die Paar- und Familientherapie erweitert.

Auch dabei hat mir das »Angel-Theorem« geholfen. So habe ich mich in den verschiedenen Therapie- und Beratungsschulen auf die Suche nach den schönsten Fischen gemacht, um sie in meiner Praxis wieder ins Bassin zu lassen.

Während die Psychoanalyse und die Gesprächstherapie – ungeachtet ihrer unbestreitbar wichtigen Beiträge zu unserer Arbeit – fast ausschließlich auf die Macht der Worte vertrauen und die Verhaltenstherapie sich auf die Verhaltensanalyse und -modifikation konzentriert, geht es in der Systemischen und der Gestalttherapie oder dem Psychodrama schon lebendiger und ganzheitlicher zu. So kommt es mir so vor, als würden diejenigen Sitzungen mit Rat suchenden Paaren und Familien regelmäßig besonders wichtig und im positiven Sinne verwirrend, in denen wir »in Aktion« gekommen sind, das heißt die Stühle verlassen haben. Nach solchen Stunden wirken die Paare und Familien auf mich erfüllter und nachdenklicher als nach »Nur-reden-Treffen«.

Nur wer sagt einem, »wie man es macht«, worauf man achten muss, was man konkret sagen kann, welches Material man braucht?

Vielleicht dieses Buch.

Neben den erwähnten Therapierichtungen habe ich sehr profitiert von den Arbeiten des Hamburger Professors Schulz von Thun zu kommunikationspsychologischen Fragen, von den lösungsorientierten Ansätzen von Steve de Shazer und Insoo Kim Berg oder der Arbeit von Milton Erickson, von Virginia Satir, Carl Whitaker, Richard C. Schwartz, Ron Kurtz, John Gray oder den literarisch-erzählenden Büchern Irvin D. Yaloms – von der »Mailänder« und der »Heidelberger Schule«, Hans Jellouschek, Michael Lukas Moeller, Arist von Schlippe, Michael Mary und natürlich besonders von der Ausbildung zum Paar- und Familientherapeuten bei Martin Kirschenbaum und Erika Johanna Trampe.

So können Sie sich in diesem Buch auf einen Methoden-Mix freuen, in dem Sie von jedem etwas wiederfinden und den Sie um Ihre Ideen und Methoden erweitern sollten (siehe auch →Informieren, S. 50).

Ich habe mich auf die Interventionen, Übungen und Techniken konzentriert, die Sie allein oder in Ko-Beratung vor Ort umsetzen können, also keine der in den letzten Jahren boomenden Aufstellungsmethoden aufgenommen (Näheres unter →Familienrekonstruktion und Aufstellungsarbeit, S. 185).

Ich mag die »Aktion« und ich mag in Büchern und Zeitschriften zum Thema vor allem die konkreten Schilderungen der Begegnung. Ein Buch des amerikanischen Familientherapeuten Walter Kempler erschien in Deutschland unter dem Titel »Erlebnisaktivierende Familientherapie. Psychotherapeutische, wachstumsorientierte, systemische Interventionen«. Und aktuell das Buch von Roland Weber: »Paare in Therapie. Erlebnisintensive Methoden und Übungen«. Das finde ich spannend: Das Erleben fördern – oder besser, das Verstehen durch das Erleben fördern. Oder frei nach Virginia Satir: Arbeit mit und für die rechte Hirnhälfte. Das könnte eine Maxime auch dieses Buches sein. Eine zweite Maxime meiner Arbeitsweise könnte lauten:

»Das Herz erreichen« oder »Die Herzen zum Sprechen bringen«.

Eine dritte – auch für dieses Buch – teile ich meist ebenso meinen Klienten mit: »Ich kann Ihnen nichts versprechen. Ich werde mein Bestes tun.« Und weil ich Spaß am Aufschreiben der eigenen Erfahrungen aus den Beratungen habe, ist das alles zur Grundlage dieses Praxis-Handbuches geworden.

Zuerst dachte ich, ich könnte die Sammlung der Interventionen, Techniken, Methoden in der Paar- und Familienberatung und -therapie in vier Kapitel ordnen: Diagnostische (»Ach, so ist das bei uns…«), interaktive (»Ich wusste gar nicht, dass du mich so gut kennst…«), therapeutische (»Ich hätte da eine Idee…«) und »Hausaufgaben« (»Wenn Sie noch etwas ausprobieren möchten…«).

Bei der Umsetzung merkte ich dann aber, dass eigentlich jeder der beschriebenen Vorschläge zum Vorgehen in den Sitzungen alle vier Elemente enthält. Jede Frage, jede Arbeit mit Seilen, Stühlen oder Kissen, jede nonverbale Äußerung ist ja zugleich diagnostisch, interaktiv, anstoßend und »Hausaufgabe zum weiteren Verarbeiten«.

So habe ich nach einer neuen Ordnung gesucht und kam auf die – zugegeben fließende – Einteilung von Basis-, Joker-, Medien-, Handlungs- und Erlebens-Interventionen. Die →Querverweise zeigen, wie wiederum alles miteinander verwoben ist bzw. kombiniert werden kann.

Im Text sind die Instruktions- bzw. Interventionsformulierungen *kursiv* gesetzt, und natürlich sind sie alle als Vorschlag zu verstehen. Sie werden Ihre eigenen Formulierungen finden. Ich plädiere also entschieden für das Ausprobieren.

Am Anfang meiner Beraterarbeit hatte ich die Befürchtung, dass mir im entscheidenden Moment einer Zusammenkunft nichts oder nichts »Gutes« einfallen würde. Überraschenderweise hat sich diese Befürchtung rasch in Wohlgefallen aufgelöst. Besonders beruhigend fand ich dabei den Hinweis meines Ausbilders: »Wenn du nicht gleich reagierst und vielleicht etwas ›verschlafen‹ hast, sei beruhigt: Wenn es wirklich wichtig ist in diesem System, dann kommt es wieder und du kriegst eine zweite Chance.«

Und ich habe mich an das Bild mit den »Abfahrten« gehalten, die es in jeder Sitzung im Gesprächsfluss gibt. Jede Situation eröffnet eine Vielzahl an Möglichkeiten für die verschiedensten Interventionen.

Nur: Wie treffe ich die Auswahl? Auf welchen Impuls reagiere ich, für welche »Abfahrt« entscheide ich mich?

Dabei kann das Mitzählen der Finger helfen. Jeden Impuls, der mir wichtig erscheint, jede Information, die ich später vielleicht noch genauer erfragen möchte, kann ich – unabhängig von etwaigem Mitschreiben – »im Hinterstübchen« abspeichern und mir während des weiteren Zuhörens eine Gedächtnishilfe mit meinen Fingern machen:

Erste »Abfahrtsmöglichkeit« = 1. Finger: Nach dem Kennenlernen fragen.
Zweite »Abfahrtsmöglichkeit« = 2. Finger: Nach Ausnahmen vom Streiten fragen.

Dritte »Abfahrtsmöglichkeit« = 3. Finger: »Woher kennen Sie das Gefühl der Beklemmung?« und so weiter.

Wenn die Finger nicht mehr ausreichen, sollten Sie sich für eine »Abfahrt« entscheiden. Aber seien Sie sicher: Es wird nicht dazu kommen, dass Sie die Zehen zu Hilfe nehmen müssen. Denn ich habe rasch gelernt, dass es in der Beratung vor allem auch um die Kunst des Unterbrechens geht (siehe auch →Unterbrechen und Verlangsamen, S. 66). Also nur Mut, bleiben Sie »am Drücker«.

In der Regel werden Interventionen auch gern angenommen, wenn sie den Ratsuchenden neue Informationen über sich oder ihren Umgang miteinander vermitteln. Denn eigentlich ist es in der Beratung wie im deutschen Fernsehen. Das beste Programm wirbt mit dem Slogan »So hab ich das noch nie gesehen!« (arte – die Kunst der Unterhaltung).

Und noch etwas: Seien Sie nicht bange, vertrauen Sie Ihrem Gefühl und Ihren Impulsen. Teilen Sie sie mit den Paaren und Familien, die zu Ihnen kommen. Ich habe in der Beratung schon oft die Formulierung verwendet: »*Sie bezahlen mich ja dafür, dass ich Ihnen sage, wie es mir geht, wenn ich mit Ihnen zusammenarbeite. Mein Eindruck ist…, mein Gefühl ist folgendes…*«

Um solche Sätze, solche konkreten Ideen zur Intervention soll es in diesem Buch gehen. Nehmen Sie diese Vorschläge bitte als Beispiele, als Anregung für Ihre eigene Praxis.

Und bleiben Sie neugierig, wie es dann doch wieder alles ganz anders kommt…

PS: In den Praxisbeispielen in diesem Buch verwende ich, um die größtmögliche Vertraulichkeit zu wahren, Abkürzungen der (veränderten) Nachnamen für die Beteiligten, und der Einfachheit halber sind dann in der Regel die Paare »verheiratet«, also Frau und Herr B., was natürlich in der Wirklichkeit nicht immer so ist. Hier meint es: Frau und Herr B. kommen als Paar in die Beratung, sie gehören zusammen. Zudem habe ich persönliche Daten und gegebenenfalls sonstige Zusammenhänge geändert.

1. Basisinterventionen: Was mache ich eigentlich alles in einer Beratungsstunde?

Abwarten: Die Pausen machen die Musik

Das passt. »Abwarten« als erste Intervention. Denn das ist sie wirklich – sie scheint mir die wichtigste aller folgenden Interventionen zu sein, sozusagen Nicht-Intervention als Basismethode. Darauf vertrauen, dass die Menschen, die uns gegenübersitzen, den Prozess, ihren Prozess schon gestalten.

Wir dürfen genau hinschauen und aufmerksam zuhören. Nehmen wir uns die Zeit!

Wir müssen es nicht »stemmen«, »reißen« oder das »System knacken«. Üben wir uns in Zurückhaltung und in der Lenkung, in der Verlangsamung des Prozesses – schneller wird's wieder von ganz allein.

Die Pausen machen die Musik, sie ermöglichen erst die berühmten inneren Suchprozesse.

- Kultivieren wir die Kunst des Abwartens!
- Entdecken wir die Langsamkeit.

Wie Sten Nadolny, in dessen Klassiker sich so schöne Sätze finden wie:

»Nicht der Navigator brauchte die Pause, sondern die Pause den Navigator.«

»Ohne Langsamkeit kann man nichts machen, nicht einmal Revolution.« oder

»Der Überblick ist kein guter Blick, denn er übersieht zu viel.«

Sten Nadolny: Die Entdeckung der Langsamkeit. München, Piper Verlag, 41. Auflage 2006

Anfangen: »Ihre Einsätze bitte!«

Lassen wir zunächst die »Meister« zu Wort kommen:

»Gewöhnlich bin ich nach ein paar höflichen Begrüßungsworten erst einmal still. Dieses anfängliche Schweigen scheint mir zu entsprechen; es ist ein arbeitendes Schweigen, währenddessen jeder für sich beginnt, die gemeinsame Zeit und den Raum zu füllen. Manche füllen es mit Angst, manche mit Neugier oder Misstrauen, und wieder andere füllen es mit Geduld und spielen ein ›Wartespiel‹.«

Walter Kempler (Erlebnisaktivierende Familientherapie)

»Alles, was wichtig ist, sagen die Menschen in den ersten fünf Minuten der ersten Sitzung.« Milton Erickson (Hypnotherapie)

»1. Regel: Beginne eine Sitzung nicht mit einer Frage. Eröffne lieber das Gespräch mit einer Aussage über die Erfahrung, die der Klient gerade macht und wie es ihm wohl dabei geht.

Oder warte einfach ruhig ab, dass er anfängt.«

Ron Kurtz (Hakomi-Therapie)

»Beiläufig fragte ich: ›Wer möchte mir denn sagen, was Sie hierher geführt hat?‹ (meine übliche Eröffnung) Ein rascher Austausch stummer Botschaften zwischen den Eltern endete damit, dass die Mutter für die Familie das Wort ergriff. Ich hatte diesen Zug erwartet. Meist ist es die Mutter. Die Frage, wer den Anfang macht, ist Teil eines heimlichen Ratespiels, das mich immer wieder fesselt: Bittet der Mann die Frau zu sprechen, oder ergreift er selbst das Wort?«

Salvador Minuchin (Strukturelle Familientherapie)

Und wie fangen Sie eine Beratung an?

Wahrscheinlich, wie auch all die »großen Namen«, mit einem Händedruck zur Begrüßung und dem »Vorlauf«, dem sogenannten »Joining« (übersetzt so etwas wie »sich gesellen zu«, »sich treffen«, »sich anschließen«) – das sind dann die ersten kleinen Schritte, Worte, Gesten zum Aufbau eines Arbeitsbündnisses, zum Einstieg in das System der

Ratsuchenden. Und das geschieht eigentlich wie immer, wenn Fremde sich treffen – eine Bemerkung zum Wetter, zur Parkplatzsuche, zu den Räumlichkeiten, der Sitzordnung, natürlich alles »ein bisschen aufgeregter«, weil ja gleich etwas Wichtiges passieren soll. Wir bieten meist ein Glas Wasser an, damit man schon mal etwas zum Festhalten hat.

Jede erste Begegnung, jede Beratungssitzung beginnt anders, und es lohnt sich, auf die ersten eigenen Eindrücke, die ersten Wortwechsel und Bewegungen zu achten. All das können schon wichtige Informationen sein. Es wäre ja nicht das erste Mal, dass die Erfahrungen eines Milton Erickson nützlich wären.

Auch das Vorgehen von Ron Kurtz (Aussage statt Frage) gefällt mir. Trotzdem finden Sie unter den →Fragen (ab S. 38) auch einige zur Eröffnung.

Übrigens: »Das Ziel der ersten Sitzung ist, dass die Klienten zur zweiten Sitzung kommen.«

Martin Kirschenbaum (Systemisch-integrative Familientherapie)

Ankerbojen: Orientierung auf hoher See

Jetzt haben wir also »abgewartet« und irgendwie »angefangen«.

Vielleicht tauchen schon die ersten »Turbulenzen« auf.

Wo geht's also nun hin in unserer Barke auf stürmischer See?

Ich möchte Ihnen ein paar »Ankerbojen« vorstellen, die in Beratungsgesprächen hilfreich sein können.

Mit »Ankerbojen« meine ich einerseits das, worauf ich als mögliche Orientierungs- und Anknüpfungspunkte achte, und andererseits das, was ich dem Paar/der Familie für entspanntere und vielleicht befriedigendere Kommunikation ans Herz lege.

Das Beispiel der »direkten Ansprache« soll das veranschaulichen.

Nur in seltenen Fällen erlebt man in der Beratung von Anfang an »direkte Kommunikation«, das heißt, dass der Sprechende den Adressaten anschaut und ihn direkt anspricht. Ausreichend verwirrend kann dann die Frage sein: »*Wen meinen Sie jetzt eigentlich konkret?*« oder der fragende Hinweis: »*Sie schauen mich an und sprechen mit Ihrer Tochter?*« Oder noch deutlicher: »*Wenn Sie möchten, dass Ihr Mann Sie versteht, müssen Sie ihm das direkt sagen.*« (s. auch →Begleiten beim Aussprechen, S. 24)

Es handelt sich insofern um eine »Doppelboje«, als indirekte Kommunikation vor Ort in direkte verwandelt und damit gleichzeitig die »Spielregel: Direkte Ansprache« für die Beratung benannt und »mit nach Hause gegeben« wird. Und Sie können ergänzen: »*Es soll noch immer Paare geben, die es kultiviert haben, aneinander vorbeizuhoffen, weil sie nicht direkt miteinander sprechen… Der Mensch kann vieles, Gedanken lesen aber noch nicht.*«

(→Teufelkreise aufspüren, S. 103)

Ein Schmunzeln ist Ihnen gewiss.

In ähnlicher Form können die bekannten Leuchtbojen: »Ich statt man!« und »Ich-Botschaft statt Du-Botschaft« exemplarisch und generell eingeführt werden.

Dicht daneben liegt dann auch schon die Ankerboje, die auf erstaunliche Weise die Wogen glätten kann: »*Vorwürfe sind kontraproduktiv und verletzend – mit einer Formulierung in Wunschform erreichen Sie Ihr Ziel wahrscheinlich eher.*« (s. auch VW-Regel →MiniMax-Interventionen, S. 90).

Und ein paar Seemeilen weiter im Gespräch bietet sich die Möglichkeit, auf die Spielregel »Konkret statt allgemein« hinzuweisen: »*Was ist es genau, was Sie am Verhalten Ihrer Frau stört?*« oder »*Wie würdest du es im Einzelnen beschreiben, was dich in dieser Auseinandersetzung mit deinem Vater so gekränkt hat?*« oder einfach »*Können Sie ein Beispiel dafür nennen?*«

Wenn die Wogen dann bereits eine stattliche Höhe erreichen, weil wir uns schon recht weit ins Tiefe gewagt haben, kann man mit der »Aha,-so-ist-das-bei-dir«-Regel eine Pause oder ein Wellental erreichen.

Diese Regel steht in enger Verbindung mit dem Hinweis auf das alarmierte Appell-Ohr, das mitunter zu Schmerzen und Verwirrung führt. Wenn es angepiekst wird, folgt die verzweifelte Frage: »Was soll ich denn machen?!«, weil der Appell in der empfangenen Nachricht besonders wahrgenommen wurde (→ Seile-Arbeit als Bild für Botschaften, S. 200).

»*Moment, Herr A., da fällt mir etwas auf. Sie möchten es Ihrer Frau gerne recht machen und fragen danach, was Sie tun können. Ich glaube, Ihrer Frau geht es auch darum, dass Sie sich darüber unterhalten, wie Sie etwas anders machen können. Und im Moment geht es ihr, wie ich glaube, erst mal darum, dass Sie es so annehmen, wie sie es für sich geschildert hat. Vielleicht wünscht sie sich von Ihnen so etwas wie den Satz: ›Ach, so ist das bei dir!‹ Einfach so. Noch gar nichts in Richtung Änderung. Einfach nur: ›Hmm, so ist das bei dir, jetzt versteh ich das.‹ Sie müssen noch gar nichts tun. Und wenn Sie das mal ausprobiert haben, bewirkt diese einfache Antwort im Alltag manchmal schon Wunder: ›Aha, so ist das bei dir!‹, und das Appell-Ohr klappt mal ein bisschen weg. Zuerst zuhören, dann Verstehen signalisieren, dann vielleicht gemeinsam nach einer Lösung suchen. Diese Reihenfolge ist wichtig, um Streit zuvorzukommen. Zuerst zuhören und Verstehen signalisieren …*«

Dahinter steht die einfache Erfahrung: Wer nicht verstanden worden ist, schaltet einen Gang höher, um verstanden zu werden. Wer sich dann immer noch nicht verstanden fühlt, generalisiert, greift auf »alte Beispiele« zurück, appelliert, »drängelt« und kritisiert – die Streit-Spirale kommt richtig in Fahrt. Die vermeintlich goldene Abwehrfrage »Was soll ich denn tun?« kommt viel zu früh und geht ins Leere, weil ein Verstehen, ein Annehmen der Sorgen und Nöte des Gegenübers noch nicht signalisiert wurde. Oder anders: Verstanden werden entspannt, hektische Änderungsfragen oder Tipps sind gut gemeint, lenken aber von der Verständigung ab.

Die »Aha,-so-ist-das-bei-dir«-Regel ist das glättende Öl auf brausender See.

Wie gesagt: »*Ich glaube, Ihrer Frau geht es auch darum, dass Sie sich darüber unterhalten, wie Sie etwas anders machen können. Und im Moment geht es ihr, wie ich glaube, erst mal darum, dass Sie es so annehmen, wie sie es für sich geschildert hat.*«

Natürlich gehört Wiederholung auch zum »Anker-Handwerk«. Jetzt möchte ich Sie im nächsten Schritt auf das verbindende Wörtchen zwischen den beiden Sätzen der obengenannten Intervention hinweisen.

Es ist das »und«, es hätte auch das »aber« sein können: »Aber im Moment geht es ihr …«

Die »Und-statt-aber«-Regel gilt eher für den internen »Sprachgebrauch« des Beratenden.

Das Wörtchen »aber« polarisiert, benennt oder erzeugt Gegensätze, Widersprüche, Spannung. Das Wörtchen »und« verbindet, ergänzt, stellt nebeneinander, macht vollständiger, entspannt.

Die Frage »Aber woher kommt das?« klingt fast aggressiv-herausfordernd, ein *»Und woher mag das kommen?«* deutlich »annehmbarer«. Ein kleiner Unterschied in der eigenen Wortwahl mit vielleicht unbewusster, *aber* großer Signalwirkung an die Klienten: Meistens ist das Leben nicht »entweder-oder«, sondern »sowohl-als-auch«, nicht »aber«, sondern eben »und« und »auch«.

Und nun gibt es im Zusammenhang mit dem sensiblen Appell-Ohr auch noch diese bestechend einfache und enorm wichtige Anker-Regel: »Gefühle sind Gefühle!«

Wenn Frau R. ausdrückt, wie es ihr geht, setzt das ihren Mann nach seinen Worten regelmäßig unter Druck. Er würde viel lieber Tipps bekommen, wie es ihr schnell besser gehen kann (s. auch → Was kann Mann tun?, S. 138). Männer hören oft Bedrohliches, wenn Frauen über ihre Gefühle sprechen.

Da hilft der Hinweis: *»Gefühle sind Gefühle. Man kann sie nicht wegdiskutieren oder wegmachen. Sie wollen verstanden und angenommen werden. Punkt. Dann gibt es sogar die Chance, dass sie sich verändern. – Und nur dann.«*

Oder: *»Gefühle sind immer wahr. Man kann sich verrechnen, aber nicht verfühlen.«*

Pause, sacken lassen, wichtige Intervention, hilfreiche Anker-Regel!

Und weil wir nun schon so schwer gearbeitet haben, zum Schluss eine Anker-Regel für uns: Es ist die 50 %-Regel; sie lautet: »Mindestens 50 % der Energie sollte im Prozess vom Klienten kommen.« Oder: »Um wessen Problem geht es eigentlich?«

Achten Sie auf Ihren Energiehaushalt, sonst finden Sie sich irgendwann allein auf hoher See, während die Klienten schon abgetaucht sind – oder zurück im Hafen.

Aufträge/Ziele klären:
Das Schlussverkaufsyndrom vermeiden

Um bei dem Bild der Fahrt auf stürmischer See zu bleiben: Für den Punkt »Aufträge klären« gilt der Satz: »Wenn man den Hafen nicht kennt, weht kein Wind günstig.« (Senaca) Die Klärung des Auftrags der Ratsuchenden an den/die Berater bzw. die Markierung des Ziels ist von zentraler Bedeutung in der Beratung. Mit anderen Worten: Am Anfang steht das Ende. Warum?

Dazu ein neuer Vergleich: Nehmen wir auf der einen Seite die Leichtathletik, wo ja auch das jeweilige Ziel klar definiert ist: 400-Meter-Hürden-Lauf, die Latte beim Stabhochsprung überspringen, die Kugel möglichst weit stoßen.

Da weiß man, wohin es gehen soll, kann sich darauf einstellen und konzentrieren, die Kräfte mobilisieren – das Ziel vor Augen.

Ähnlich nützlich ist das Ziel in der Beratung, wobei die Wege nicht so gradlinig und die Medien vielfältiger sind als im Sport.

Das Gegenteil wäre der gute alte, fast schon abgeschaffte Schlussverkauf in den Kaufhäusern.

Lange vor der Tür unter widrigen Bedingungen warten und dann, wenn die Tür (der Beratung) endlich aufgeht, losstürmen, egal auf was – Hauptsache, man bekommt ein Schnäppchen ab.

Ich benutze insofern zur Auftragsklärung gerne die Formulierung: *»Stellen Sie sich vor, bei Ihnen zu Hause ist etwas kaputt und Sie bestellen den Spezialisten. Dem müssen Sie ja auch sagen, was er reparieren soll – oder zumindest, wo Sie das Problem vermuten und wo er schauen könnte.*

Wie ist das also bei Ihnen? Was für einen Auftrag haben Sie an mich/an uns?«

Dabei liegt die Definitionsmacht stets beim Gegenüber! Die Antworten werden meist erst mal »ins Unreine gesprochen«, und wir müssen im gemeinsamen Gespräch Auftrag bzw. Aufträge der Beteiligten spezifizieren und präzisieren – besonders interessant wird es natürlich, wenn klar wird, dass sich die individuellen Wünsche und Ziele unterscheiden.

Hilfreich kann dabei auch die Joker-Methode der → Problem-Körbe (S. 95) sein.

Oder wie wär's, wenn wir das Paar über Kreuz oder die Familie zirkulär befragen?

»*Was, meinen Sie, ist Ihrer Frau besonders wichtig, was hier geklärt werden sollte?*«

Oder: »*Hast du eine Idee, was dein Vater hier besprechen will?*«

Oder: »*Was müsste hier passieren, damit Ihr Sohn sagt: ›Das war ja eine gute Beratung‹?*«

Auf jeden Fall sollten wir uns ausreichend Zeit für die grundlegende Klärung der Arbeitsbasis, das sogenannte Contracting, nehmen, denn die Gefahr des Schlussverkaufs (Endlich ist die Tür auf! – Wo sind die Schnäppchen?) ist groß.

Dabei hilft der Ruhe vermittelnde Satz: »*Wir haben offenbar eine Menge vor, also müssen wir ganz langsam vorgehen.*«

Aufträge sollten also von den Beteiligten selbst bestimmt werden. Hüten wir uns vor dem verlockenden Gedankenlesen oder der Haltung: »Ich weiß ja schon, was die brauchen! Ist doch immer das Gleiche.«

Hilfreich ist an dieser Stelle auch, seine eigene Neutralität, seine Allparteilichkeit durch die Befragung aller Beteiligten zum Ausdruck zu bringen.

Die Botschaft – implizit oder bei Bedarf auch explizit – lautet: »*Ich werde versuchen, die Anwaltsrolle für alle zu übernehmen. Hier kommt jede/r zu Wort, ich bin Ihr Moderator mit Konflikterfahrung, nicht Ihr (Schieds-)Richter.*«

Je klarer Auftrag und Ziel benannt werden können, desto leichter die Arbeit für alle Beteiligten (Sonderfälle → Die Kunst des Indirekten, S. 31).

1) Aufträge und Ziele sollten positiv formuliert sein.
   Wenn ein »nicht« darin vorkommt, fragen wir mit einem »*Was wollen Sie stattdessen?*« nach.
2) Es sollte deutlich werden, *wie* Auftrag und Ziel erreicht werden können/sollen: »*Wie werden Sie das machen?*«
3) Aufträge bzw. Ziele sollten auf das Hier und Jetzt bezogen sein und spezifisch/konkret formuliert werden: »*Wie wollen Sie das im Einzelnen tun?*«

Natürlich bietet es sich an, die (unterschiedlichen) Aufträge und Lösungswünsche auf dem Flipchart festzuhalten, damit sie in der Zukunft immer wieder überprüft bzw. modifiziert werden können.

Das ist nicht nur für die Paare und Familien eine Unterstützung, sondern auch für uns, denn wie oft haben sich meine Kollegin und ich schon verdutzt gegenseitig gefragt: »Was war noch mal der Auftrag vom Ehepaar M.? Was wollten die eigentlich ganz am Anfang von uns? Müssen wir da nicht noch einmal nachfragen?«

Es besteht in spannenden Beratungen mitunter die Gefahr, die ursprünglichen Anliegen aus den Augen zu verlieren und nach dem Motto »Die Baustelle müssen wir auch noch unbedingt bearbeiten« über das von den Ratsuchenden ursprünglich formulierte Ziel hinauszuschießen. Die Paare und Familien, die zu uns kommen, geben die Richtung an und sind möglicherweise mit ganz anderen Ergebnissen zufrieden, als wir vermuten.

Fazit: Erster Fokus in jeder Beratung = Auftrag bzw. Aufträge der Reihe nach erfragen, spezifizieren und notieren! Dann folgt – bei mehreren Zielen – die gemeinsame Abstimmung zur Frage: Mit welchem Auftrag fangen wir an?

Danach wird die Kunst darin bestehen, an diesem Auftrag »entlangzuarbeiten«, wozu sich in regelmäßigen Abständen die Fragen (an die Ratsuchenden oder mit der Kollegin im → Reflektierenden Team, S. 96) anbieten: »*Sind wir auf dem richtigen Weg? Sind wir eigentlich noch am Auftrag dran? Was haben wir schon erreicht? Sollte das Ziel geändert werden? Wann kommen wir zu den damals zurückgestellten Aufträgen?*«

Und noch einmal: Die Definitionsmacht bleibt auch dabei stets beim Gegenüber!

Aufschlussreiches und Vertiefendes zur Auftragsklärung findet sich u.a. in:
Arist von Schlippe, Jochen Schweitzer: Lehrbuch der systemischen Therapie und Beratung. Göttingen, Vandenhoeck & Ruprecht, 9. Auflage 2003, S. 148–154

PS: Ablehnen oder, sagen wir, hinterfragen darf man Aufträge allerdings auch, egal wie präzise sie formuliert sind...:

»Er kam sofort zur Sache: ›Nun, ich will es ganz kurz machen. Ich bin nicht wie meine Frau, die immer um den heißen Brei herumredet. Ich komme direkt zum Punkt. Geben Sie mir meine Frau wieder, Doktor, die alte, wie ich sie kenne – genau so, wie sie früher war.‹«

Irvin D. Yalom: Die Liebe und ihr Henker & andere Geschichten aus der Psychotherapie. München, btb im Goldmann Verlag, Sonderausgabe 2001, S. 93

Begleiten beim Aussprechen: »Jetzt hört Ihr Mann zu.«

»Wo ist das Zittern lösender Schreie
Die große Schmelze Wort«
Benno Ohnesorg, 1961

Für mich ist Beratung, und vor allem die Arbeit mit Paaren und Familien, ein Synonym für das »Begleiten beim Aussprechen«.

Im Beziehungsalltag wird vieles – sei es, dass es gar nicht bewusst gemacht wurde oder werden konnte, sei es, dass Zeit und Möglichkeit fehlten – verschluckt, verschwiegen, vertagt, kurz: nicht ausgesprochen.

Das betrifft oft viele Gefühle, körperlich gespeicherte Erfahrung, quer durch die Bank: Ärger, Beschämung, Zufriedenheit, Enttäuschung, Verletzung, Erschöpfung, Verwirrung, Einsamkeit, Angst, Trauer und auch die kleinen Glücksmomente, die im Karussell des Alltags nicht (mehr) geteilt werden.

Nun entwickeln sich jedoch in dem, was unausgesprochen unter dem Teppich landet, giftige Gase für die Beziehung, die, wenn eine passende Lunte darangehalten wird, explodieren können. Das Ergebnis sind »dicke Luft« und eine schmerzliche Hilflosigkeit: Wieso passiert uns das, wo wir uns doch eigentlich lieben?

In der Beratung werden dann diese und viele andere Fragen dem Berater gestellt, und es entsteht – wenn man nicht aufpasst – eine »Kommunikation über Eck«: Hier sitzt das Paar, dort der Berater/die Beraterin. Die Frau beschwert sich beim Berater in lebendigen Worten, sie habe sich sehr verletzt gefühlt, als sie herausfand, dass ihr Mann sie betrogen habe.

Spätestens jetzt sollten Sie die Non plus ultra-Intervention in der Paar- und Familientherapie anwenden – es ist die Frage: »*Haben Sie ihm das schon einmal direkt gesagt?*«

Oft ist dann der Widerstand zu spüren bzw. das Gefühl der Sinnlosigkeit, das sich in einem Satz äußert wie: »Das hat doch keinen Zweck.«

Jetzt gilt es, nicht aufzugeben, sondern energisch zu ermutigen. Dem Aussprechen, der Aussprache den Weg zu bahnen.

»*Versuchen Sie es noch einmal? Jetzt hört Ihr Mann Ihnen zu. Und ich bin ja auch noch da.*«

Meist braucht es nicht mehr viel, um den Anfang zu finden.

»*Können Sie Ihren Mann anschauen? Was wollten Sie ihm sagen? Jetzt hört er zu.*«

Im Idealfall fordern Sie das Paar auf, seine Stühle zu nehmen und sich direkt gegenüberzusetzen und – mit erneuter Ermutigung – sich bei den Händen zu fassen. Lassen Sie sich selbst nicht irritieren, meistens klappt es, und das Paar ist froh, wenn so ein direkter Kontakt wieder möglich wird, auf den es mitunter schon lange gewartet hat.

Oder eine Mutter gesteht mit den Worten »Ich weiß ja, dass ich das nicht hätte tun sollen«, sie habe das Zimmer ihrer 15-jährigen Tochter, die den Eltern große Sorgen bereitet und in der Beratung neben ihr sitzt, in der Nacht nach Drogen durchsucht, als sie vermeintlich »fest schlief«.

Diesen Vertrauensbruch nimmt Nathalie ihrer Mutter nach wie vor ausgesprochen übel.

Und wieder das Nonplusultra: »*Hast du deiner Mutter eigentlich schon mal in Ruhe gesagt, wie es dir da im Bett ging, als du sie an deinem Schrank gehört hast und sie sagte, sie meine es doch nur gut mit dir? Wie wär's, wenn ihr euch mal ein bisschen zueinander dreht und euch anschaut? Wie war das damals?*«

Nach dieser »Aussprache« liefen erst die Tränen, und dann kam es zu einer aufrichtigen Entschuldigung der Mutter und sogar zu einem bewegenden Handschlag der Versöhnung. Ich spürte eine Gänsehaut. Die große Schmelze Wort hatte den Kloß im Hals aufgelöst. Das ermutigende Begleiten beim Aussprechen wird belohnt.

Benno Ohnesorg, 1961 in der Literaturzeitschrift teils-teils, zitiert aus: Uwe Timm: Der Freund und der Fremde. Köln, Kiepenheuer & Witsch, 2005, S. 152 und S. 173
(Die zwei Zeilen sind die letzten des wohl einzigen veröffentlichten Gedichts des Autors (1940–1967).)

Billard: Über die Bande spielen

Bei dem in der systemischen Terminologie so prägenden Begriff des Zirkulären Fragens denke ich – ehrlich gesagt – ein bisschen an Kreisverkehr: rum und rum und rum, immer im Kreis herum... Ist ja vielleicht nicht verkehrt – aber praktisch vorstellen kann ich mir das besser mithilfe des Billard-Bildes. Man spielt in der Beratung mit mehreren Menschen eben öfter mal über die Bande. Und das klingt dann in etwa so:

»*Haben Sie den Eindruck, Ihr Mann hat verstanden, was Sie gemeint haben?*« Oder:

»Ich glaube ja, Herr D., Ihre Frau möchte jetzt noch gar nicht, dass Sie Lösungsvorschläge machen.« Oder:

»Darf ich versuchen zusammenzufassen, was Ihre Tochter aus meiner Sicht meint?«

Um im Bild zu bleiben: Die Gesprächskugel wird – klar adressiert, zum Beispiel mit Blickkontakt – auf den Weg gebracht und nimmt dabei die Bandeninformation für den Empfänger mit auf.

»Was, meinst du, will deine Mutter damit sagen?« – »Wenn Sie Ihren Mann einmal genau anschauen, was denken Sie, wie es ihm jetzt geht?« Oder:

»Und wenn Sie nun wissen, dass es Ihrem Sohn so wehtut, wenn Sie nichts zu seinem Zeugnis sagen, wie ist das dann für Sie?«

»Vielleicht ist es auch einfach so, dass Ihre Frau, Herr K., mal ein bisschen Zeit für sich haben möchte.«

Manchmal ist es auch sinn- und reizvoll – wie beim Billard –, über zwei Banden zu spielen: *»Was denkst du, Tanja, läuft in deiner Mutter ab, wenn dein Vater vom frühen Tod seiner Mutter erzählt?«* Oder: *»Herr Z., was würde Ihr Ältester, Tobias, Ihrer Frau wohl antworten, wenn sie ihn bitten würde, mehr Rücksicht auf ihr Bedürfnis nach Sauberkeit im Haus zu nehmen?«*

Witziger- und hilfreicherweise sind solche →Fragen (ab S. 38) oder auch →Satzvorgaben (S. 61) so etwas wie Abfahrten aus dem Kreisverkehr, der manchmal während der Beratung im Kopf entstehen kann.

Die hohe Schule des Billards demonstrierte einmal ein Patient einer psychiatrischen Station, auf der ich arbeitete. Am Ende der großen Visite fasste er den Kurzdialog mit der Oberärztin lapidar zusammen: »Es freut mich zu hören, dass es mir besser geht.«

So elegant soll man die schwarze Kugel »über die Bande« erst mal versenken.

Oder war das nun wieder ein »doppelter Rückläufer«?

Den Dialog gestalten: Texte und Subtexte

Kommunikation geschieht – vorerst ohne Bedingungen.

Bei einem Dialog hingegen gelten bestimmte »Spielregeln«. Zuerst unterscheidet er sich vom Monolog, der einer Auseinandersetzung aus dem Weg zu gehen versucht.

Der Dialog ist ein Gespräch

- unter gleichberechtigten Partnern (jeder kann den Verlauf gleichermaßen beeinflussen)
- über ein wichtiges Thema (alle Beteiligten haben sich auf ein Thema geeinigt → Aufträge/Ziele klären, S. 21),
- in dem jede/r den anderen ernst nimmt (ihn für wahrhaftig hält) und
- in dem jede/r auf die vorangegangene Mitteilung des/der anderen Bezug nimmt.

So gibt es keine Überredung, Manipulation, Verkündigung und auch keinen »Sieger« oder »Besiegten«.

Der therapeutische Dialog fördert einen Bezugsrahmen, in dem die Dialogpartner ihre Beziehungen reflektieren und/oder neu definieren können. Dabei halten sie sich an eine Grundhaltung von Neugierde, Wahrhaftigkeit, Akzeptanz und Offenheit für Unvorhergesehenes.

Aus Berater- und Therapeutensicht lässt sich dieser Prozess nach der norwegischen Familientherapeutin Wencke J. Seltzer anhand von fünf Begriffen erläutern – sie nennt sie:

Contexting, Texting, Subtexting, Cotexting und Retexting

Contexting

Zuerst einmal gilt der Grundsatz: »Der Kontext ist wichtiger als der Text.«

Und diesem Kontext einer Aussage muss man »auf die Schliche kommen«. Also gilt es, Informationen zu dem Hintergrund, dem Referenzrahmen einer Mitteilung zu erhalten.

Am Anfang einer Beratung ist es insofern wichtig, dass die Klienten von Zusammenhängen ihres Lebens außerhalb des Beratungsraumes erzählen können. Es ist wichtig zu wissen, woher die Beteiligten kommen, was sie arbeiten, was sie im Leben umtreibt. Man braucht Informationen zum ethnischen, kulturellen, familiären Hintergrund, zu persönlichen Interessen oder über ihre finanziellen Verhältnisse.

Die offene Frage »*Was führt Sie heute zu mir/zu uns?*« ist der Ausgangspunkt, von dem aus die Klienten von ihrem Kontext berichten.

Kontextuelle Bedingungen sind während des gesamten Beratungsprozesses von zentraler Bedeutung, wobei die Beratungssituation selbst ebenfalls besondere Bedingungen, eben einen neuen Kontext, schafft.

Texting

Die Aussagen der Klienten sind das eigentliche Texting, die ausgesprochenen Worte innerhalb des Dialogs.

Wenn eine Mutter zum Beispiel äußert »Ich bin gefühlsmäßig ganz taub«, gibt es zahlreiche mögliche Bedeutungen dieses Satzes. Ist vielleicht etwas geschehen, das die früher zugänglichen Gefühle betäubt hat? Oder signalisiert dieser Satz eine Überforderung? Vielleicht steht auch das Gefühl dahinter, dass es ohnehin nichts (mehr) hilft, anderen seine Gefühle zu zeigen, weil sowieso niemand darauf hört? Oder will die Mutter mitteilen, dass sie den Kontakt zu ihren Gefühlen verloren hat? Und vielleicht meint sie noch etwas ganz anderes?

Das Texting der Klienten und das Erfragen der Bedeutung für den jeweiligen »Texter« ist die Grundlage für die Gestaltung des therapeutischen Dialogs.

Subtexting

Bei der gedanklichen Suche nach möglichen Bedeutungen der Aussagen der Klienten – auf dem Hintergrund ihrer Kontexterfahrungen – entsteht das stille Subtexting sowohl in den Köpfen der Beratenden als auch in denen der Ratsuchenden.

Subtexting spielt immer eine Rolle, wenn Menschen an einem Gespräch teilnehmen, es sind die angestoßenen Assoziationen und Emotionen, sozusagen die gedanklichen »Untertitel«.

So geht der Berater beim Zuhören auf die Suche, um die Dimension und die Bedeutung des Satzes »Ich bin gefühlsmäßig ganz taub« zu erfassen.

Dabei entstehen Gefühle und Gedankenfragmente, -bausteine oder -sprünge, die nicht unmittelbar mitgeteilt werden, zum Beispiel »Das erinnert mich ja sehr an eine andere Klientin, aber möglicherweise ist es für Frau K. ganz anders.« Oder »Vielleicht ist diese Gefühlstaubheit ja eine Schutzreaktion nach zu viel Enttäuschung – mal sehen, wann ich Frau K. danach fragen kann. Jetzt kann es noch zu früh sein… Dazu brauche ich noch mehr Informationen.«

In diesem »inneren Selbstgespräch« des Subtexting können gleichzeitig auch Angebote für ein alternatives Verständnis der angesprochenen Themen Gestalt annehmen (→ Umdeuten/Reframing, S. 63), die dann zum Cotexting führen.

Cotexting

Zum Beispiel: *»Ich ahne, dass Sie gerade etwas sehr Wichtiges gesagt haben. Können Sie uns bitte noch genauer erklären, wie Sie das erleben?«*

Cotexting nimmt oft die Form einer Frage an, die der offenen Haltung und der Suche nach Verstehen Ausdruck verleiht.

Der Berater bringt sich so in den Dialog mit den Klienten ein, um gemeinsam mit ihnen nach dem Sinn ihrer Aussagen zu forschen und damit den Zugang der Klienten zu den eigenen Empfindungen und Einstellungen zu fördern. Vor allem ist dabei wichtig, die Gefühle der Klienten zu thematisieren und zu würdigen, damit sie für alle Beteiligten offener werden.

Retexting

Nachdem die Mutter über das Cotexting nachgedacht hat, kann sie zum Beispiel antworten: »Nein, ich weiß nicht recht, warum ich mich so betäubt fühle. Vielleicht ist es im Moment sicherer für mich, nichts zu fühlen. Wenn ich meine Gefühle herauslassen würde, würde ich Angst kriegen.«

So eine Aussage könnte dann Retexting genannt werden. Es verdeutlicht, was mit dem Texting gemeint ist und worauf der therapeutische Dialog weiter aufbauen kann. Dadurch drängen neue Ideen und Kontextinformationen ans Licht, und es werden neue Texte geschaffen. Ein auf diese Weise erweitertes, gemeinsames, sinnorientiertes Verständnis entwickelt sich in der Beratung bzw. Therapie in einem fortlaufenden Prozess.

Festgefahrenes kann so flexibler, bisher nicht Ausdrückbares formulierbar werden. Neue Verständnisoptionen und erweiterte Bedeutungsebenen werden sichtbar und können neu erschlossen werden.

Und das ist wahrscheinlich auch das, was mir an dieser Arbeit so viel Spaß macht.

Es bleibt immer spannend.

Wencke J. Seltzer: Sieben stumme Jahre – Geschichten aus der Familientherapie. München, btb Verlag, 2005

Die Kunst des Indirekten: Lieferanteneingang gesucht

Und noch ein neues Synonym für Therapie und Beratung: Die Kunst des Indirekten. Im Gegensatz zum → Konfrontieren (S. 55) tasten wir uns ja mit unseren Fragen, Ideen, Kommentaren, Vorschlägen eher langsam und behutsam vor und gehen selten »direkt auf die Zwölf«.

Herr S. machte das allerdings so: »Ich bin seit etwa einem halben Jahr unzufrieden mit der Sexualität in unserer Beziehung. Und ich bin hier, damit das anders wird.«

Was sagt man zu einem so vorbildlich klar definierten Auftrag?

Oder Frau E. klagt in einer anderen Beratung: »Ich weiß nicht mehr, was ich gegen die krankhafte Eifersucht meines Mannes tun soll. Ich möchte gerne, dass Sie ihm helfen – und damit mir.«

Oder auch die mit Skepsis und Neugier vorgetragene Frage: »Was meinen Sie? Sollten wir eigentlich zusammen bleiben?«

Das sind drei Beispiele für das Motto: 1. Ruhig bleiben. 2. Auftrag ausweichen. 3. Lieferanteneingang suchen – also die Möglichkeit, »von hinten durch die kalte Küche« und damit indirekt weiterzukommen.

Natürlich brauchen wir dann erst mal weitere Informationen.

Bleiben wir beim Beispiel Sexualität, ein bekannt sensibles Thermometer für das Beziehungsklima und häufiges – selten direkt angesprochenes, oft jedoch indirekt wirkendes – Thema in der Beratung.

Das Allzweck-Feuerzeug, das man nur unter das Thermometer hält – und schon brodelt es wieder –, ist noch nicht erfunden.

Und die für die »Sendepause im Ehebett« entwickelten verhaltenstherapeutischen »Schmusekurse« (»Am dritten Abend streicheln Sie Ihre Partnerin überall, aber noch nicht bis zum Höhepunkt…«) turnen mich selbst schon beim Lesen ab.

Was also tun?

Suchen Sie sich eine Intervention aus diesem Buch aus, sie sind alle Puzzle-Stücke für die Kunst des Indirekten, angefangen bei den Universal-Vorschlägen zur →Genogrammarbeit (S. 159) oder des →Familienbretts (S. 149) und damit zum besseren Verständnis der »mitgebrachten Geschichten«, über einen Besuch im →Museum der Verletzungen (S. 191) oder die →Reise zu der Liebe des Anfangs (S. 195) bis hin zu den Übungen →»Ja/Nein« (S. 190), →»Geben/Nehmen« (S. 187) oder →»Nähe/Distanz« (S. 193).

Auch die gemeinsame »Suche nach der Leiche im Keller« ist vielversprechend (meistens sind es mehrere), oder Sie beginnen mit der →Skulpturarbeit (S. 202) und laden sich damit ein in das Eheschlafzimmer (eine schon recht direkte Form der Kunst des Indirekten):

»Wie wäre es, wenn Sie uns einmal zeigen, was an so einem Abend, den Sie gerade geschildert haben, passiert? Dazu würden Sie sich in Gedanken in Ihr Schlafzimmer begeben. Wie ist das dann? – Nehmen Sie doch bitte mal Ihre Stühle und stellen Sie sie so nebeneinander wie Ihre Betten. Geht das?«

Herr S.: »Na ja, eigentlich könnten wir längst getrennte Schlafzimmer haben. (Er stellt aber seinen Stuhl neben den seiner Frau.) – So ungefähr wäre das dann. Also, wenn ich mir vorstelle, wir lägen jetzt so nebeneinander, ziemlich trostlos, sag ich da. Irgendwie steif fühlt sich das an. Und was passiert? – Stille!«

Frau S. steigt ein: »Ja sicher, du liegst dann ja auch irgendwie so vermummelt unter deiner Decke, dass ich nichts von dir sehe. Ein leibhaftiger Vorwurf im Daunenbett.«

Herr S.: »Was soll ich denn machen, wenn du mich immer abblockst?«

Frau S.: »Stimmt ja auch, hab ich dir auch schon mal gesagt: Ich hab dann Angst, dass du mit mir schlafen willst, wenn du die Hand mal ausstreckst.«

Herr S. antwortet prompt: »Und ich weiß nicht, wie ich es machen soll. Du hast mal gesagt, du fühlst dich nicht gewürdigt und gesehen, aber wenn ich dir mal was Schönes mitgebracht habe, hast du es noch nicht mal kommentiert.«

Die Kunst in der Kunst des Indirekten besteht nun darin, die Stichworte zu ordnen und gezielt aufzugreifen – natürlich können Sie auch noch mehr Stichworte sammeln und sich erst mal noch etwas länger neben dem Ehebett aufhalten. Die angebotenen Stichworte: »trostlos« – »fühlt sich irgendwie steif an« – »Stille« – »...dass ich nichts von dir sehe« – »leibhaftiger Vorwurf« – »abblocken« – »Angst« – »mal die Hand ausstrecken« – »nicht gewürdigt und gesehen« – »was Schönes mitgebracht« – »noch nicht mal kommentiert«.

Ist das nicht ein wunderschönes Gespräch über Sex oder besser den Wunsch nach Nähe? Suchen Sie sich ein Stichwort, eine »Abfahrt« aus und signalisieren Sie später im Laufe der Beratung, dass Sie den Auftrag sehr wohl im Hinterkopf behalten haben.

Dem Paar S. haben wir nach ihrer mutigen Arbeit vorgeschlagen, sich abends nur etwas von ihrem Tag zu erzählen und dem anderen zuzuhören.

»Mit oder ohne Händchen halten?«, fragte Herr S.

Direkte Antwort – im Gegensatz zur Überschrift dieses Textes: »*Mit!*«

Empathie zeigen: Ohne Verstehen keine Veränderung

Das Wort Empathie mochte ich noch nie. Wie eigentlich alle Worte, die etwas Einfaches gediegen-kompliziert auszudrücken versuchen. In der Beratung bedeutet das Einfache das Vertrauen schaffende Signal: »Ich verstehe dich.«

(An dieser Stelle verzichte ich auf die gediegene Auseinandersetzung mit der konstruktivistischen These, dass es ein Verstehen eigentlich gar nicht geben kann…)

Außerdem habe ich »empathisch« früher oft mit »emphatisch« verwechselt. Heute weiß ich, dass man auch emphatisch empathisch agieren, nämlich das genannte »Ich verstehe Sie« auch nachdrücklich, das heißt mit allen Ausdrucksmöglichkeiten, mitteilen kann – und sollte:

Mit dem Ausdruck des Gesichts, mit einem Kopfnicken, mit einem mitfühlenden Augen-Blick, mit dem oft kolportierten Therapeuten-»Hmm«, was so schwer zu verschriftlichen ist – oder eben auch ausdrücklich und zugleich schlicht mit Worten wie:

»Ich verstehe…«

»Das klingt total nachvollziehbar…«

»Oha, ja! Verzwickte Situation.«

»Das glaube ich sofort, dass das nicht einfach war/ist.«

»Wenn ich mir das vorstelle, ahne ich, was das für Sie bedeutet haben muss…«

Oder auch den Dialog weiterführend:

»Ich habe Sie so verstanden, dass…«

»Ich versuche das noch mal zusammenzufassen…«

»Könnte man also sagen, dass…«

»Ich habe gerade, als ich Ihnen zuhörte, versucht, mich in Sie hineinzuversetzen. Dabei ging es mir…«

Das alles nämlich schafft erst die Basis für eine Zusammenarbeit, die in Richtung Veränderung gehen kann. Ohne Verstandenwerden keine Bereitschaft, sich in Bewegung zu setzen. Ohne Vertrauen des

»Hier darf ich sein, wie ich bin. Hier ist das »okay.« kein Schwung, etwas Neues auszuprobieren. Der Wunsch, von (mindestens) einem Menschen wirklich »gesehen«, verstanden und angenommen zu werden, ist eine der großen Triebfedern, eine Partnerschaft einzugehen. Insofern werden wir in der Paar- und Familientherapie in diesem Punkt unwillkürlich auch zu einem Modell für eine verständige, verständnisvolle Kommunikation.

Jedes »Ich verstehe…« wird zum Signal an alle Beteiligten: An den, dem Verständnis direkt entgegengebracht wird, und an Partner(in) und Familienangehörige, die die wohltuende Wirkung nachvollziehen und so später vielleicht nach-vollziehen können.

Wie zentral und gleichzeitig weitgehend der Wunsch nach Verständnis und Verständigung in unser aller Leben und speziell in der Beratung ist, zeigt ein Ausflug ins Synonym-Wörterbuch, wo unter dem Stichwort »verstehen« wie von selbst eine Perlenkette weiterer grundlegender Basisinterventionen aufgereiht wird:

begreifen – erfassen – zur Kenntnis nehmen – kapieren – durchdringen – ergründen – Einblick gewinnen – durchfinden – dahinterkommen – herausfinden – verarbeiten – erkennen – nachfühlen – nachempfinden – sich hineindenken – sich in jemanden versetzen – die Zusammenhänge sehen – sich zu Herzen nehmen und last but not least das Wort Empathie noch einmal einfach auf den Punkt gebracht: mitschwingen!

Erste-Hilfe-Maßnahmen: »Was wäre jetzt gut?«

Eigentlich sind wir in der Beratung schon »auf der sicheren Seite«, wenn wir die erste aller Interventionen beherzigen – das Abwarten. Die Menschen, die zu uns kommen, werden uns schon leiten. Nur: »Was tue ich, wenn ich nicht weiß, was ich tun soll?«

Walter Kempler gibt dazu in seinem Buch »Erlebnisaktivierende Familientherapie« eine einfache, aus meiner Sicht stimmige Antwort: »Wenn Sie nicht weiterwissen, ziehen Sie sich auf sich selbst im Hier und

Jetzt zurück. Versuchen Sie, sich so gut es geht darüber bewusst zu werden, was Sie erleben. Bringen Sie diese Erkenntnis in die Beratungssituation mit ein, indem Sie Ihre Gefühle so genau wie möglich der Person gegenüber zum Ausdruck bringen, die am stärksten damit in Verbindung zu stehen scheint.« (S. 227)

Wir sind also in diesem Sinn so etwas wie der Katalysator des Beratungsprozesses. Wir haben offenbar die Wahl, wie wir die vorkommenden »toten Punkte« nutzen, je nachdem, welchem Impuls wir folgen.

Und: Es kommt mitunter auch zu Situationen, in denen wir handeln *müssen*.

Eine solche Situation entsteht zum Beispiel dann, wenn sich ein Paar (seltener eine Familie) so »in die Haare bekommt«, dass sich die Streithähne gar nicht mehr beruhigen.

Hier gilt natürlich die Empfehlung »Frühzeitig die Vorwurfspirale unterbrechen – spätestens nach der dritten ›Du-Attacke‹«, aber mitunter will das auch beim besten Willen und den energischsten Versuchen nicht gelingen, weil das Paar »das endlich mal klären will«.

In einem solchen Fall bietet sich ein simples »Stühlerücken« im positiven Sinne an:

»Stopp, bitte seien Sie so nett und stellen Ihre Stühle Rücken an Rücken. Sie, Herr H., nehmen Ihren Stuhl und setzen sich da hin, und Sie, Frau H., setzen sich da hin – Rücken an Rücken.«

Diese Erste-Hilfe-Maßnahme hat an sich schon eine deeskalierende Wirkung, die dann natürlich für ein Gespräch über ein →Stoppsignal (S. 134) für mögliche zukünftige Streits zu Hause genutzt werden kann.

Wenn das noch nicht genügt, können Sie im wahrsten Sinne zum »Ringrichter« werden, indem Sie Ihren Stuhl zwischen die der beiden Streitenden stellen. Das mag zwar zum Erfolg einer Verschnaufpause führen, fühlt sich aber nicht sehr gemütlich an. Entscheiden Sie selbst, ob und wie Sie dazwischengehen.

Oder Sie sind besonders mutig und überraschen das Paar, indem Sie aufstehen und sich auf den Boden legen. Dann ist die verdutzte Frage sehr wahrscheinlich: »Was machen Sie denn da?«

Dann können Sie sagen: »*Ich wollte nur mal rauszufinden versuchen, was unter Ihrem Streit liegt.*«

Und es kann vorkommen, dass Sie wirklich massiv werden müssen: »*Herr T., solche Beleidigungen gegen Ihre Frau will ich in unseren Räumen nicht hören. Unterlassen Sie das!*«

In diesem Fall kam es noch in der gleichen Sitzung zum Trennungsentschluss seitens Frau T.

Fazit: Bleiben Sie »Herr im eigenen Haus«!

Und es gibt Situationen, in denen Sie handeln *sollten.*

Die Schachtel mit Papiertüchern steht ja nicht ohne Grund auf Ihrem Beistelltisch. Die bieten sich fast von selbst an, wenn die Situation zu Herzen geht und die Tränen kommen.

Dann könnten Sie entweder wieder die erste Intervention des Abwartens beherzigen – oder fragen: »*Ist es in Ordnung, wenn ich mich einen Moment neben Sie setze?*« In der Regel ist die Antwort ein Nicken. Und dann setzen Sie sich neben die Weinende oder den Weinenden und sind einfach nur da.

Wenn die Tränen (wider Erwarten) immer heftiger rollen, können Sie sagen: »*Ich lege Ihnen mal meine Hand hier auf den Rücken. Wäre das okay?*«

Und Sie könnten tief ein- und ausatmen und sagen: »*Ich atme tief ein – und tief aus. Machen Sie mit? Eiiin – und auuus. Eiiin – und auuus …*«

Sollten die Gefühle hervorbrechen, wenn Sie gerade mit dem Paar stehen, zum Beispiel während einer Übung, dann gelten wiederum die eben genannten Schritte, kombiniert mit der Frage: »*Wollen Sie sich wieder setzen?*« oder »*Was wäre jetzt gut?*« Oft bietet sich die Partnerin oder der Partner von sich aus an zu trösten.

Bekommen Sie den Eindruck, dass es beim Weinen (im Stehen) gar kein Zurück zu geben scheint und Sie die »reinigende Wirkung« nicht abbrechen wollen, dann gehen Sie in die Hocke und streichen der Weinenden bzw. dem Weinenden von oben nach unten mit beiden Händen vom Knie abwärts zu den Füßen, bis es zu einer Beruhigung kommt.

Bleiben Sie auf jeden Fall im Kontakt. Wenn es Ihnen selbst zu viel wird, nutzen Sie das tiefe Ein- und Ausatmen auch für sich. Vielleicht machen Sie auch das Fenster auf und lassen frische Luft herein …

Wenn Sie wissen oder es sich abzeichnet, dass es bei bestimmten Themen »eng werden kann«, etwa wegen traumatischer Erfahrungen in der Geschichte der Ratsuchenden, sollten Sie vorab die Methode des »inneren sicheren Ortes« erläutern und sich gemeinsam auf die Suche nach einem geeigneten Ort in diesem Sinne machen. Diese vorab verabredete »Sicherungsmaßnahme« ist hilfreich, wenn bewusst oder überraschend »heiße Themen von früher« auftauchen, auch wenn es in der Regel während der Paar- und Familienberatung nicht explizit um die Behandlung von Traumafolgen geht.

Siehe dazu:
Luise Reddemann: Imagination als heilsame Kraft. Zur Behandlung von Traumafolgen mit ressourcenorientierten Verfahren. Stuttgart, Pfeiffer bei Klett-Cotta, 11. Auflage 2005 (S. 40 f.)

Fragen: systemisch, zirkulär, hypothetisch und überhaupt nützlich

Neulich waren wir zum Geburtstag meiner Schwiegermutter eingeladen und kamen bei Kaffee und Kuchen neben ihrer Schwägerin zu sitzen.

»Ja, von euch weiß ich ja schon alles, Roswitha erzählt mir ja viel.«

»Oha«, rutschte mir spontan heraus, »dann können Sie uns ja sagen, wie es uns geht.«

Das Gesicht meiner Sitznachbarin wirkte ein bisschen verdattert. Und ich dachte bei mir: Das kommt dabei raus, wenn man sich zu sehr an das systemische Denken und das zirkuläre Fragen gewöhnt. Zu dumm, dass meine Nachbarin nach kurzer Zeit aufstand und verschwand, nachdem ich ihre Frage »Und was machen Sie denn beruflich?« wahrheitsgemäß beantwortet hatte.

In der Beratungssituation sollte man sich stets bewusst sein, dass jede Frage bereits eine Intervention ist. Gemäß dem Klassikersatz von Watzlawick »Man kann nicht nicht kommunizieren.« ist es auch unmöglich, Fragen zu stellen, ohne damit zugleich bei den »Teilen eines Systems« eigene Ideen anzustoßen.

Vielleicht passt der Vergleich mit der Kugel in einem Flippergerät, die im befragten System hin- und herrollt. Nur läuft es in der Beratung nicht ganz so geräuschvoll, sondern eher subtil ab.

Also bitte aufpassen, welche Flipperkugel Sie auf den Weg bringen.

In der Folge habe ich die verschiedenen Flipperkugeln zusammengestellt, jeweils mit ein paar Beispielformulierungen – diesmal wegen der Fülle nicht kursiv gestellt –, die mir für unsere Arbeit nützlich erscheinen. Ergänzen und modifizieren Sie bitte nach Herzenslust.

Und eine kleine Leseempfehlung für diesen Punkt: Zur Prophylaxe von Hirnmuskelkater bitte dosiert zuführen.

Eröffnungsfragen in der ersten Sitzung

»Was führt Sie zu mir/zu uns?« (Antworten jeweils von allen Anwesenden, s. auch →Fragen nach Absichten, Anliegen, Zielen, S. 40)

»Was vermuten Sie, womit das zusammenhängt?« (Frage nach der Problemerklärung, s. auch →Fragen zum Problem, S. 42)

»Wir hören oft von Paaren, die zu uns kommen, dass sich zwischen ihrem Entschluss zur Beratung, also dem ersten Anruf bei uns, und der heutigen ersten Sitzung, viel Positives entwickelt hat. Wie ist das bei Ihnen?«

»Was sollte heute hier passieren?« (s. auch →Fragen nach Erwartungen, S. 40)

»Wenn Sie heute hier wieder hinausgehen, was wäre dann passiert, dass Sie sagen: ›Das war eine gute Sitzung.‹?« (Frage nach dem Etappenziel)

»Wie, auf wessen Empfehlung hin, kommen Sie zu mir/uns?« (Frage nach dem Überweisungskontext) (s. auch →Aufträge/Ziele klären, S. 21)

»Was möchten Sie in diesem Zusammenhang genau von mir/uns?«

»Was müsste ich tun, damit Sie nicht wiederkommen?«

»Was haben Sie bisher versucht?« (Frage nach Lösungsversuchen)
»Wer hatte die Idee zu dieser Beratung?«

Eröffnungsfragen in weiteren Sitzungen

»Haben Sie noch einmal über die letzte Sitzung gesprochen?«
»Wie kommen Sie heute her?«
»Was ist seit unserer letzten Sitzung passiert, das Sie überrascht hat?«
»Wem aus Ihrer Familie ist es in der letzten Zeit am besten gegangen?«
»Was müsste heute hier geschehen, damit dieses die letzte Sitzung wird?«

Fragen nach Absichten/Anliegen/Zielen

»Was möchten Sie (erreichen)?« – »Und Sie?« – »Und du?«
»Von wem in deiner Familie möchtest du gerne, dass er oder sie etwas anders macht?«
»Mit wem zusammen möchtest du dein Ziel in deiner Familie erreichen?«
»Wie wollen Sie das erreichen?« – »Und Sie?« – »Und du?«
»Wer in der Familie will das auf keinen Fall?«
»Wer von Ihnen/bei euch möchte gar nichts (verändern)?«
»Woran merken Sie, dass Sie Ihr Ziel erreicht haben?«
»Was machen Sie dann anders?«

Fragen nach Erwartungen

»Was meinen Sie, hat Ihr Arzt/Ihre Schwägerin sich dabei gedacht, als er/sie Ihnen empfahl, uns anzurufen?«
»Haben Sie schon darüber gesprochen, was Sie von dieser Sitzung/dieser Beratung erwarten? – Was erwartet zum Beispiel Ihr Mann davon?«
»Was müssten wir heute tun, um Ihre Erwartungen zu enttäuschen?«
»Gehen wir mal davon aus, wir finden heraus, dass wir Ihnen nicht

helfen können, wen würde das erleichtern, wer hätte das nicht erwartet?«

Kardinalfragen (mal so, mal anders, aber auf jeden Fall zu stellen)

»Wie haben Sie sich eigentlich kennengelernt?«

»Was schätzen Sie besonders an Ihrem Mann/Ihrer Frau?« (→Fragen nach Ressourcen, S. 47)

»Wie ist es bei Ihnen eigentlich im Moment mit Ihrer ›Paarzeit‹?«

»Wollen wir uns wieder verabreden?«

Tabu-Frage

»Welche Frage dürfte ich Ihnen nicht stellen?«

Geschlossene Fragen vs. Offene Fragen

Geschlossene Fragen (eher selten geeignet, nach Prior: Zocker-Fragen, weil die Wahrscheinlichkeit eines »Gewinns« eher gering ist, →MiniMax-Interventionen, S. 90)

»Finden Sie das richtig?« – »Ist das auch Ihre Meinung?« – »Geht es Ihnen schlecht?« – »Stimmen Sie mir da zu? – »Das wissen Sie doch, oder!?« – »Wollen Sie das?«

Aber in bestimmten Streit-Situationen äußerst wirkungsvoll: »Wollen Sie Recht behalten oder eine Beziehung?« (→Konfrontative Fragen, S. 48)

Offene Fragen (nach Prior: Konstruktive W-Fragen)

»Wie ist das für Sie?« – »Wie hört sich das für Sie an?« – »Wie finden Sie das?« – »Was meinen Sie?« – »Wie geht es Ihnen dabei?« – »Was ist Ihr Eindruck?« – »Wie fühlt sich das an?« – »Was haben Sie verstanden?« – »Was brauchen Sie?… jetzt?… von Ihrer Frau?« – »Fehlt noch etwas?« Und vor allem ganz wichtig: »Mit wem sprechen Sie darüber?« (Die Ausnahme unter den W-Fragen: »Warum?« ist nur selten konstruktiv!)

Zirkuläres (Be)Fragen siehe auch →Billard: Über die Bande spielen (S. 26)

Fragen zum Problem (s. auch → Problem-Körbe, S. 95)

»Wer hat das Problem zuerst als Problem bezeichnet?«

»Wer bestreitet, dass es überhaupt ein Problem ist?«

»Wer leidet am meisten unter dem Problem? – Wer weniger?«

»Wer reagiert wie auf das Problem?«

»Wer reagiert wie auf die Reaktionen der anderen auf das Problem?«

»Was hat sich in Ihren Beziehungen geändert, als das Problem auftrat?«

»Was würde sich in Ihren Beziehungen ändern, wenn es das Problem nicht mehr gäbe?«

»Was würden Sie am meisten vermissen, wenn das Problem auf einmal weg wäre?«

»Wofür wäre es gut, das Problem noch ein bisschen zu behalten?«

»Was ist aus Ihrer Sicht die Erklärung für das Problem?«

»Welche Erklärung(en) gibt es noch?«

»Was wäre die abwegigste Erklärung für Ihr Problem?«

Fragen zur Krise

»Wer hat das, was Sie schildern, zuerst als Krise benannt?«

»Wie hat sich Ihr Kontakt zueinander in dieser Krise verändert, ist er eher mehr oder eher weniger geworden?«

»Wer kommt in der Familie am besten mit dieser Krise klar?«

»Was meinen Sie, welche Frage von meiner/unserer Seite würde Ihnen in Ihrer Krise helfen? Welche Frage würde Sie eher behindern?«

»Was ist die Meinung Ihrer Freunde zu Ihrer derzeitigen Krise?«

»Was bedeutet für Sie der Begriff ›normale Familie‹?«

»Was wäre Ihnen ohne diese Krise entgangen?«

»Welche Vorteile hat diese Krise? – Was wollen Sie dafür für später bewahren?«

Konkretisierungsfragen (nach vielen Antworten sinnvoll!)

»Was meinen Sie genau, wenn Sie sagen ›auffällig‹, ›schweigsam‹ oder ›gestört‹?«

»In welcher Situation genau reagieren Sie so auf Ihre Frau?«
»Was genau löst es aus, dass du so wütend wirst?«
»Was konkret muss getan oder gesagt werden, um dieses Verhalten bei Ihnen auszulösen?«
»Wenn das Problem als Botschaft zu verstehen wäre, für wen wäre diese Botschaft bestimmt?«
»Was wäre ein erster kleiner Schritt, Ihrem Wunsch näher zu kommen?«

Fragen nach Übereinstimmung (Wer mit wem im System?)
»Deine Mutter hat gesagt, du hältst immer zum Papa. Siehst du das genauso?«
»Ihre Tochter meint, Sie seien verantwortlich für die belastende Situation zu Hause. Sehen Sie das auch so oder würden Sie ihr widersprechen?«
»Thomas mag von den Großeltern die Oma mütterlicherseits am liebsten. Wie ist es bei dir?«

Fragen nach Unterschieden (machen Verschiedenheiten deutlich)
»Wer sieht das anders?«
»Wer hatte das größte Interesse, in die Beratung zu kommen? Wer das geringste?«
»Für wen ist das Problem am belastendsten? Für wen am wenigsten?«
»Wer würde sich am meisten freuen, wenn ...?« (Bei der Antwort »Beide gleich?« weiterfragen: »Wer denn zu 51 % und wer zu 49 %?«)
»Was ist dann anders?«
»Wann ist es anders?«
»Ist Ihr Streit eigentlich heftiger, wenn der Fernseher läuft oder wenn nicht?«

Prozentfragen (auch in Verbindung mit Unterschiedsfragen und zu visualisieren durch Maßband oder »Kuchenbild«)
»Was meinen Sie, Herr G. – zu wie viel Prozent ist Ihre Frau zur Trennung entschlossen?«

»Stellen Sie sich bitte diesen Kreis auf diesem Papier als den ›Kuchen Ihrer Energie‹ vor: Wie viel Prozent Ihrer Energie verbrauchen Sie für das Problem in Ihrer Beziehung? – Wie viel Prozent für die Probleme auf Ihrer Arbeit? – Was ist übrig? – Können Sie das bitte auf dieser Vorlage einzeichnen?«

»Was meinst du, Hans-Georg – wie hoch ist die Wahrscheinlichkeit in Prozent, dass sich dein Vater für den Umzug entscheidet? – Und wie wahrscheinlich ist es, dass es dir nach dem Umzug besser geht?«

Skalierungsfragen

»Stellen Sie sich bitte eine Skala von 0 bis 10 vor, und darauf soll die 0 den schlechtesten Zustand darstellen, den Sie vor Beginn der Beratung hatten, die 10 soll dagegen bedeuten, dass das Problem gelöst ist – wie immer es mit Ihren Mitteln gelöst werden kann. Wo befinden Sie sich heute?«

»Manchmal ändern sich nach unserer Erfahrung die Dinge in der Zeit zwischen Ihrem ersten Anruf bei uns und unserem Erstgespräch zum Besseren, und nehmen wir an, auf einer Skala von 0 bis 10 waren Sie beim Anruf zur Anmeldung bei 0 – wo sind Sie dann im Moment?«

»Angenommen, wir haben für Sie ein Experiment, das für Sie hilfreich und interessant ist, und 0 soll bedeuten, dass Sie nur hoffen und beten, und 10, dass Sie alles auf der Welt bereit sind zu tun, um das Experiment zu wagen – wo ordnen Sie sich im Moment ein?«

»Frau K., wie schätzen Sie Ihre Beziehung zu Ihrem Mann im Moment ein – auf einer Skala von 0 bis 10? – Und wie ist das bei Ihnen, Herr K.?« »Was wäre Ihr Ziel?«

Verbesserungsfragen

»Was hat Sie in der letzten Zeit positiv überrascht?«

»Wie oft ist das Problem nicht aufgetreten? – Was war da anders?«

»Wie haben Sie das geschafft, das Problem nicht auftreten zu lassen?«

Verschlimmerungs-/Verschlechterungsfragen

»Was müssten Sie tun, um das Problem zu intensivieren oder ewig dauern zu lassen?«

»Wie könnten wir Sie dabei unterstützen, Ihr Problem zu verschlimmern?«

»Was könnten andere aus Ihrem Umfeld tun, damit Sie so richtig unglücklich werden?«

»Was wäre das Schlimmste, wenn sich am Problem nichts ändert?«

»Was ist Ihre schlimmste Befürchtung?«

»Was könnten Sie tun, um die Sache eskalieren zu lassen?«

Fragen nach Ausnahmen

»Ist es manchmal irgendwie anders und das Problem tritt weniger oder überhaupt nicht auf?«

»Wann war die letzte Situation, in der Sie nicht gestritten haben?«

»Was machen Sie anders, wenn dies (die Ausnahme) geschieht?«

»Woran könnten andere Menschen dann erkennen, dass es anders ist?«

»Was können Sie tun, damit dies öfter passiert?«

Als-ob-Fragen

»Wie müssten Sie sich verhalten, wenn Sie anderen den Eindruck vermitteln wollten, Ihr Problem sei wieder da, ohne dass es wirklich wieder da ist?«

»Würden die anderen dann erkennen, ob Sie nur so tun oder Ihr Problem wirklich wieder da ist?«

»Was würde Ihre Schwiegermutter sagen, wenn Ihr Mann ihr mitteilen würde: ›Ich möchte nicht, dass du jedes Jahr zu Weihnachten eine Woche lang zu Besuch kommst.‹?«

»Stellen Sie sich vor, Ihr Sohn würde sich entscheiden, all das, was er Ihnen vorwirft, in einem Bahnhofsschließfach zu deponieren. Würden Sie sich in der Familie besser oder schlechter verstehen?«

»Sie haben den Eindruck, Ihre Frau ist unselbstständig und abhängig von Ihrem Know-how. Falls sie auf einer einsamen Insel stranden würde – würde sie da überleben, was meinen Sie?«

»Nur mal als Idee: In eurer Familie würde ein Krimi gedreht – wer würde in welcher Rolle besetzt?«

Rückfallfragen

»Wenn Sie die Streits schon längst hinter sich gelassen hätten, wie könnten Sie sie noch einmal einladen? Was müssten Sie dafür tun?«

»Stellen Sie sich vor, Sie gehen hier hochzufrieden raus, hätten aber dann doch Sehnsucht nach ›alten Zeiten‹. Wie könnten Sie sie wieder herbeiführen?«

(s. auch → Kühlschrankzettel, S. 165)

Wegweiserfragen

»Sie haben jetzt einige Themen genannt, mit welchem wollen Sie fortfahren?«

»Über was können wir reden, damit nicht noch mehr Druck entsteht?«

»Wie wäre es, wenn wir jetzt mal hören, was Ihre Kinder dazu sagen?«

»Sie hatten in der letzten Sitzung davon berichtet, dass Ihre Auseinandersetzungen Sie auch an die Konflikte in Ihrer ersten Ehe erinnern. Wollen wir darauf noch einmal zurückkommen?«

»Was soll heute in den verbleibenden dreißig Minuten noch passieren?«

(s. auch → Vier-Fenster-Modell, S. 107)

Bilanzierungsfragen

»Habe ich Sie so verstanden, wie Sie es meinen?«

»Sind wir auf dem Weg, den Sie sich vorgestellt haben?«

»Haben Sie das Wesentliche sagen können?«

»Sind Sie zufrieden?«

»Wie genau sind Sie jetzt miteinander verabredet?«

»Wie genau sind wir jetzt miteinander verabredet?«

»Fehlt noch etwas?«

Fragen nach Ressourcen

»Was möchten Sie in Ihrer Beziehung gerne so bewahren, wie es ist?«

»Was können Sie besonders gut?«

»Was schätzen Sie an Ihrem Mann besonders?«

»Was machen Sie am liebsten, wenn Sie freie Zeit haben?«

»Auf wen können Sie sich in Zukunft weiterhin verlassen?«

Coping-Fragen

»Wie haben Sie das bisher alles ausgehalten?«

»Woher hatten Sie die Energie/die Kraft/die Hoffnung?«

»Wer oder was war dabei am meisten hilfreich?«

»Worauf können Sie auch weiterhin bauen?«

Überraschungsfragen

»Stellen Sie sich vor, Vater verlöre die Arbeit, wer wäre darüber am meisten bestürzt?«

»Angenommen, in der Familie gäbe es ein Geheimnis, wer würde am ehesten davon wissen? – Und was würde passieren, wenn es alle erführen?«

»Wenn wir mal annähmen, aus irgendeinem Grund müsste die Beratung heute zu Ende gehen, was würden Sie dann tun?«

»Wenn Sie sich mal vorstellen, alle Spezialisten für Paar- und Familientherapie wären plötzlich ausgestorben, wie würden Sie dann gemeinsam Ihr Problem lösen?«

»Nur mal so zum Überlegen: Sie, Herr K., wären die Frau in Ihrer Ehe, und Sie, Frau K., der Mann. Wäre Ihre Beziehung die gleiche oder anders?«

»Könnten Sie sich auch vorstellen, mit einer Lösung zu leben, ohne die Ursachen Ihres Problems zu kennen?«

Wunderfrage (→ S. 111)

Rückspiegel-Fragen/Transfer-Fragen (setzen die innere Zeitmaschine in Gang und sprechen das »innere Kind« an)

»Woher kennen Sie das?«

»Wer hat sich Ihnen gegenüber so verhalten?«

»Kennen Sie das Gefühl von woanders her?«

»Wie hat sich der kleine Andreas/die kleine Ingrid damals gefühlt?«

»Wie war das früher bei Ihnen zu Hause/in Ihrer Familie?«

»Wie alt waren Sie da ungefähr?«

»Wenn Sie mal überlegen, wann hat das angefangen?«

Konfrontative Fragen

»Wie lange fahren Sie schon auf Reserve? Wann schauen Sie nach einer Tankstelle?«

»Wann wollen Sie sich entscheiden?«

»Wann, meinen Sie, ist es an der Zeit, dass Sie etwas anderes versuchen?«

»Ich werde das Gefühl nicht los, dass Sie gar nichts verändern wollen. Wie ist das bei Ihnen?«

»Was meinen Sie, wie lange Ihre Frau/Ihr Mann das noch mitmacht?«

»Wollen Sie Recht behalten oder eine Beziehung?«

(s. auch → Konfrontieren, S. 55)

Zukunftsfragen

»Wie wird es in Ihrer/eurer Familie in zwei oder, sagen wir, in fünf Jahren zugehen? – Was würden Sie wohl auf die Frage antworten: Wofür war die schwierige Zeit gut?«

»Wann wäre es an der Zeit, sich von Ihrem Problem zu lösen?«

»Wie werden Sie am Ende einer erfolgreichen Beratung miteinander umgehen? – Was werden Sie dann anders machen? – Welche Fähigkeiten werden Sie dann wieder aktiviert haben?«

»Du hast eben gesagt, dass deine Schulnoten auch damit zu tun haben, dass du deine Eltern bestrafen willst, weil du wütend auf sie bist. Wann hättest du sie ausreichend bestraft, in einem Jahr – früher, später?«

»Sie beschreiben Ihre Krankheit auch als einen ›guten alten Bekannten‹. Wird der auf Dauer an Ihrer Seite bleiben oder ist perspektivisch auch denkbar, dass Sie getrennte Wege gehen?«

»Was denkst du wohl, wie die Beziehung deiner Eltern sein wird, wenn du aus dem Haus gehst?«

Abschlussfragen in der Sitzung

»Mit welchem Eindruck/welchem Gefühl gehen Sie heute hier raus?«

»Gab es in der heutigen Sitzung etwas, was Sie besonders beeindruckt hat, etwas, was Sie mit nach Hause nehmen?«

»Gibt es noch etwas, was Sie zum Abschluss der heutigen Sitzung Ihrer Frau/Ihrem Mann oder mir/uns sagen möchten?«

»Wie sind wir verabredet?«

(s. auch → Zum Ende kommen, S. 74)

Abschiedsfragen am Ende der Beratung

»Gehen Sie bitte noch einmal in Gedanken an den Anfang unserer Beratung und nehmen den als Null. Wo wären Sie heute auf der Skala von 0 bis 10? – Was glauben Sie, was Ihr Mann sagen würde? – Was glauben Sie, was ich sagen würde?«

»Was ist noch zu besprechen?« – »Wozu wollen Sie sich miteinander verabreden?«

»Was hätten wir anders machen können?«

»Möchten Sie, dass wir heute schon einen Termin zu einem ›Wiedersehen-Termin‹ abmachen?«

»Was müssten Sie tun, damit jemand aus Ihrer Familie sich wieder bei uns meldet?«

»Welche Themen haben Sie hier erfolgreich nicht angesprochen?«

(s. auch → Verabschieden, S. 69)

Die Preisfrage

Nun frage ich mich und Sie, ob ich alle Frageformen benannt habe. Eine fehlt jedoch sicher noch: Die Preisfrage – nein, keine Bange,

nicht die nach Ihrem Sitzungshonorar –, sondern eine abschließende Preisfrage muss noch erlaubt sein:
In welche oben genannte Kategorie würden Sie folgenden Wortwechsel einordnen?
»Ich weiß immer nicht, was für mich gut ist…« – *»Wer könnte es dann wissen?«*

Informieren: Erläuterungen aus dem Berater-Baukasten

Zugegeben, es war mir schon ein bisschen peinlich, als meine Kollegin eines Tages in der Sitzung sagte: »Hartwig, du predigst schon wieder.«

Dabei muss man mitunter doch auch mal ein »bisschen ausholen dürfen«, um zum Beispiel das mit den →Verwechslungen (S. 106) zu erklären oder das mit der ausgeglichenen Bilanz von →Geben und Nehmen (S. 187). Oder wie man es meint, wenn man auf einmal von Appell-Ohr, →Killersätzen (S. 164) oder →Entschuldigungskonten (S. 118) spricht.

Natürlich tauchen während einer Beratungssitzung ganz unterschiedliche Ideen aus dem »Theorie-Baukasten« in meinem Hinterkopf auf, der mir Orientierung gibt und aus dem ich kleine verständliche »Info-Päckchen« an die Ratsuchenden auf die Reise schicken könnte. Und natürlich sind es in einer →Genogramm- oder einer →Familienbrettsitzung ganz andere Info-Impulse als in einer Sitzung, in der es um die Frage geht: »Wie viele Wochen gibt Frau L. ihrem Mann noch, bevor sie ihn definitiv auffordert, zu seiner Geliebten zu ziehen?«

Ich will Ihnen hier nun ein paar Elemente meines »Baukastens« zu beschreiben versuchen:

In der »Predigt«-Sitzung wollte ich, glaube ich, erklären, wie es sich mit den Zyklen verhält. Gemeint sind die Zyklen, die (fast) jeder Mensch durchläuft.

Geburt – Kindergarten – Schule – Pubertät – Partnerschaft – Lösen vom Elternhaus – Eigener Haushalt – Feste Beziehung/Heirat –

1. Kind – 2. Kind… – Kindergarten – Schule – Kinder gehen aus dem Haus – »Empty nest« – Alter.

Oder die Zyklen der Beziehung: Sturm und Drang – Feste Bindung – Zusammenziehen – Kinder – Neue Schwerpunktsetzung der Partner – Alter.

Denn natürlich hilft in der Beratung zuallererst die Verortung des Paares bzw. der Familie in diesen Zyklen: Kommt das Paar in der Phase des Nestbaus oder hat es schon Kinder im Vorschulalter? Steht gerade die berufliche Neuorientierung der Frau nach der Kinderphase an oder wie will das Paar im dreißigsten Jahr der Ehe ein gemeinsames Hobby für den Ruhestand finden?

Die Erläuterung dieser Phasen-Modelle in kurzen Worten kann das ermutigende Gefühl vermitteln: »*Sie sind nicht allein. Natürlich gibt es Turbulenzen bei den Übergängen von der durchlebten in die neue Phase. Da muss vieles neu verhandelt werden. Und darum sind Sie ja hier. Solche Probleme, wie Sie sie schildern, hatten andere auch schon. Worum geht es Ihnen denn eigentlich konkret?*«

Und das Paar erzählt. Die Antennen sind auf Empfang, Sie bekommen einen Eindruck, wie das Paar »miteinander ist«, was für Nöte es erlebt und was für ein Potenzial es hat.

Erste Andeutungen zu Themen aus den Herkunftsfamilien tauchen auf (»Ich habe lange darunter gelitten, dass mein Vater ausgezogen ist, als ich neun war.« – »Deine Mutter mischt sich doch wirklich sehr stark bei uns ein.«) – und langsam dämmern Ahnungen und Hypothesen. Modell-Schablonen und Konzepte ziehen vor dem geistigen Auge vorbei.

In welcher Kollusion könnte dieses Paar leben (Jürg Willi: Die Zweierbeziehung)?

Mit welcher Grundform der Angst leben die Partner (siehe das Grundlagenwerk von Fritz Riemann, ein Muss!)?

Welchen unausgesprochenen → Glaubenssätzen (S. 85) scheinen die Beteiligten zu folgen?

Werden eventuell schon jetzt »Vermächtnisse« von Eltern und Großeltern deutlich (Mehrgenerationenperspektive)?

Gibt es vielleicht unbewusste, das heißt still geschlossene Beziehungsverträge (»Wenn du mich an deiner Seite duldest, werde ich dich nie kritisieren.« – »Wenn du mich weiter bewunderst, werde ich dich nicht verstoßen.«)? Und trifft der von Michael Mary beschriebene Erfahrungswert auch auf dieses Paar zu: »Männer leiden vor allem unter dem Gefühl der Enge, Frauen besonders unter dem Gefühl des Mangels.«?

Oder wie ist es mit den »allgemeinen Vorurteilen« über Männer und Frauen, die in den letzten Jahren »wissenschaftlich bestätigt wurden« und mit »Caveman« auch Theaterreife erlangten? Was ist dran an dem, was zum Beispiel Chris Evatt (»Männer sind vom Mars, Frauen von der Venus«) schreibt? Wie ist das bei dem Paar, das uns heute gegenübersitzt?

Wenn zum Beispiel behauptet wird: »Frauen sind mehr auf andere bezogen, Männer eher auf sich.«

»Frauen brauchen in Beziehungen mehr Nähe, Männer mehr Abstand.«

»Männer haben vor allem Angst vorm Aufgefressenwerden, Frauen vor dem Verlassenwerden.«

Oder: »Frauen machen sich mehr Sorgen als Männer.«

»Männer äußern ihren Ärger, Frauen verdrängen ihn eher.«

»Männer reden mehr über Dinge, Frauen meistens über Menschen.«

Chris Evatt hat noch viele weitere interessante Thesen formuliert, ebenso wie John Gray, Deborah Tannen oder das Ehepaar Pease (→Gesamtliteraturübersicht, S. 230).

So sage ich schon mal in einer Gesprächssequenz über den →Umgang mit Unterschieden (S. 59): »*Zu dem Verhalten von Mann und Frau in Beziehungen gibt es ja sehr viele Untersuchungen und mindestens so viele Meinungen. Was halten Sie beispielsweise von der Behauptung, dass Männer nicht in der Lage sein sollen, mehrere Dinge gleichzeitig zu tun, während Frauen locker beim Kochen noch telefonieren?*«

Solche Thesen – offen und ohne Wertung formuliert – sind wie →Satzvorgaben (S. 61) gut geeignet, das Gespräch auf Beobachtungen, Erlebnisse und Konfliktpotenzial im Paar- oder Familienalltag zu lenken. Männer und Frauen sind eben so! – Wirklich?

Oder Frau K. fragt uns, was wir denn von ihrer aktuellen »Beziehungs-Lektüre« halten, die sie ihrem Mann schon vergeblich auf den Nachttisch gelegt hat. Dann kommt man mit dem Paar automatisch über diese »Vorurteile« und populären Festschreibungen ins Gespräch.

Apropos Gespräch? Wie läuft das eigentlich bei dem Ehepaar K.?

Virginia Satir hat ja fünf Kommunikationsstile beschrieben, die in Stress-Situationen besonders ausgeprägt sind (→Überlebenshaltungen darstellen, S. 221). Reagiert Frau K. eher anklagend oder beschwichtigend? Und wie ihr Mann – eher rationalisierend oder irrelevant? Oder weder-noch?

Wäre es hilfreich, dem Ehepaar diese Kommunikationsstile zu erläutern und ihnen damit den Weg zum fünften, nämlich dem kongruenten »Lebensstil« zu weisen?

Will ich vorerst beobachten und abspeichern oder schon informieren? Ich könnte ja auch mit den »Basics« aus der Kommunikationspsychologie beginnen, zum Beispiel den grundlegenden Satz einführen: »*Über den Inhalt einer Nachricht entscheidet immer der Empfänger.*« (siehe auch →Seile-Arbeit als Bild für Botschaften, S. 200, sowie die Bücher von Schulz von Thun).

Vielleicht könnte das Paar – nach ein paar entsprechenden Hinweisen – auch ausprobieren, wie sich »optimierte« Kommunikation anfühlt (s. zum Beispiel →Fair streiten, S. 120).

Es bleibt also dabei: jede Menge »Abfahrtsmöglichkeiten«, um in verständlichen Worten kleine »Informations-Päckchen« aus dem Hintergrund Baukasten zu überreichen. Aufmerksames Zuhören ist Ihnen gewiss.

In der Beratung zu zweit sind diese erläuternden Sequenzen gleichzeitig »Erholungsphasen« für die andere/den anderen – sehr praktisch zum Reflektieren, Beobachten und Vorbereiten der nächsten Intervention. Denn in der Ko-Beratung kommt es ja zu einem fruchtbaren Elemente-Mix von mindestens zwei »Baukästen«, die sich zudem ständig erweitern. Fast täglich kommt eine neue Idee dazu …

Weitere Basisinformationen – durchaus auch für die Ratsuchenden – finden Sie natürlich implizit in allen weiteren Interventionen in diesem Buch. Wann Sie die »Info-Post« schnüren und losschicken, hängt, wie erwähnt, jeweils von Thema und Ablauf der Sitzung ab.

Einen ausgesprochen wichtigen »Info-Baukasten«, auf den Sie in der Beratung unwillkürlich zurückgreifen, kennen allerdings nur Sie. Auf dem steht drauf: »Was weiß ich über mich? – Aufarbeitung meiner eigenen Familien- und Beziehungsgeschichte«. All die hilfreichen Konzepte, Modelle und Theorien in Ehren – ohne die bewusste Reflexion der eigenen Gefühle in der Sitzung geht gar nichts: Wie kommt es eigentlich, dass mir diese »Mitleidsnummer« von Frau M. so auf die Nerven geht? Woher kenne ich das? Wieso reagiere ich so empfindlich darauf? Geht es Herrn M. vielleicht genauso? Lege ich das jetzt offen oder bespreche ich es lieber nachher mit meiner Kollegin?

All das macht Beratung sehr individuell und persönlich. Sie scheint mir jedoch stets eine Mischung zu sein aus einfühlsamer Moderation, Vermittlung von Informationen zu Kommunikation und Beziehungspflege sowie der Begleitung in neue Erlebnis- und Wachstumsräume.

Jetzt kann ich's ja sagen: Zum Glück blieb es bei einem Mal mit dem »Predigt«-Hinweis meiner Kollegin. Aber wir frotzeln manchmal darüber.

Erwähnte »Bauklötzer«:

Chris Evatt: Männer sind vom Mars, Frauen von der Venus. Tausend und ein Unterschied zwischen den Geschlechtern. München, Piper Verlag, Taschenbuchausgabe, 3. Auflage 2005

Michael Mary: Schluss mit dem Beziehungskrampf. Wie Männer und Frauen Nähe in ihrer Beziehung finden können. München, Droemer Knaur Verlag, 2003

Fritz Riemann: Grundformen der Angst. Eine tiefenpsychologische Studie. München, Ernst Reinhardt Verlag, 36. Auflage 2004

Friedemann Schulz von Thun: Miteinander reden 1 bis 3. Reinbek, Rowohlt Verlag, diverse Jahre, alle zusammen 2006

Jürg Willi: Die Zweierbeziehung. Spannungsursachen, Störungsmuster, Klärungsprozesse, Lösungsmodelle. Analyse des unbewussten Zusammenspiels in Partnerwahl und Paarkonflikt: das Kollusionskonzept. Reinbek, Rowohlt Taschenbuch, 16. Auflage 2004

Jürg Willi: Therapie der Zweierbeziehung, Analytisch orientierte Paartherapie. Anwendung des Kollusions-Konzeptes. Handhabung der therapeutischen Dreiecksbeziehung. Reinbek, Rowohlt Taschenbuch, 2001

Hier nicht erwähnte »Bauklötzer«: → Gesamtliteraturverzeichnis, S. 230

Konfrontieren: »Wann entscheiden Sie sich?«

Auffällig – Worte wie »Konfrontieren« oder »Provozieren« kommen in Büchern zur systemischen Arbeit ausgesprochen selten bis gar nicht vor. Da geht es flächendeckend und gediegen zirkulär und homöostatisch, konstruktivistisch und konstruktionistisch zu, aber selten »zur Sache«. Externalisierung und Paradoxe Symptomverschreibung, alles schön und gut – und alles zu seiner Zeit.

Nach meiner Erfahrung geht es in der Beratung nicht nur immer so schön »indirekt« um »blinde Flecken« und ganzheitlich-systemisch um die Ecke, sondern es gibt auch die Momente für klare Ansagen. Deshalb widme ich mich hier der Intervention »Konfrontieren«, was ja so viel heißt wie: »Jemanden in die Lage bringen, dass er sich mit etwas Unangenehmem auseinandersetzen muss.«

Was heißt hier »muss«? Sind die Ratsuchenden nicht unsere »Kunden«, die freiwillig für unsere Unterstützung bezahlen?

Manchmal ist mir das reichlich egal, wenn ich mich zum Beispiel über eine kurzfristige Terminabsage (mit fadenscheiniger Begründung) ärgere und mich frage, wie ernst »die Kunden« unsere Beratung und damit mich nehmen – hatten wir zu Beginn nicht zumindest einen mündlichen »Vertrag« geschlossen?

Klar, ich habe das Gefühl des Nicht-ernst-genommen-Werdens als Vierter und Jüngster in der Geschwisterfolge nicht gerne, geschenkt, ich sage beim nächsten Treffen trotzdem: »*Ich möchte mich heute gerne mit Ihnen über den Stellenwert unterhalten, den Sie unserer Zusammenarbeit im Moment beimessen. Ich fühlte mich verschaukelt, als Sie uns beim letzten Mal so kurzfristig den Termin absagten. Wie geht es Ihnen damit?*«

Das ist der eine Bereich, in dem es gilt, gegen die heute spürbar zunehmende Beliebigkeit (kommste heute, kommste morgen...) anzusteuern. Und natürlich birgt eine solche Konfrontation auch das Risiko, dass das eine oder andere Paar gar nicht mehr wiederkommt.

Ich zumindest finde all die Konzepte gut, die die Perspektive einnehmen, dass ich ja auch Teil des Beratungssystems werde – so darf ich mich eben wie alle anderen auch mit gleichem »Stimmrecht« zu Wort melden.

Der andere Bereich, in dem mir das Konfrontieren mitunter unabdingbar erscheint, ist mit der Frage überschrieben: »Wer übernimmt wann die Verantwortung, wer entscheidet sich wann für was?«

Oft entstehen Probleme in Partnerschaft oder Familie, wenn jemand, ohne die anderen einzubeziehen, »im Alleingang« entscheidet.

»Du fragst mich nie, was ich davon halte, wenn du...«

»Ich hasse das, wenn du mich vor vollendete Tatsachen stellst...«

Andererseits entstehen verzwickte Konstellationen und »Hängepartien«, wenn sich jemand partout *nicht* entscheidet.

»Ich weiß überhaupt nicht mehr, woran ich bei dir bin. Willst du nun mit mir diese Beziehung weiterführen oder nicht?«

Und natürlich recht oft in der Paarberatung: »Ich kann mich einfach nicht entscheiden, ob ich bei meiner Frau und den Kindern bleiben oder doch mit meiner neuen ›Bekannten‹ zusammenziehen soll.«

Natürlich geht es dann erst mal um die Frage, mit welchem →Auftrag (S. 21) wir weiterarbeiten. Will das Paar noch den gemeinsamen Blick zurück: Welche »Altlasten« oder (Fehl-)Entwicklungen gilt es anzuschauen? Wer möchte was aktuell klären?

Oder geht es schon um konkrete Trennungsszenarien und das Informieren der Kinder?

In einer solchen Situation kann beim »Sortieren der Verantwortlichkeiten« ein Satz schon sehr konfrontativ klingen, wenn ich zum Beispiel feststelle: »*Ihre Frau hat eben gesagt, sie wolle die Ehe weiterführen. Für sie kommt dabei allerdings eine Dreierkonstellation nicht infrage. Was wollen Sie? Offenbar funktioniert Ihre derzeitige Wunschvorstellung nicht, Herr F.*«

Im Interesse von (nicht anwesenden kleinen) Kindern kann ich sogar richtig biestig werden.

Oder: »*Wenn ich Ihren Mann richtig verstanden habe, ist seine Toleranz bezüglich Ihres Drogenkonsums bis auf einen letzten Rest aufgebraucht. Es wirkt auf mich so, als bestehe für Sie ein Zielkonflikt, den man wohl so ausdrücken kann: Entweder ich verliere meinen Mann oder ich setze überzeugende Zeichen gegen meine Sucht.*«

Oder an den Mann gerichtet: »*Was müsste passieren, damit Sie sich zu einer Trennung entschließen?*«

Ist das nun lehrbuchfähig und lupenrein oder unnötig verengend und schwarz-weiß gemalt?

Ich weiß es nicht – nach meinem Gefühl ist es mitunter notwendig, einen »Eiertanz« zu unterbrechen und die möglichen Konsequenzen einer (Nicht-)Entscheidung zu benennen.

Das geht manchmal so nebenbei, manchmal aber im Sinne einer Provokation auch nur »konfrontativ«. Hauptsache: Die Beziehung trägt es.

»Sie sind heute aber direkt, Herr Hansen.«

»*Und wie finden Sie das?*«

»Eigentlich ganz erfrischend.«

Literaturtipps:

Frank Farrelly, Jeffrey M. Brandsma: Provokative Therapie. Berlin, Springer Verlag, 1986

Frank Wartenweiler: Provozieren erwünscht – aber bitte mit Feingefühl! Instrumente der »Provocative Therapy« in der Arbeit mit Eltern und Kindern. Paderborn, Junfermann Verlag, 2003

Eleonore Höfner, Hans U. Schachtner: Das wäre doch gelacht! Humor und Provokation in der Therapie. Reinbek, Rowohlt Verlag, 4. Auflage 2004

PS: Natürlich hat in Bezug auf das Konfrontieren die Ko-Beratung ebenfalls Vorteile gegenüber der Einzelarbeit, denn dann kann eine/einer konfrontieren, der/die andere stützen und erläutern oder moderieren, ohne die Konfrontation abzuschwächen.

Loben, loben, loben: Mehr von »Plan P«

(Komplimente, Würdigung, Ermutigung)

Alle Achtung, Hartwig, jetzt hast du schon wieder drei neue Texte für das Buch geschafft! Wie wär's mit 'ner kleinen Pause?

Und ich frage meine Frau, ob sie Zeit hat, die neuen Texte zu lesen. Später sagt sie: »Das gefällt mir. Das ist gut verständlich und lebendig.« Ermutigung tut gut! Ich freue mich.

Abends im Bett sagt sie noch: »Ich bin stolz auf dich!«

In dieser Nacht schlafe ich tief und fest, und morgens ist dieser Satz noch in meinem Kopf.

Am Nachmittag treffen meine Kollegin und ich uns zur Beratung, und wir nehmen uns wieder mal vor, das erwartete Paar mit dem »Plan P« zu konfrontieren. Das ist das Kürzel für »Positive Rückmeldung«. Mitunter hilft es, sich dazu zu ermutigen, auch wenn das Paar »irgendwie so total nervig-negativ drauf ist«.

Hier ein paar Beispiele aus dem »großen Sack« – gerne zu erweitern oder zu variieren:

»Ich finde, da haben Sie schon sehr viel geschafft.«
»Das ist ja überhaupt nicht selbstverständlich.«
»Ich bin erstaunt, wie Sie…«
»Ich bin berührt von der Art und Weise, wie Sie…«
»Alle Achtung!«
»Das finde ich ganz klasse, wie Sie…«
»Ich bin sehr beeindruckt, wie Sie…«
»Ich bewundere, wie Sie das gemacht haben…«

Die Macht dieser Komplimente wird noch gesteigert, wenn ich dazu aufstehe und meinem Gegenüber die Hand reiche: *»Herzlichen Glückwunsch, dass Sie das geschafft haben.«*

Ich weiß heute noch, als mein Ausbilder mir so demonstrativ gratuliert hat...

Besonders wichtig sind auch die schlichten, ermutigenden Aufmunterungen während einer Übung: *»Das machen Sie ganz toll!«* – *»Prima!«* oder auch *»Vielen Dank, dass Sie uns das gezeigt haben.«*

Und: Die moderne Hirnforschung hat herausgefunden, dass das Belohnungssystem im menschlichen Gehirn prinzipiell auf positive Ereignisse umso stärker reagiert, je unerwarteter diese sind. Also: Ohne – überraschendes – Lob geht gar nichts im Leben – und erst recht nicht in der Beratung. Lob ist Balsam. Es füllt den Topf des Selbstwertgefühls: »Ich bin richtig, ich bin wichtig, ich bin ich.« Bitte mehr davon!

Übrigens könnte ich Ihnen genau sagen, an welche Stellen des Manuskripts zu diesem Buch meine Lektorin »Gut!« an den Rand geschrieben hat.

Lob wirkt lange...

Mit Unterschieden umgehen: Abwertung oder Abstimmung?

Also – eins vorweg: Ich kann ja Haut auf Schokoladenpudding absolut nicht vertragen.

Meine Frau hingegen sagt: »Oh, lecker, gib sie mir!«

In dieser Frage gibt es also eine glückliche Fügung der komplimentären Geschmäcker bei uns. Aber was ist denn nun mit der Frage: Offenes oder lieber geschlossenes Fenster in der Nacht? Oder das beliebte Konfliktthema bezüglich des Winterurlaubs: Schnee oder Sonne?

Kurz gesagt: Wie kriegt man das nun gemeinsam hin mit den unterschiedlichen Geschmäckern, Bedürfnissen, Vorlieben, Lebensstilen oder gar -zielen? Und wenn sie sich auch noch verändern mit der Zeit. Auweia!

Dieser Punkt illustriert also nicht im eigentlichen Sinn eine Intervention, sondern ist eher so etwas wie eine zentrale Arbeitsmaxime: »Achte darauf, wie dieses Paar, wie diese Familie mit Unterschiedlichkeit umgeht!« Nicht umsonst gelten im »systemischen Arbeiten« Informationen nach dem »Gründervater« Gregory Bateson als »Unterschiede, die einen Unterschied machen«.

Und da tauchen viele Fragen auf:

Darf es sie »in diesem System« überhaupt geben, die Unterschiede, oder gilt das Gesetz: »Was in unserer Familie gemacht wird, bestimme ich.« Wer auch immer der ausgewiesene oder informelle Gesetzgeber dann ist.

Werden Unterschiede wahrgenommen, ausgesprochen, ausgelebt?

Wie werden sie bewertet: bereichernd, belebend, willkommen oder einengend, anstrengend, lästig? Sind sie Grund zur Abwertung oder Aufwertung einer Person?

Ist es überhaupt Konsens, dass Menschen verschieden fühlen und individuell unterschiedlich reagieren (dürfen)?

Gibt es Raum für solche Unterschiede? Wird darüber gesprochen, sich diesen Raum zu nehmen?

Wie kommen die Beteiligten zu einer Übereinkunft, einer Abstimmung?

Wer setzt sich durch, wer hat sich schon zurückgezogen, »weil es ja ohnehin keinen Zweck hat«?

(s. auch →Fragen nach Übereinstimmung, und →Fragen nach Unterschieden, S. 43)

Viele Beratungsstunden drehen sich genau um diese Punkte, die banal klingen, aber von enormer Dynamik und »Sprengkraft« sind beziehungsweise starkes »Chronifizierungspotenzial« entwickeln, wenn sie beständig ausgeblendet bleiben.

Ein wichtiger erster Schritt zur Sensibilisierung scheint mir die →»Anker-Regel« zu sein: *»Gefühle sind Gefühle. Man kann sie nicht wegdiskutieren oder wegmachen.«* (S. 20).

Wenn »dieser Groschen gefallen« ist, wird der Rest entschieden einfacher. Dann geht es nämlich nicht mehr um ein »Was du dich immer so anstellst. Fühl doch mal anders!«, sondern eher um die Verhandlung der Frage: »Wie kommen wir beide zu dem, was wir brauchen? Vielleicht finden wir einen gemeinsamen Weg, vielleicht wechseln wir uns ab: mal du, mal ich.«

Und vielleicht kommt es dann zu einem Ausgleich von → Geben und Nehmen (S. 187) auf den »Verdienstkonten« nach dem Motto: »Ich möchte mit dir zusammen sein, da nehme ich nachts auch manchmal die Zugluft in Kauf – wenn ich dir weiter die Puddinghaut geben darf und wir nächsten Winter mal wieder in den Süden fliegen.«

Satzvorgaben: Akzente setzen und weiterleiten

Hierbei geht es eher um eine Basis-Gesprächstechnik, die wir oft anwenden, ohne uns dessen immer bewusst zu sein.

Sie ist ein Grundelement des zirkulären Fragens und nimmt – bildlich gesprochen – die Billardkugeln der sprechenden Beteiligten auf, um sie fragend an andere weiterzuleiten (s. auch → Billard: Über die Bande spielen, S. 26). Dabei wird die Essenz des Gesagten in Form eines Schlüsselsatzes »im Kreis« weitergereicht und damit das Gespräch strukturiert, fokussiert und vorangebracht.

»Sagen Sie mal, Frau M., Ihr Sohn sagte eben: ›Ich will dann meine Ruhe haben!‹ – Wie geht's Ihnen dabei?« oder

»Ich habe gerade von Ihrer Frau gehört: ›Ich bin dann echt erledigt.‹ – Wie hört sich das für Sie an, Herr K.?«

Eine andere Variante von Satzvorgaben bringt Ihre Hypothesen (→ Informieren, S. 50) auf den Punkt und damit neue, Denkprozesse anstoßende Formulierungen ins Spiel: *»Eine Familie ist erst eine Familie, wenn sie zusammenhält. – Wie klingt das für dich, Marina?«* oder

»Wer sich nicht durchsetzen kann, sollte sich lieber zurückhalten. – Können Sie, Frau L., mit so einem Satz etwas anfangen?«

Alles, was Ihnen im Gesprächsverlauf an »Widerhaken-Worten und -Sätzen«, an denen Sie hängen bleiben, auffällt, kann so ins System zurückgebracht werden, und Sie können mit eigenen Vermutungen zu den Haltungen und Werten der Beteiligten neue, vielleicht wegweisende Akzente setzen.

Wie gesagt: banal und ohnehin längst praktiziert – und jetzt zu einer bewussten »Intervention« herangereift.

Skeptisch sein: Wer weiß, wofür das noch gut ist?

Während meistens der Großteil der Energien in der Beratung auf die Frage verwandt wird »Was muss oder sollte sich ändern?«, gilt dieser Text der Ermutigung zur Frage: »Was sollte sich nicht ändern?«

Man kann einerseits oft schon das »Scharren der Hufe« hören, wenn Paare und Familien in die Praxis kommen: »Jetzt geht's los, jetzt wird es endlich besser bei uns.«

Andererseits sieht man sich rasch mit der Doppelbotschaft konfrontiert: »Verändere etwas, aber ändere nichts.«

Klar ist: Erstens geht das mit der Veränderung nicht mit der Brechstange und zweitens widerspräche das der ethischen Grundhaltung in Beratung und Therapie.

Wie also umgehen mit der »Waschbären-Botschaft«: »Wasch mich, aber mach mich nicht nass!«? Vielleicht mit folgender Strategie – passend bei Hektik und Ungeduld:

- Drosselung des Tempos (→ Unterbrechen und Verlangsamen, S. 66)
- Würdigung des gegenwärtigen Zustands (→ Umdeuten/Reframing, S. 63: *»Wenn Sie immer wieder auf diese Strategie zurückgreifen, scheint Sie Ihnen ja auch Sicherheit zu geben.«*)
- gemischt mit einer Prise Skepsis *(»Ich bin mir nicht sicher, ob Sie daran jetzt schon etwas ändern sollten.«)*

Vielleicht haben Sie schon gemerkt, dass ich in diesem Buch das Wort »vielleicht« relativ oft verwende. Das wohl vor allem deshalb, weil ich skeptisch bin, ob meine Erfahrung, mein Vorgehen in der Beratung auch kompatibel ist mit Ihren Vorstellungen. Das könnte ja sein, es könnte aber auch ganz anders sein. Und mit dieser Haltung »Das könnte so sein, aber auch ganz anders.« bin ich bisher in Beratungen gut gefahren.

Skepsis hilft beim Umgang mit der »Waschbären-Botschaft« und entspannt:

»*Vielleicht sollten Sie das noch nicht ändern. Wer weiß, wofür das (noch) gut ist?!*

Sie werden das entscheiden, und ich bin sicher, dass Sie das hinkriegen.

Bedenken Sie dabei bitte die Vorteile der bisherigen Lösungen. Niemand kann vorhersagen, dass es mit anderen besser wird.«

Und überhaupt: Wer will wissen, wie es ist? Vielleicht ist ja auch alles ganz anders. Vielleicht konnte ich aber auch ein bisschen vermitteln, wie ich es mit dem »Skeptisch bleiben in der Beratung« gemeint habe…

Umdeuten (Reframing): »In bester Absicht…«

»Die Umdeutung ist vielleicht die wichtigste systemische Intervention überhaupt. Bei dieser Methode wird dem Geschehen dadurch ein anderer Sinn gegeben, dass man es in einen anderen Rahmen (engl. frame) stellt, einen Rahmen, der die Bedeutung des Geschehens verändert. Die wichtigste Funktion eines Reframings ist die Verstörung der bisherigen Sicht der Dinge.«

Kann man es besser sagen als meine Lieblings-Lehrbuch-Autoren Arist von Schlippe und Jochen Schweitzer?

Und sie zitieren ein bestechendes Beispiel von Richard Bandler und John Grinder, den Gründern des Neurolinguistischen Programmierens und Wegbereitern des Reframings als Methode:

»Meine Frau braucht ewig, um sich für etwas zu entscheiden. Sie muss sich sämtliche Kleider im Laden anschauen und miteinander vergleichen, bevor sie eins auswählt.« – »Sie entscheidet also sehr sorgfältig. Ist es nicht ein tolles Kompliment, dass sie von allen Männern dieser Welt ausgerechnet Sie ausgewählt hat?«

Wir schmunzeln. Kein Wunder. Fast jeder Witz funktioniert nach dem Reframing-Prinzip: Ein kontextbezogenes Ereignis wird in einen unerwarteten Kontext verrückt. Im Grunde ist Reframing – auch ohne diesen gewöhnungsbedürftigen Begriff – uns allen geläufig.

Und Obacht: Reframing kann auch bedeuten, dass durch eine neue Information das in der Vergangenheit Erlebte »in einem ganz anderen Licht erscheint«, zum Beispiel wenn ein sexueller Missbrauch in der Familie bekannt wird oder ein lang geheim gehaltener Seitensprung »auffliegt«. Dann ist eigentlich »nichts mehr, wie es war bzw. gewesen zu sein schien«.

Meist jedoch wird das Wort im Therapie- und Beratungszusammenhang eher positiv verwendet.

Reframing kann dann bedeuten, dass man einen problematischen Begriff durch einen ersetzt, der auf eine Fähigkeit hinweist.

Reframing kann auch bedeuten, dass man Komplimente macht oder in Kommentaren andere Rahmenfaktoren und Zusammenhänge als die belastenden aufgreift und ins Bild bringt.

Die hier im Buch vorgeschlagenen Übungen (→Erlebnisaktivierende Interventionen, ab S. 178) können Erfahrungen reframen, und man kann durch →Hausaufgaben (S. 127) zu neuen »reframten« Erfahrungen einladen.

Und natürlich kann der ganze Beratungsprozess dazu beitragen, dass ein neuer Rahmen für das Miteinander gefunden und ausprobiert wird.

Kurz: Beratung *ist* »Reframing«. Ein bisschen konkreter soll es hier aber schon werden.

Der belgische Familientherapeut Mony Elkaïm schreibt zum Beispiel: »Ein sehr häufig verwendetes Reframing besteht darin, die Mitglieder einer Familie als ›sich gegenseitig beschützend‹ zu beschreiben oder das Symptom des Patienten so darzustellen, als ob es in den Augen des Patienten die ›Seinen‹ schützen würde.« Und er verweist auf das möglicherweise erste Reframing dieser Art überhaupt. Bei Jesaia (53, 4, 5) heißt es: »Fürwahr, er trug unsre Krankheit und lud auf sich unsre Schmerzen. Wir aber hielten ihn für den, der geplagt und von Gott geschlagen und gemartert wäre. Aber er ist um unsrer Missetat willen verwundet und um unsrer Sünde willen zerschlagen. Die Strafe liegt auf ihm, auf dass wir Frieden hätten, und durch seine Wunden sind wir geheilt.«

Wenn alle mit allen und alles mit allem zusammenhängt und alle gute Absichten (positive Konnotation!) haben, dann muss man nur noch den Dreh finden, genau das zu formulieren.

So kann dann der Symptomträger zum Warnlicht werden, dass sich etwas ändern sollte in der Familie. Und vermeintliche Schwächen im System werden unter einem anderen Gesichtspunkt, in einem »neuen Rahmen«, zu Stärken.

So könnten Sie (nach Simon und Weber) zum Beispiel sagen:

»Sie sind beide Menschen, die sich auf eine sehr intensive und enge Beziehung zueinander eingelassen haben und emotional sehr verbunden sind. In einer solchen gefühlsmäßig sehr nahen Beziehung wird jeder früher oder später unsicher darüber, ob er etwas deswegen macht, weil er es will oder weil der andere es will. Außerdem entsteht in solch einer engen Beziehung eine Unsicherheit darüber, ob man überhaupt ohne den anderen leben kann. Wenn solche Unsicherheiten aufkommen, sind Auseinandersetzungen sehr hilfreich: Sie beweisen einem selbst und dem anderen, dass man auch ohne ihn leben kann und dass man sich von ihm unterscheidet und ein eigenständiger Mensch ist.«

Akzeptieren die Partner diese Umdeutung, so verlieren die Streitigkeiten die existenzielle Bedrohung, aus gegenseitiger Abwertung wird Aufwertung, aus der Drohung des Beziehungsabbruchs wird ein Zeichen der Gemeinsamkeit und Nähe…

Und wenn's ganz dicke kommt, kann sogar eine Morddrohung hilfreich umgedeutet werden.

In einer Beratung erinnerte sich Herr B. an einen heftigen Streit mit seiner Frau, die sich im Konflikt mit der Schwiegermutter von ihrem Mann allein gelassen gefühlt hatte. Daraufhin sagte der 15-jährige Martin weinend und aufgebracht: »Ich bring die Oma um.«

Diesen Satz habe Herr B. nie vergessen.

»Martin möchte offenbar mit allen Mitteln und in bester Absicht die Ehe seiner Eltern retten.«

Es sollte wohl nur noch ein neuer Rahmen dafür gefunden werden – noch lebte die Familie mit Oma unter einem Dach…

Arist von Schlippe, Jochen Schweitzer: Lehrbuch der systemischen Therapie und Beratung. Göttingen, Vandenhoeck & Ruprecht, 9. Auflage 2003, S. 177–180

Richard Bandler, John Grinder: Reframing. Ein ökologischer Ansatz in der Psychotherapie. Paderborn, Junfermann Verlag, 8. Auflage 2005

Mony Elkaïm: Wenn du mich liebst, lieb mich nicht. Wirklichkeitskonstruktionen in der systemischen Familientherapie. Freiburg, Lambertus Verlag, 1992, S. 165

Fritz B. Simon, Gunthard Weber: Vom Navigieren beim Driften. »Post aus der Werkstatt« der systemischen Therapie. Heidelberg, Carl-Auer-Systeme Verlag, 2004, S. 86

Unterbrechen und Verlangsamen: So eine Art Selbstbehauptungstraining

Dazwischentreten, vermitteln, sich einmischen ist laut Fremdwörter-Duden die Übersetzung des Wortes intervenieren.

Also los, treten wir dazwischen, mischen wir uns ein, vermitteln wir.

Nur: Ist es nicht furchtbar unhöflich, andere zu unterbrechen, wenn sie gerade ausführlich ausholen, um zu berichten, wie sie meist am Abend in Streit geraten?

Oder dürfen wir denn eigentlich »einfach so« dazwischenfragen, wenn das Paar aktuell eine wichtige Auseinandersetzung hat?

Wer sagt mir denn, dass Herr und Frau M. nicht hier in der Praxis etwas miteinander klären können, wenn ich nicht unterbreche?

Die Antwort ist einfach: mein Gefühl.

Nach meiner Erfahrung ist es in den meisten Fällen Zeitverschwendung, abwarten zu wollen, wer den aktuell präsentierten Disput oder die nervige »Charakter-Debatte« (»So bist du halt…!«) »für sich entscheidet«. Es ist im wahrsten Sinne vergebene Liebesmüh.

Meist sind es anklagende Du-Botschaften, die es zu stoppen gilt.

»Einen Moment bitte, das geht mir ein bisschen schnell.«

Oder, wenn Herr und Frau M. einfach weiterstreiten, schlicht und einfach: *»Stopp!«*

Wenn sich dann die Münder schließen und die Köpfe zu Ihnen drehen, kann eine einfache Frage das Blatt wenden: *»Kennen Sie das auch von zu Hause, dass es so abgeht?«*

Diese Frage leitet den Schwenk von den aktuellen Streitinhalten auf die »Streitkultur« ein, also ausnahmsweise nicht vom Allgemeinen ins Konkrete, sondern vom »scheinbar« Konkreten zum allgemeinen Streiterleben.

Meist ist die Antwort ein nachdenkliches Nicken.

»Und – haben Sie schon erlebt, dass so ein Streit zu etwas Gutem geführt hat?«

In der Regel schütteln die Ratsuchenden in erstaunlicher Übereinstimmung die Köpfe und sind dankbar für die Unterbrechung, denn sie merken selbst, dass sie mit ihren bisherigen Mitteln nicht zu einem befriedigenden Ergebnis kommen konnten. Nun sind sie neugierig, was man als Berater anzubieten hat.

Sie müssen dann nur noch aus dem Pool der Interventionsmöglichkeiten eine herausgreifen.

Ich entscheide mich meist für einen Impuls, der das Erleben der Beteiligten in den »Sucher« nimmt. In Kampfesstimmung ist der Zugang zu anderen Gefühlen als die der Vorwärtsverteidigung blockiert und es lohnt sich, diese anderen Emotionen mit ins Blickfeld zu holen.

»Wie geht es Ihnen eigentlich, wenn Sie so engagiert sind im Streit?«

Oft kann man dann Gefühlen von Traurigkeit, Wut, Eifersucht, verloren geglaubter Verbundenheit, Enttäuschung, Ohnmacht und vielen weiteren zu ihrem Recht verhelfen, dass auch über sie gesprochen wird und sie nicht – wie oft sonst im Alltagsclinch – von der »Schlammlawine der Vorwürfe« begraben werden.

Dabei hilft als Orientierung die innere oder auch ausgesprochene Frage: »*Worum geht es hier eigentlich wirklich?*«

Um diesen Prozess einleiten zu können, müssen wir »unhöflich sein« und beherzt dazwischentreten, nicht zuletzt, um die Chance zum Vermitteln zu wahren bzw. erst zu bekommen.

Das Unterbrechen dient im Beratungsprozess vor allem auch dem Verlangsamen.

Denn »schneller« wird es – regelmäßig in den ersten Sitzungen – irgendwie immer ganz von allein. Da ist es klug, sich an das »Gesetz« von John Weakland zu halten: »Geh langsam vor. Je mehr du versuchst, Dinge zu beschleunigen, umso mehr können sie durcheinandergeraten.«

Also vielleicht so: »*Einen Augenblick bitte, da möchte ich noch einmal einen Schritt zurückgehen. Ist Ihnen aufgefallen, dass Ihre Tochter sich demonstrativ abgewandt hat, als Sie sich über den mangelnden Familienzusammenhalt in der letzten Zeit unterhalten haben?*«

Oder:

»*Bevor wir da jetzt einsteigen, sollten wir erst mal alle Beteiligten in dieser Runde dazu hören.*«

Oder:

»*Vielleicht können wir dieses Thema noch vertiefen. Im Moment interessiert mich vor allem, wie es Ihnen dabei geht, was Sie eben gesagt haben.*«

Interventionen des Dazwischengehens, des Sich-Einmischens verlangsamen, ordnen und lenken. Der »Fuß in der Tür« hilft dann beim langsamen Öffnen von Erlebnis-Räumen, die neu betreten werden können.

Und vielleicht kann erst durch das »Entschleunigen« Wichtiges zur Sprache kommen, das bisher im Verborgenen schlummerte (→ Begleiten beim Aussprechen, S. 24).

Der Mut dazu – so war es zumindest bei mir – wächst im Laufe der Zeit, Beratung ist ja auch irgendwie eine Art Selbstbehauptungstraining.

Warum sollte der Berater davon ausgenommen sein?

Verabschieden: Aha-Erlebnisse, Komplimente, Wünsche

»Sie umarmten einander
und nahmen sich für den Rest des Tages frei.«
William Steig: Doktor De Soto

Ist das nicht ein schönes Bild für das Ende einer erfolgreichen Zusammenarbeit?

Diesen Satz fand ich in einem meiner Lieblingsbücher, den »Roman-Enden«.

Harald Beck hat »Rund 500 letzte Sätze« der Weltliteratur gesammelt und – wie übrigens auch entsprechende »Roman-Anfänge« – als kleines Büchlein herausgebracht.

Oder haben Sie schon mal so einen Schlusssatz gehört?

»Doch, es war wirklich das Schönste, was wir erlebt haben!«, pflichtete ihm Deslauriers bei. *Gustave Flaubert: Lehrjahre des Herzens*

Oder:

»Wir werden nie mehr sein, wie wir waren.« *Henry James: Die Flügel der Taube*

Manchmal gibt es gar keinen richtigen Abschied voneinander – die Klienten melden sich einfach nicht mehr, und man muss sich entscheiden, ob man nachfragt oder auch nicht.

In der Regel gelingt jedoch die Verständigung über die Frage: »*Wie lange, meinen Sie, sollten wir hier noch zusammenkommen?*«

Bewährt haben sich bei uns die »Fünf-Sitzungen-Sequenzen« – wir verabreden uns zu Beginn der Zusammenarbeit zu fünf Terminen, im Abstand zwischen einer und vier Wochen, versuchen in der fünften Sitzung ein Resümee und verabreden uns erneut (zum Beispiel für fünf weitere Termine). Klar ist dabei, dass es eine gemeinsame Abschiedssitzung geben soll, egal wie die Beratung verläuft und wer sie eventuell beenden will.

Neben den →Abschiedsfragen am Ende der Beratung (S. 49) versuchen wir in dieser Abschiedssitzung den Rück- mit dem Ausblick zu verbinden.

Entweder mit einer →Zeitreise zum Beratungsprozess (S. 227) oder – weniger zeitaufwändig – indem wir jeweils fünf verschiedenfarbige Zettel verteilen, und zwar mit folgender Bitte an die Beteiligten:

»*Wenn Sie nun auf diese Zeit zurückblicken, die wir zusammen verbracht haben, gab es vielleicht verschiedene Momente mit Aha-Erlebnissen, in denen Ihnen etwas Neues deutlich geworden ist; wo etwas klarer wurde, was vorher eher verborgen gewesen war. Diese Aha-Erlebnisse, diese persönlichen Highlights schreiben Sie bitte jeweils – jeder für sich – auf diese fünf gelben Zettel. – Auf den roten Zetteln können Sie notieren, was Ihnen an Ihrem Partner/Ihrer Partnerin besonders gefallen hat, was Ihnen imponiert hat, was Sie besonders schätzen gelernt haben an Ihrer Beziehung. Die roten Zettel sollen also Komplimente-Zettel werden, und die blauen werden zu Wunsch-Zetteln. Darauf schreiben Sie bitte das, was Sie sich für die Zukunft, auch ruhig für Ihre Beziehung, für Ihre Familie, wünschen, was Sie gerne anders machen und gestalten möchten.*

Diese Zettel nehmen Sie dann mit nach Hause und können sich damit zu weiteren ›Sitzungen‹ in Anführungszeichen verabreden, oder Sie tauschen sich einmal in der Woche jeweils über einen der Zettel wechselweise aus.«

»*Und natürlich interessiert uns Ihre Rückmeldung zu uns. Ist noch irgendetwas quer hängen geblieben, was wir ausräumen sollten? Was war Ihnen wichtig, was hat Ihnen gefallen?*

Und was halten Sie davon, wenn wir uns zu einem ›Wiedersehen-Termin‹ in einem halben oder dreiviertel Jahr verabreden? Um zu schauen, wie es weitergegangen ist und ob es noch etwas zu besprechen gibt.«

»Damit wollen wir uns bescheiden.« *Heinrich Spoerl: Die Feuerzangenbowle*

Roman-Enden, Rund 500 letzte Sätze. Handverlesen und abgepackt von Harald Beck. Zürich, Haffmans Verlag, 1993

Was wirkt? – Aus einem besonderen Handbuch für die Praxis

»Als breit abgesicherte Wirkfaktoren ließen sich ›Empathie und Einfühlungsvermögen‹, ›therapeutische Intensität‹, ›transparente Veränderungsabsicht und -erwartung‹, ›Humor‹, ›aktive Führungsarbeit und strukturelle Manipulation‹ sowie ›Glaubwürdigkeit und persönlicher Stil‹ beschreiben und mit persönlichen Faktoren und der therapeutischen Grundhaltung in Beziehung setzen.«

So lautet die Zusammenfassung von Peter Hain in seinem Buch »Das Geheimnis therapeutischer Wirkung«, zu dem er zur Klärung der Frage »Was wirkt?« zehn ausgewiesene und international bekannte Kapazitäten auf dem Gebiet der Psychotherapie persönlich interviewt hat.

Das liest sich gut, vor allem das mit dem persönlichen Stil. Also: Handwerkszeug hin, Interventionen her, das Salz in der Suppe scheint noch etwas anderes zu sein. Und ich will Ihnen hier von einer speziellen, weil in dieser Form sehr seltenen Rückmeldung – mit Verlaub – auf meinen persönlichen Stil berichten.

In der letzten Sitzung – wir wollen Rückschau halten – überreicht mir Frau G. ein Präsent.

Ich halte ein aufwändig gestaltetes Buch in der Hand: Feines Büttenpapier um akkurat ausgedruckte Computerseiten.

»Was ist denn das?«

Herr und Frau G. freuen sich über meine Verlegenheit.

Behutsam schlage ich das Buch auf.

Auf der linken Seite steht jeweils: »Was war …«

Und auf den rechten Seiten beschreiben beide, »… was daraus geworden ist«, was sie als Veränderung in der Beratung erlebt haben.

Eine Art Verlaufs- und Ergebnisprotokoll unserer Zusammenarbeit!

Ich kann erst mal gar nicht viel sagen und lese die ersten Sätze: »Unsere derzeitige Situation, unser Empfinden, unsere Stimmung, unsere Gedanken, unser Verhalten und unsere Taten unterscheiden sich so gravierend von dem Zeitpunkt, als wir das erste Mal zu Ihnen kamen, dass wir es gar nicht glauben können, dass diese Riesenentwicklung stattgefunden hat.«

Das Besondere an diesem Buch ist, dass Herr und Frau G. darin ihre jeweils eigene und ihre gemeinsame Entwicklung im Detail beschreiben: »Was war…: Totale Verzweiflung und Verletzung – Vertrauensbruch!«

»…und was daraus geworden ist: Das Wichtigste war für mich«, schreibt Frau G., »dass Gerhard endlich versteht, wie entscheidend mir Ehrlichkeit ist und alles andere nur noch halb so schlimm sein kann. Und das ist eingetreten.«

Herr G. hat etwas dazu aufgeschrieben, was aus der »Lieblosigkeit« in ihrer Beziehung geworden ist: »Ich kann Christina jetzt besser verstehen – aus ihrer Geschichte heraus. Die Sitzungen gingen mitunter emotional sehr tief und haben für mich viel aufgeschlossen und verständlich gemacht, was in ihr vorgeht. Ihre Gefühle sind ihre Gefühle und beziehen sich nicht unbedingt auf mich. Ich will lernen, Christina so zu nehmen, wie sie ist, weil ich sie sonst nicht ›haben kann‹.«

Es ist ein richtiges »Handbuch aus der Praxis«, denn es geht darin um die einschlägigen »Basics« von Beziehung:

»Was war…: Respektlosigkeit« steht auf einer neuen linken Seite.

»…und was daraus geworden ist…: Ich habe es in den letzten Jahren vermisst«, schreibt Frau G., »Respekt und Bewunderung für Gerhard zu spüren. Es ist für mich sehr wichtig, dass ich für meinen Partner Respekt habe, ich *will* auch mal zu ihm aufschauen und ihn bewundern können. Für mich ist es ein ganz großer Gewinn, dass ich jetzt diesen Respekt und die Bewunderung empfinde, zum Beispiel dafür, wie sehr Gerhard sich bemüht hat und wie offen er für das alles war. Und ich habe auch Dinge *wieder*entdeckt, für die ich ihm gegenüber Achtung empfinde und die mir verloren gegangen waren.«

Und: »Was war: Rettungswahn… Wir haben begriffen, dass wir uns um uns selber kümmern müssen, anstatt alle Energie auf das Wohlergehen des anderen zu werfen. Wir üben noch…«

»Unsere Beziehung hat sich verändert«, schreibt Herr G. »Vorher machte jeder sein Ding, jetzt kümmern wir uns mehr umeinander. Aber nicht im Sinne von Retten oder Überbetüddeln. Ein gesundes Kümmern ersetzt das Behüten und die Überfürsorge. Kommt überfallmäßig zwar immer wieder vor, aber wir wissen mehr voneinander und können uns auch mit Humor dabei ertappen.«

Ganz hinten in dem »Handbuch« ist ein gelber Briefumschlag eingeklebt.

Darauf steht »Danke…«

Er enthält auf verschiedenfarbigen Zetteln persönliche Rückmeldungen.

»Für Ihr Lob« steht auf einem blauen.

»Für Ihre Neugierde« auf einem grünen.

Ich bin gerührt. Ich sage es Christina und Gerhard. Und wir freuen uns gemeinsam.

»Für Ihre Hartnäckigkeit und Geduld« steht auf einem weiteren Zettel. »Für Ihren Humor« auf einem nächsten, und »Es war gut, dass wir auch zusammen gelacht haben«.

Langsam wird mir klar, dass diese Zettel so etwas wie eine »To-do«- oder »To-try«-Liste für Therapeuten sein können:

»Für Ihre Dolmetschertätigkeit«, »Für Ihr Mitgefühl«, »Für Zusammenfassungen und rote Fäden« oder »Dass Sie sich über Ihre Erfolge gefreut haben…« und »Für Ihre gute Intuition…«.

Und weiter: »Für Trost und Wärme«, »Für Ihre Aufmerksamkeit und Ihr gutes Gedächtnis«, »Für einen Händedruck« oder »Für eine Antwort auf einen Brief«.

Auf einem signalroten Zettel steht: »Danke, dass Sie uns nichts versprochen haben.« Dieser Satz gefällt mir besonders.

Ein halbes Jahr nach der Beratung kommt eine Postkarte vom Ehepaar G.: »Es gibt uns noch! Es geht uns meistens gut, manchmal etwas sprachlos und ansonsten glücklich zwischen erster Kartoffel- und Bohnenernte.«

Ich denke an ihr besonderes »Erntebuch« und schaue es mir noch einmal genau an. Zwei kleine Zettel aus dem Feedback-Briefumschlag erreichen mich diesmal noch einmal besonders:

Auf einem in orange steht: »Danke für liebevolle Blicke«, auf einem blauen: »Danke für strenge Blicke«.

Peter Hain: Das Geheimnis therapeutischer Wirkung – Gespräche u. a. mit Frank Farrelly, Eugen Gendlin, Cloé Madanes, Helm Stierlin, Paul Watzlawick. Heidelberg, Carl-Auer-Systeme Verlag, 2001

Und: Ein besonderes Kleinod mit einem Ehrenplatz

Zum Ende kommen: Die Brisanz der letzten Minuten

»*Ein* Anfang und *ein* Ende pro Buch waren etwas, das mir nicht behagte.«
Flann O'Brien

Das gilt auch für eine Beratungssitzung.

Die Zeit rennt. Der unauffällige Blick zur Uhr elektrisiert mich. Dabei wollte ich doch noch fragen, was das damals war mit dem schweren Unfall des Bruders. Und außerdem hatte Frau B. noch gar nicht darauf geantwortet, was ihr Mann vor einer halben Stunde gesagt hatte … Und überhaupt, welche Schlussintervention oder Hausaufgabe könnte ich anbieten? … Und wir haben noch gar keinen Termin vereinbart fürs nächste Mal … Ich transpiriere.

Zum Ende kommen ist Übungssache. Früher saß ich dann schon mal im Feuerwerk meiner weiteren Ideen, Fragen und Absprachеerfordernisse und musste irgendwie »die Biege kriegen«, zu den abschließenden Worten kommen.

Erst einmal gilt: Was nicht zu schaffen war, muss vertagt werden. Konkret: »*Das müssen wir wohl auf die nächste Sitzung verschieben. Bitte erinnern Sie mich daran, wenn es wichtig ist.*«

Die Ratsuchenden erwarten zu Recht, dass wir den Zeitrahmen der

Sitzung im Blick behalten. Also läuten wir ca. eine Viertelstunde vor Abschluss die Schluss-Sequenz ein.

Das geschieht meist mit einer kurzen Verlaufsschilderung der erlebten Sitzung und Würdigung des Mutes, der Offenheit, der Bereitschaft zur Bewegung sowie der Bitte an die Beteiligten, ihren persönlichen Resümee-Eindruck zu schildern.

(s. auch unter → Abschlussfragen in der Sitzung, S. 49)

In Sachen akkurater Schlussinterventionen schlagen die »klugen Bücher« die Drittelregel vor und legen damit nach meinem Gefühl »die Latte ganz schön hoch«: ein *Drittel Altes bzw. Bekanntes* zusammenfassen und würdigen, ein *Drittel Neues* anstoßen oder vorschlagen und ein *Drittel Unverständliches* präsentieren, woran die Ratsuchenden zu knabbern haben sollen.

Diese Drittelregel müsste dann – wenn alles gut gelaufen ist – auch auf dieses Buch zutreffen. Vielleicht und hoffentlich mit leicht minimiertem Anteil des Unverständlichen…

Oder wie Simon, Clement und Stierlin es in ihrer »Sprache der Familientherapie« formulieren:

»Schlussinterventionen können inhaltliche Zusammenfassungen, kommentierende Neubewertungen oder Aufgaben enthalten, die dem Paar oder der Familie mitgegeben werden. Sie sollen zugleich anschlussfähig und verstörend sein und damit eine Mischung aus Bestätigung und Verstörung realisieren. Dementsprechend müssen sie sowohl an die Sichtweisen und an die Sprache der Familie anknüpfen als auch genügend Überraschung bieten. Um ihre Wirksamkeit nicht abzuschwächen, werden die Schlussinterventionen nicht weiter diskutiert.

Meist wird die Schlussintervention nach einer Pause gesetzt, während der Therapeut oder das Therapeutenteam den Raum verlässt. Die Pause dient diesen dazu, Abstand von der therapeutischen Involvierung zu gewinnen und, diesen Abstand nutzend, die Schlussintervention vorzubereiten. Zusätzlich hat sie einen dramaturgischen Effekt: Durch die Inszenierung der Pause (Warten und Ungewissheit bei der Familie) bekommt die Schlussintervention einen besonderen Stellenwert.« (S. 287)

Ich habe bisher noch keine Sitzung verlassen, um mir in einer Pause eine Schlussintervention zu überlegen, auch wenn mir die Idee dahinter einleuchtend erscheint. Es ist offenbar nicht »mein Ding«, mit »Ich-verschreib-Ihnen-da-mal-was-Rezepten« zu arbeiten. Vielleicht bin ich aber auch einfach nicht helle genug dafür.

→ Hausaufgaben (S. 127) fallen mir auch während der Sitzung ein, und ich formuliere sie dann meist gleich. Ideen für Experimente oder → Rituale (S. 130) bringe ich in der Regel auch dann schon ein, wenn sie mir passend erscheinen, um sie gemeinsam zu besprechen.

Ich habe großen Respekt vor den Vordenkerinnen und Vordenkern – angefangen von der Mailänder über die Heidelberger bis zur Weinheimer und »lösungsorientierten« Schule –, die sich Gedanken über die möglichst hohe Effizienz einer zusammenfassenden und verstörenden Schlussintervention gemacht haben, sie mag auch zum systemischen Handwerkszeug gehören, ich selbst halte mich nicht allzu streng an die »reine Lehre der Schlussintervention«.

Wie war das noch: »Jeder mache, wie er's kann, vielleicht auch anders, dann und wann.«

Und zum Schluss noch die Terminabsprache, übrigens selten ausführliches Thema in den »klugen Büchern«, jedoch wichtiger Bestandteil einer Sitzung. Denn erstaunlicherweise wird bzw. gehört meist diese Abstimmung auch wieder zum Teil des Prozesses: Wie wird der nächste Termin zwischen den Beteiligten »ausgehandelt«, wer will wann wiederkommen, wer setzt sich mit welchem Vorschlag in Zeiten voller Terminkalender durch und warum?

Und mysteriöserweise taucht dann oft noch mal die Grundsatzfrage auf: »Hat die Beratung hier überhaupt noch Sinn, wenn du nicht bereit bist, deine Geliebte nicht mehr zu sehen?« oder »Was soll das eigentlich alles noch, wenn du aus dem gemeinsamen Schlafzimmer ausziehen willst?« usw.

Da lohnt sich schon aus diesem Grund die rechtzeitige Zäsur zum Ausklang der Sitzung. Denn: Ganz brenzlige Themen, lange zurückgehalten in der Sitzung, werden gegen Ende auf einmal besonders brisant und dringend vorgetragen: »Wenn das nicht geklärt ist, weiß ich auch nicht …« Wird das Geschehen in der Schlussphase zu konfus, hilft die nüchterne Notbremse-Frage: »*Sehen wir uns wieder – und wenn ja, wann?*«

Wir, liebe Leserin, lieber Leser, sind jetzt verabredet zu weiteren »Hilfen aus dem Nähkästchen« – ich habe sie Joker-Interventionen genannt.

2. Joker-Interventionen: Besondere Impulse setzen

Apokalyptische Reiter: Vorboten, auf die es zu achten gilt

»Ja, was ist denn Ihr Eindruck – haben wir noch eine Chance?« Oft am Ende der ersten, manchmal auch in späteren Sitzungen werden wir mit dieser Frage des Rat suchenden Paares konfrontiert. Verbunden mit gespannt erwartungsvollen Blicken, die eine Antwort einfordern – ja, welche eigentlich?

Auf diese »Sackgassen-Frage« reagieren wir mittlerweile meist mit dem Hinweis auf die Apokalyptischen Reiter. Wir erläutern sie in kurzen Worten und fragen anschließend, wie viele dieser Reiter das Paar in seiner Beziehung schon kennt.

Die vier Apokalyptischen Reiter sind:

- Verletzung/Kritik
- Verachtung
- Verleugnung/Rechtfertigung
- Rückzug/Kontaktabbruch.

Man kann sie sich gut über die Eselsbrücke der Anfangsbuchstaben merken: Apokalyptische Reiter = VVVR.

Nach einem Konzept von John Gottman, das von Hans Jellouschek weiterentwickelt wurde, kündigen die zunehmend im Alltagserleben auftauchenden Reiter eine schleichende Krise, wenn nicht die Trennung an:

Erster Reiter: verletzende Kritik, Beschwerden als persönlicher Vorwurf, die Schuld und Versagen implizieren. (»Das ist so typisch für dich!«)

Zweiter Reiter: Verachtung, oft ausgedrückt durch Sarkasmus und Zynismus. Oder durch Verfluchen, Augenrollen, Verhöhnen und respektlosen, abschätzigen Humor. In welcher Form die Verachtung – der gefährlichste der vier Reiter – auch auftritt, sie wirkt vergiftend auf eine Beziehung. Es ist so gut wie unmöglich, ein gemeinsames Problem zu lösen, wenn mein Partner erlebt, dass ich ihn ablehne. Verachtung nährt den Konflikt und löst nichts.

Dritter Reiter: Verleugnung durch Rechtfertigung und Gegenangriff: »Wieso, was hab *ich* damit zu tun? Das Problem liegt doch wohl bei *dir*.« Solche Worte wirken wie eine dosierte Aufkündigung der Beziehung: »Mach, was du willst, ich hab damit nichts zu tun.«

Vierter Reiter: Rückzug und Abbruch des Kontakts sind eigentlich schon die letzte Windung der sich abwärts drehenden Spirale: kein Blickkontakt, kein Nicken mehr auf die Worte des anderen, keine Erwiderung, stummes Hoffen, das »irgendetwas passiert«.

Und meist gibt es noch einen »fünften Reiter«. Er steht für Machtausübung und Machtdemonstration: »Du kannst mir gar nichts, ich bin dir sowieso überlegen…« Gerade auch als Abwehr von eigenen Ohnmachtsgefühlen spielt das »Gerangel um Macht« auf allen Stufen des Isolations- und Trennungsprozesses eine wichtige Rolle.

Nach unserer Erfahrung hören Paare diesen Erläuterungen sehr genau zu.

»Die Apokalyptischen Reiter attackieren die Liebe in der Beziehung und zerstören ihre emotionale Grundlage. Wie hört sich das für Sie an?«

Und Herr R. fragt erstaunt zurück: »Woher wissen Sie so genau, wie es bei uns zu Hause abgeht?«

Als »Gegengift« empfehlen wir unter anderem die → Fünf-zu-Eins-Regel (S. 126), die → Entschuldigungskonten (S. 118) oder das → Stopp-Signal (S. 134). Oder wir laden das Paar ein, einen → Fairen Streit (S. 120) auszuprobieren.

John M. Gottman: Die 7 Geheimnisse der glücklichen Ehe. Berlin, Ullstein Taschenbuch Verlag, 2002

Betty Carter, Joan K. Peters: Macht und Liebe – Wege aus der Ehekrise. Salzhausen, iskopress, 2. Auflage 1997

PS: Die vier Apokalyptischen Reiter sind eine biblische →Metapher (S.88) aus dem endzeitlichen Drama. Sie bringen dort Krieg zwischen den Völkern, Bürgerkrieg sowie Hungersnot und den (Pest-)Tod über die Welt.

Erinnerung an die Zukunft: Der Hoffnungs-»Dreh«

Auf der Grundlage der Idee, dass wir uns alle unsere »Wirklichkeiten konstruieren«, entwickelte der finnische Praxisforscher Tom Erik Arnkil mit seinem Team die Methode des »Antizipatorischen Dialogs«. Familie und Berater wechseln gemeinsam die Perspektive – der Blick geht nicht mehr von der belasteten Gegenwart in die sorgenvolle Zukunft, sondern umgekehrt von einer positiven Zukunft zurück zur Frage, was könnte die Probleme reduzieren. Dabei werden Lösungen individuell antizipiert, also in Gedanken und im Erleben vorweggenommen. Dieser »Dreh« bewährt sich als Werkzeug zum gemeinsamen Nachdenken auch sehr gut in der Zusammenarbeit mit Paaren und Familien, die sich »festgefahren fühlen« oder nicht wissen, wie es weitergehen könnte.

Er kann vielleicht mit folgenden Worten eingeleitet werden: *»Das klingt verzwickt, was Sie schildern. Vielleicht könnte eine neue Blickrichtung uns weiterhelfen. Stellen wir uns einfach mal vor, Ihre ganzen Anstrengungen und Bemühungen haben Erfolg gehabt. Und stellen wir uns weiter vor, wir befinden uns jetzt sozusagen ein Jahr in der Zukunft.«*

Arnkil und sein Kollege Seikkula berichten von guten Erfahrungen mit den dann folgenden drei Fragen:

1. *»Wie gesagt – es ist ein Jahr vergangen, und die Angelegenheiten zwischen Ihnen/in Ihrer Familie haben sich ganz gut entwickelt. Wie sehen Sie das aus Ihrer Sicht? Worüber sind Sie besonders erfreut?«*

Alle Familienmitglieder antworten der Reihe nach, während die anderen aufmerksam zuhören und nichts kommentieren.

Die 2. Frage zielt auf Ressourcen und Unterstützer: *»Wie ist es Ihnen gelungen, diese gute Entwicklung voranzubringen? Was haben Sie selbst getan und welche Unterstützung haben Sie bekommen – und von wem?«*

Die Gesichter entspannen sich. Die Antworten stiften Hoffnung.

Frage 3 ist eine weitere »Vorwegnahme der Erleichterung«: »*Über was waren Sie vor einem Jahr besorgt und was hat Ihre Sorgen reduziert?*«

Dabei geht es nicht um irgendeine Zukunft, sondern um eine *positive* Zukunft, damit die abgelegte Sorgenlast die Gegenwart beleuchtet und nicht die gegenwärtigen Probleme die Gedanken an die Zukunft überschatten.

Die vielfältigen Antworten – oft zum ersten Mal entwickelt und »laut gedacht« – können auf dem Flipchart notiert werden: Das nächste Jahr wird positiv! Hier steht alles schwarz auf weiß: die Unterstützung, das Potenzial, die Sorgen und wie sie weniger wurden.

In einem zweiten Schritt könnten auch wir als Berater – im Wechsel – interviewt werden. Die erste Frage meiner Kollegin an mich würde dann lauten: »*Also, du hast ja gehört: Ein Jahr ist vergangen und die Dinge, weswegen die Familie E. zu uns gekommen ist, haben sich ganz gut weiterentwickelt. Was, meinst du, konntest du zu dieser positiven Entwicklung beitragen? Und was war dabei für dich selber hilfreich?*«

Ich antworte, meine Kollegin stellt mir weitere vertiefende Fragen und dann die zweite »große«: »*Worüber hast du dir in Bezug auf die Familie E. vor einem Jahr Sorgen gemacht und was hat diese Sorgen reduziert?*«

Familie E. hört aufmerksam zu, und auch auf die Antworten meiner Kollegin bleiben sie neugierig. Der Teamgeist ist geweckt. Neue Optionen sind lebendig geworden. Der Karren wirkt nicht mehr so festgefahren.

»Vielleicht geht es ja doch«, sagt Frau E. am Ende der Sitzung. »Darf ich das Plakat mitnehmen? Und wann sehen wir uns wieder?«

»*In einem Jahr – zum Feiern?*«

Jaakko Seikkula und Tom Erik Arnkil: Dialoge im Netzwerk – Neue Beratungskonzepte für die psychosoziale Praxis. Neumünster, Paranus Verlag, 2007 (im Druck)

Fünf Freiheiten: Entscheiden müssen Sie!

Virginia Satir (1916–1988) verdankt die Paar- und Familientherapie viele grundlegende – und viele kleine, kreative Impulse und Interventionen. So kommt stets viel in Bewegung und ein nachdenkliches Gespräch in Gang, wenn wir eine Kopie der »Fünf Freiheiten« verteilen.

Der Gedankenaustausch kann gleich in der Sitzung beginnen – und manchmal bietet es sich auch an, den Zettel mitzugeben und später darauf zurückzukommen.

Andere Kollegen haben sich das Poster mit Satirs »Fünf Freiheiten« in der Praxis aufgehängt, sodass es als Blickfang und Gesprächsimpuls präsent ist.

1. Die Freiheit zu sehen und zu hören, was jetzt ist, anstatt was war oder was sein wird.

2. Die Freiheit zu fühlen, was ich fühle, anstatt was ich fühlen sollte.

3. Die Freiheit zu sagen, was ich fühle und denke, anstatt was ich fühlen und denken sollte.

4. Die Freiheit, danach zu fragen, was ich gerne möchte, anstatt immer auf Erlaubnis zu warten.

5. Die Freiheit, auf eigene Faust Risiken einzugehen, anstatt immer auf »Nummer sicher« zu gehen.

Naheliegenderweise gelten diese fünf Freiheiten natürlich auch für uns als Beratende während der Sitzung. Vor allem die fünfte Freiheit mit dem Risiko und der »Nummer sicher« habe ich zu schätzen gelernt.

Virginia Satir, John Banmen, Jane Gerber, Maria Gomori: Das Satir-Modell – Familientherapie und ihre Erweiterung. Paderborn, Jungfermann Verlag, 2. Auflage 2000

Geschichten erzählen: Herr Nagel fasst einen Entschluss

Zum Geschichtenerzählen gibt es viele Geschichten zu erzählen.

Ausgangspunkt ist die grundlegende Erkenntnis von Gregory Bateson, dass wir Menschen in Geschichten denken bzw. unsere Erfahrungen in Geschichten »ablegen«.

Der Transaktionsanalytiker Eric Berne machte sich in seiner »Skript-Analyse« auf die Suche nach den Mustern, nach denen jeder Mensch lebt, und fragte seine Klienten nach einer Geschichte, die sie in früher Kindheit bewegt habe, und nach einer zweiten Geschichte, die sie in heutiger Zeit bewege. Im Vergleich der entscheidenden Elemente der zwei Geschichten sah Berne dann das Lebensskript des Befragten.

Als Medium zur Initiierung von neuen Möglichkeiten nach dem eingangs im Buch zitierten ethischen Imperativ von Heinz von Foerster werden Geschichten in vielen Therapieschulen eingesetzt wie in der Hypnotherapie, dem Neurolinguistischen Programmieren, dem Narrativen Ansatz, der »positiven Familientherapie« von Nossrat Peseschkian oder eben auch in der systemischen Therapie – jeweils mit unterschiedlichen Arbeitshypothesen und variierenden Zielen.

Geschichten sind gleichsam angebotene →Metaphern (S.88) zur »Erweiterung des Horizonts«, sie laden zu →Umdeutungen (S.63) ein und überlassen den Zuhörenden vollständig die Wahl, was sie damit »machen«.

»Geschichten erzählen« ist nicht jedermanns Sache, man muss sich einen »Fundus« anlegen bzw. so mutig sein, spontan von den Klienten gehörte »Skript«-Elemente in eine »heilende« bzw. »anstoßende« Geschichte einzuflechten. Das braucht Übung.

Wie wär's mit einem »umgestrickten Klassiker«?

Nach einem langen Arbeitstag fährt Herr Nagel nach Hause und denkt darüber nach, warum er mit seiner Frau seit so langer Zeit keinen Sex mehr hatte. Ich müsste sie eigentlich mal fragen, beschließt er. Doch plötzlich kommen ihm Zweifel, ob das eine so gute Idee ist. Schließlich hat sie schon mehrfach etwas Kritisches zu meinen Verführungskünsten angedeutet. Und heute Morgen hat sie sich gar nicht richtig von mir verabschiedet, denkt Herr Nagel. Okay, ich war in Eile, aber vielleicht mag sie mich wirklich nicht mehr. Dabei habe ich ihr gar nichts getan... Sex gehört doch nun einfach mal dazu, aber mich hält sie wochenlang hin. Solche Frauen wie meine machen einem das Leben ganz schön schwer.

Und womöglich bildet sie sich auch noch ein, ich sei auf sie angewiesen. Bloß weil sie so 'ne tolle Frau ist...

Als Herr Nagel die Treppen zur Wohnung hochgeht, hat er einen Entschluss gefasst. Er schließt die Tür auf, stellt seine Tasche ab und ruft in die Küche: »Ist in Ordnung, Gabriele, wir lassen das in Zukunft mit dem Sex.«

(frei nach der bekannten »Hammer-Geschichte« aus Paul Watzlawicks »Anleitung zum Unglücklichsein«)

Außerdem inspirierend:

Carol H. Lankton, Stephan R. Lankton: Geschichten mit Zauberkraft. Die Arbeit mit Metaphern in der Psychotherapie. Stuttgart, Pfeiffer bei Klett-Cotta, 5. Auflage 2005

Nossrat Peseschkian: Der Kaufmann und der Papagei. Orientalische Geschichten aus der Positiven Psychotherapie. Frankfurt am Main, Fischer Taschenbuch, 28. Auflage 2003

Bernhard Trenkle: Die Löwengeschichte. Hypnotisch-metaphorische Kommunikation und Selbsthypnosetraining. Heidelberg, Carl-Auer-Systeme Verlag, 3. Auflage 2002

Bernhard Trenkle: Das Aha!-Handbuch der Aphorismen und Sprüche für Therapie, Beratung und Hängematte. Heidelberg, Carl-Auer-Systeme Verlag, 2. Auflage 2005

Bert Hellinger: Ordnungen der Liebe. Ein Kursbuch. Heidelberg, Carl-Auer-Systeme Verlag, 7. Auflage 2001 (mit ca. dreißig »Anstoß«-Geschichten)

Glaubenssätze: Leitsätze können Leidsätze werden

Frau G. hat eine große Familie »über sich«, sie hat sie auf einem →Genogrammbogen (S. 159) aufgezeichnet und jetzt in der Sitzung mit den Playmobil-Figuren (→Familienbrett, S. 149) aufgestellt.

Da stehen ihr selbst und ihrer kleineren Schwester eine Menge Erwachsener gegenüber, und es drängt sich förmlich die Frage auf:

»Was haben diese Verwandten Ihnen denn auf Ihren Weg so mitgegeben? Vielleicht können Sie zu jedem der Erwachsenen in dieser Aufstellung einen Satz finden, den Sie als Tipp mitbekommen haben, wie man durchs Leben kommt oder gehen sollte, eben so etwas wie eine Lebensregel.«

Frau G. überlegt, betrachtet die Figuren noch einmal genau und fängt dann an: »Also, meine Oma – die steht hier –, die hat mir mehrfach ins Gewissen geredet: ›Lass dir von den Männern nichts vormachen.‹ – Und meine Tante Elfi hat gesagt: ›Lieber ledig als unglücklich verheiratet.‹ Die waren auf die Männer nicht so gut zu sprechen. – Kann sein, dass das mit meinem Opa zu tun hat. Der würde nämlich vielleicht sagen: ›Der Mensch ist nicht zur Treue geboren, genieße dein Leben.‹ – Und mein Vater hat sich dann von seinem Vater, also meinem Opa, deutlich abgesetzt. Der stand eher für einen Satz wie: ›Erst die Arbeit und dann das Vergnügen.‹ Na ja, und in dem Zusammenhang hat er mir auch zu verstehen gegeben: ›Monika, du bist die Älteste, enttäusch mich nicht.‹ Und darum sollte ich auch studieren. Möglichst Medizin oder Jura oder so was. Also, wenn ich einen Satz für mich finden soll, würde ich sagen: ›Du bist sowieso nie gut genug.‹«

»Klingt wie ein richtiger ›Rucksack-Satz‹: ›Du bist sowieso nie gut genug.‹ Was würde denn Ihre Mutter sagen?«

»Die war ja eher so eine Stille. Die hat selbst nach dem Motto gelebt: ›Bescheiden sein ist alles. Hochmut kommt vor dem Fall, oder so.‹«

»Und waren Sie bescheiden?«

»Na ja, das ist ja gerade mein Konflikt, wie soll ich dem Ganzen denn gerecht werden – einerseits bescheiden sein, andererseits ›Schaff was, enttäusch mich nicht‹, aber gut genug wird es ohnehin nicht sein. Ist doch kein Wunder, wenn ich da manchmal am Rad drehe …«

»Also, zumindest hast du dich nicht für das Bescheidensein entschieden«, sagt jetzt Herr G. und lächelt seine Frau an, »und das finde ich ja auch so gut an dir.«

»Das ist schön, dass du das sagst.« Frau G. atmet tief ein.

»Und das hab ich schon immer gespürt, dass ich da total viel an ›Mach-es-so-wie-wir!‹ oder ›Du-sollst-Botschaften‹ mit auf den Weg gekriegt habe. Dabei wollte ich doch meinen eigenen Weg finden.«

»*Und Sie sagten vorhin: ›Wie soll ich dem Ganzen denn gerecht werden?‹ Das ist genau das Kennzeichen von den Leitsätzen aus der Herkunftsfamilie. Sie haben auch – so gut gemeint sie auch sein mögen – das Potenzial, Leidsätze – mit d – zu werden. Und wir reagieren meist auf zweierlei Art darauf. Entweder wir identifizieren uns mit diesen Sätzen, sodass sie zu unseren eigenen Glaubenssätzen werden, oder wir rebellieren dagegen und wollen ›es genau eben nicht so, sondern ganz anders machen‹. Und erstaunlicherweise hat diese ›Trendentscheidung‹ dann wiederum Einfluss darauf, welchen Partner, welche Partnerin wir uns aussuchen. Entweder erhoffen wir uns Unterstützung dabei, diesen inneren Aufträgen gerecht zu werden, oder eben Unterstützung dafür, sich davon zu lösen und etwas Neues auszuprobieren. Schon werden aus den inneren Aufträgen aus der Herkunftsfamilie Aufträge an die Partnerschaft.*

Und natürlich sitzen wir hier unter anderem auch zusammen, um diesen Aufträgen auf die Schliche zu kommen, damit Sie bewusst damit umgehen können. Sonst neigen unbewusst gebliebene Leidsätze – mit d – zur selbst erfüllenden Prophezeiung und bestätigen sich damit immer wieder selbst.

Wie würden Sie, Herr G., zum Beispiel darauf reagieren, wenn Ihre Frau sagt: ›Ich bin sowieso nie gut genug?‹«

»Stimmt nicht!«, sagt Herr G. spontan und legt seine Hände auf die Knie seiner Frau.

In ihrem Gesicht kämpfen Tränen mit einem Lächeln.

Hilflose Helfer oder: Die Mikado-Variante

Achtung, bei diesem Paar musst du aufpassen, denke ich und versuche herauszufinden, was mich da zur Vorsicht mahnt.

Herr T. hat sich so auffallend lässig in seinem Stuhl zurückgelehnt, als wollte er sagen: »Na, dann mach man mal. Ich schau mir das hier mal an, viel Zweck wird es nicht haben.«

Und seine Partnerin wirkt eher in sich gekehrt und hoffnungslos. Wenn sie mich anschaut, wirkt ihr Blick unterwürfig-erwartungsvoll.

Also ganz langsam voran, Kontakt aufnehmen und nicht zu weit »in Vorlage gehen«.

Nicht losrudern, bevor nicht alle im Boot sind.

In solchen Situationen – Sie werden sie kennen – habe ich mir angewöhnt, die Mikado-Variante auszuprobieren: »Wer bewegt sich zuerst? Ich nicht!«

Ich erkläre mich zum hilflosen Helfer.

»Wie ist das eigentlich – ich weiß ja, dass Sie zu mir kommen, damit ich Ihnen helfe. Nun habe ich allerdings keine Ahnung, ob ich das kann. Könnten Sie Ihr Problem nicht auch allein lösen?«

Herr T. richtet sich auf in seinem Stuhl – ein gutes Zeichen! – und sagt: »Nee, wir haben ja schon so viel ausprobiert, wir verheddern uns immer wieder.«

»Okay, trotzdem können wir ja mal bei der Idee bleiben, dass ich Ihnen nicht helfen kann. Was würden Sie dann noch ausprobieren?«

Frau T. blickt niedergeschlagen auf ihren Schoß: »Wahrscheinlich würde Manfred sich von mir trennen.«

Aha, Frau T. spielt die »Sie-sind-unsere-letzte-Hoffnung-Karte«.

»So weit ist es doch noch gar nicht, Jutta«, sagt Herr T. etwas gereizt und bleibt dabei: »Deswegen sind wir doch zu Ihnen gekommen, damit Sie uns sagen, was wir ausprobieren können.«

Die Katze beißt sich in den Schwanz.

»Und ich dachte mal ganz unabhängig von mir. Nur mal angenommen, es gäbe gar keine Paarberater. Wie würden Sie dann Ihr Problem zu lösen versuchen?«

»Ach so«, sagt Herr T., »so meinen Sie das. Na, wir müssten versuchen, miteinander zu reden.«

Frau T. blickt auf und sagt: »Sag ich doch.«

Herr und Frau T. schauen sich an, das erste Mal seit Beginn der Sitzung.

Ich frage: »*Und worüber?*«

Es kann losgehen.

Metaphern: Kochtopf, Eisberg und Faxgerät

Eigentlich leben wir unser ganzes Leben in Metaphern, weil jedes Wort, jeder Satz beim Empfänger ungezählte Assoziationen und Bilder kreiert. Oder nehmen Sie die Bilder, an die wir uns morgens nach einer traumreichen Nacht erinnern.

Bei der eigentlichen Metapher (griech. Übertragung, zu metapherein = anderswohin tragen) wird das gemeinte Wort ersetzt durch ein anderes, das eine Ähnlichkeit oder dieselbe Bildstruktur aufweist.

Die Verwendung von Metaphern, zum Beispiel auch in Form von →Geschichten (S. 83), hat sich in der Beratung und Therapie sehr bewährt, weil dadurch festgefahrene Bilder im Kopf mit Hilfe neuer Assoziationen in Bewegung kommen können – ähnlich wie beim Lesen »guter Literatur«.

Die Arbeit mit →Skulpturen (S. 202) oder auch die Aufstellungstechniken kann man ebenfalls als große Metaphern verstehen. Hier werden Bilder kreiert, die emotionale Beziehungen und vor allem Nähe-/Distanz-Bedürfnisse räumlich und sinnlich wahrnehmbar machen.

Virginia Satir schuf aus einer Metapher ein Leitmotiv für ihre Arbeit. Sie erinnerte sich an einen großen gusseisernen Topf auf dem elterlichen Hof und stellte sich vor, dass jeder Mensch einen solchen Topf mit sich herumtrage und dass darin das individuelle Selbstwertgefühl enthalten sei. Wenn der Pegel des Selbstwertgefühls an einem Tag hoch sei, weil der Mensch Bestätigung erhalten oder Erfolgserlebnisse gehabt habe, würde er sich gut fühlen. Ein schwaches Selbstwertgefühl beeinträchtige seine Fähigkeiten zu lernen, zu arbeiten und Beziehungen zu anderen Menschen einzugehen.

So stellte Satir sich in der Arbeit jeweils vor, wie voll »der Topf« bei den Einzelnen wohl sei, und fragte nach Erläuterung des Bildes auch oft danach.

Eine Metapher wurde zu einem einleuchtenden Arbeitskonzept, das mir in meiner Arbeit schon viel geholfen hat.

Zudem sprach Virginia Satir in der Beratung mit Familien von dem Bild, das Familienleben selbst gleiche einem Eisberg. Meistens seien wir uns nur des sichtbaren Siebtels bewusst und denken, wir wüssten über alles Bescheid. Sinn der Beratung sei es, mehr vom Eisberg unter Wasser zu erfahren und den Beteiligten bewusst zu machen.

Oder sie ließ die Familien jeweils einen möglichst unterschiedlichen Alltagsgegenstand für jedes Mitglied mitbringen, die die Familie mit Hilfe von Holzleisten und Seilen/Fäden in Form eines Mobiles in einen stabil schwebenden Zustand bringen sollte.

Dann sagte sie: »*Wenn Sie aufhören, sobald Sie zum ersten Mal ein Gleichgewicht erreicht haben, machen Sie das Übliche, nämlich den einzigen Weg, den Sie kennen, als den ›richtigen Weg‹ zu betrachten. Alle anderen Möglichkeiten, zu einem Gleichgewicht in Ihrer Familie zu kommen, werden aus Angst vor dem Experimentieren ausgeblendet.*

Gehen Sie also nicht in diese Falle, finden Sie wenigstens noch zwei weitere Mobile-Arrangements …«

In unseren Beratungen hat sich die Faxgerät-Metapher besonders bewährt – und das vor allem bei der »Ich-überfahr-dich-Kommunikation«.

»*Das Prinzip des Faxgeräts ist ja, dass es vor dem Senden einen fragenden Signal-Ton an das Empfangsgerät sendet: ›Bist du ansprechbar? Kann ich dir etwas mitteilen?‹*«

Meist sehen wir dann im Gesicht unseres Gegenübers ein »Aha, guter Vergleich!«

»*Und wie könnte Ihr Signalton lauten? Vielleicht so was wie: ›Hast du einen Moment Zeit? Kann ich dir mal was sagen?‹ Und natürlich ist der Blickkontakt eines der wichtigsten ›Signaltöne‹.«*

Es bietet sich auch einfach die Frage an: »*Wenn Sie nach einem Bild für Ihre Familie/zur Beschreibung Ihrer Beziehung gefragt würden – welche Metapher, welches Bild wäre das?*« Die Fülle der möglichen »Bilderbuch-Antworten« würde sicher den Rahmen dieses Handbuches sprengen.

Darum hier ein paar »Ideenpools«:

David Gordon: Therapeutische Metaphern. Paderborn, Junfermann, 6. Auflage 2005

George Lakoff, Mark Johnson: Leben in Metaphern – Konstruktion und Gebrauch von Sprachbildern. Heidelberg, Carl-Auer-Systeme Verlag, 1998

Carol H. Lankton, Stephan R. Lankton: Geschichten mit Zauberkraft. Die Arbeit mit Metaphern in der Psychotherapie. Stuttgart, Pfeiffer bei Klett-Cotta, 5. Auflage 2005

Virginia Satir: Selbstwert und Kommunikation – Familientherapie für Berater und zur Selbsthilfe. Stuttgart, Pfeiffer bei Klett-Cotta, 17. Auflage 2005

MiniMax-Interventionen: Immer diese VW-Regel

Der Hypnotherapeut Manfred Prior hat ein nützliches Büchlein veröffentlicht – eines der Vorbilder für dieses. Darin beschreibt er präzise und verdichtet »15 minimale Interventionen mit maximaler Wirkung« – fast wie beim gleichnamigen Feuerlöscher.

Zitat: »Es dreht sich hier weniger um die großen Strategien von Psychotherapie, Beratung und lösungsorientierter Gesprächsführung, sondern mehr um die kleinen Feinheiten sprachlicher Kommunikation.«

Am Ende stehen alle Interventionen als »Merkzettel« zusammengefasst auf einer Seite.

Um den verdienten Verkaufserfolg des Büchleins nicht zu beeinträchtigen, will ich hier nur zwei der Interventionen hervorheben und auf die Paar- und Familienberatung übertragen.

»Mein Mann sagt immer, das läge an meiner Ungeduld, dass er so schweigsam wird.« –

»Wir streiten uns immer furchtbar um Kleinigkeiten.« –

»Ich bin dann immer so verzweifelt.«

Erkennen Sie diese oder ähnliche Sätze wieder?

Prior sagt dazu in der MiniMax-Intervention 4: *»›Immer‹ stimmt in Verbindung mit einem Symptom nie.«* und schlägt vor, sich nicht bange machen zu lassen, sondern durch Fragen herauszufinden: *»Wann hatten Sie dieses Problem?«* und vor allem *»Wann hatten Sie dieses Problem weniger oder gar nicht?«* (s. auch →Konkretisierungsfragen, S. 42, bzw. Fragen nach Ausnahmen, S. 45)

Die MiniMax-Intervention 15 erklärt die VW-Regel: *»V steht dabei für Vorwurf und W für Wunsch. Die VW-Regel besagt, dass man jeden Vorwurf in einen Wunsch umformuliert.«*

Also wird zum Beispiel aus: *»Ich kann es einfach nicht ertragen, wenn mein Mann sich abends im Bett ohne ein Wort umdreht und ›weg‹ ist.«* direkt an den Empfänger gerichtet formuliert: *»Ich wünsche mir, dass du mir abends, bevor du einschläfst, wenigstens ›Gute Nacht‹ sagst.«*

Halt, jetzt noch nicht einschlafen! Es gibt noch viel zu entdecken, unter anderem in:

Manfred Prior: MiniMax-Interventionen – 15 minimale Interventionen mit maximaler Wirkung. Heidelberg, Carl-Auer-Systeme Verlag, 5. Auflage 2004

Paradoxien – und Paradoxes als Gegenmittel

»Das ganze Spiel stellt sich als ein auswegloses Paradoxon dar, das alle in einen eisernen Käfig sperrt. Derjenige, der das Spiel mitspielt, hat es bereits verloren.«

Dieser zentrale Satz zum Erleben einer Familie findet sich in dem Grundlagenwerk der Mailänder Schule »Paradoxon und Gegenparadoxon« und ist gleichzeitig so etwas wie die Marschroute für die Beratung von Paaren und Familien.

Heute – dreißig Jahre später – würde man vielleicht sagen: »Wer sich ins System hineinziehen lässt, wird es schwer haben, sich wieder frei zu strampeln.«

»Sagen Sie uns doch bitte, was richtig ist!« ist gleichzeitig ehrlicher Hilferuf, schwergewichtiger Appell und das Glatteis, auf das wir uns nicht begeben sollten.

Denn in den meisten Fällen kommen Menschen zu uns, die sich die Bestätigung ihrer individuellen Problem-, wenn nicht gar Weltsicht erhoffen.

»Ich finde es einfach nicht richtig, dass du dich am Sonntag mit deinen Freundinnen verabredest. Der Sonntag ist für die Familie da«, sagt Frau G. zu ihrer 15-jährigen Tochter.

Kathrin – sichtlich genervt – antwortet: »Das sagst du immer. Ich will aber nicht, dass ihr über mich bestimmt. Sonntag ist auch mein freier Tag. Da will ich machen, was ich will.«

Und Frau G.: »Da hören Sie's. Was meinen Sie denn dazu, Herr Hansen?!«, und weist mir damit »großzügig« die Autorität des Schiedsrichters zu.

»Also, ich sehe das folgendermaßen: Sie, Frau G., glauben, dass Sie mit Ihrer Haltung recht haben. Und du, Kathrin, glaubst auch, dass du mit deiner Haltung recht hast. Ich finde, Sie sollten dieses Problem so schnell wie möglich klären, damit Sie sich anderen Themen zuwenden können. Ich werde Ihnen bei der Lösung helfen, aber nur unter der Bedingung, dass Sie meine Entscheidung anerkennen und danach zu anderen Themen übergehen. Ist das okay?«

Mutter und Tochter nicken. »*Gut, dann möchte ich gerne, dass du, Kathrin, anfängst, mir alle Gründe zu nennen, warum du glaubst, dass du recht hast und deine Mutter nicht. – Und dann sagt mir deine Mutter ihre Gründe. Danach werde ich eine Entscheidung fällen. Ich glaube, ich werde eine gute Entscheidung treffen, weil ich solche Konflikte hier schon oft erlebt habe.*«

Und Kathrin beginnt und berichtet noch einmal von all ihren Ideen und Wünschen für ihren freien Sonntag. Sie wirkt dabei engagiert und hoffnungsvoll. Dann schaut sie mich an.

»*Das fand ich sehr überzeugend. Ich kann deine Gründe gut nachvollziehen. Ich glaube, du hast recht.*«

Frau G. reagiert prompt: »Moment, Sie haben mich ja noch nicht gehört. Also, ich finde es nach wie vor so, dass wir Eltern das Recht haben, die Familie wenigstens einmal in der Woche alle zusammen zu sehen, und da passt es eben nur am Sonntag. Das sieht mein Mann übrigens auch so.«

Nach der energischen Schilderung der Sachzwänge in der Zeitplanung der Familie endet Frau G., und ich sage: »*Das sind ja alles auch sehr überzeugende Gründe, ich glaube, Sie haben recht.*«

»Nee, das geht doch nun nicht«, wird Herr G. jetzt munter. »Es können doch nicht beide recht haben.«

Natürlich ist das genau das richtige Stichwort, denn nun ist es leicht, den »eisernen Käfig« der »Meine-Sicht-ist-die-richtige«-Haltung pointiert zu verdeutlichen.

»*Da haben Sie auch recht, Herr G.*«, sage ich und dann erst mal eine Weile gar nichts.

Na, das ist ja ein toller Schiedsrichter, scheint die Familie G. zu denken, aber vielleicht gilt ja in der Beratung genau das, was das Fremdwörterlexikon unter dem Stichwort Paradoxon bereithält: »Paradoxon = scheinbar falsche Aussage, die aber bei genauerer Analyse auf eine höhere Wahrheit hinweist.«

Solche (paradoxen) Interventionen, von denen obige nur ein Beispiel ist, halten dem Paar oder der Familie den Spiegel vor und konfrontieren sie mit ihrem Symptom.

Das konsequent zu Ende gedacht und in eine Intervention umgesetzt, kann auch zu einer (paradoxen) →Symptomverschreibung (S. 135) führen.

»*Sie sollten darauf bestehen, dass Sie recht haben.*«

Es ist eine Frage der Zeit, dass die Sackgasse erkannt wird und die gemeinsame Suche nach neuen (Aus-)Wegen beginnen kann.

Oder auch: »*Am besten wäre, es, wenn Sie in der nächsten Woche nichts unternehmen, um Ihr Problem zu lösen. Dann können wir besser einschätzen, wie groß es wirklich ist.*«

Und noch ein illustres Beispiel des »eisernen Käfigs«:

»Du könntest mich doch mal spontan zum Essen einladen. Das hast du so lange nicht mehr gemacht«, sagt Frau E. mit einer Mischung aus Sehnsucht und Vorwurf in der Stimme. Und prompt stehen Herr E. und wir am Rand des Glatteises der »Sei-spontan-Paradoxie«.

Stellen wir uns vor, wir würden Herrn E. jetzt fragen, ob er denn kein Interesse mehr an seiner Frau habe, ob er beruflich so eingespannt sei oder was es sonst für Gründe gäbe, dass es nicht zu solch spontanen Einladungen komme. – Frohe Schlitterpartie!

Herr E. hat es schon geschnallt: »Ja, wie soll das denn gehen? Wenn ich dich nicht einlade, machst du es mir weiter zum Vorwurf. Wenn ich es dann tun würde, was ich auch vorhatte, bist du eingeschnappt, weil ich es ja nicht spontan, sondern nur auf deinen Hinweis hin getan habe. Blödes Spielchen.«

»*Da haben Sie recht*«, sage ich.

Mara Selvini Palazzoli, Luigi Boscolo, Gianfranco Cecchin, Giuliana Prata: Paradoxon und Gegenparadoxon – ein neues Therapiemodell für die Familie mit schizophrener Störung. Stuttgart, Klett-Cotta, 11. Auflage 2003

Johannes Gruntz-Stoll, Beat Thommen: Einfach verflixt – verflixt einfach, Paradoxe Situationen – Paradoxe Interventionen. Dortmund, Verlag Modernes Lernen, borgmann publishing, 1997

PS: »Ist das mit den paradoxen Interventionen heute nicht ein bisschen aus der Mode gekommen?«, werden Sie fragen. Und ich antworte: »Da haben Sie recht.« Und das liegt wohl daran, dass die klassische Therapeuten-Klienten-Hierarchie sich in der Beratung hin zu einer Beziehung auf gleicher Augenhöhe verändert. Das finde ich gut.

Die Möglichkeiten, Paradoxes mit Paradoxem zu entlarven, sind jedoch nach wie vor zahlreich (s. dazu auch die Fülle der möglichen →Fragen, ab S. 38).

Problem-Körbe: Lausige Mücken und richtige Elefanten

Im Zuge der (immer wiederkehrenden) →Auftragsklärung bzw. Zielbestimmung (S. 21) in der Beratung bietet sich – zum Beispiel als Antwort auf den Seufzer »Ich weiß gar nicht, wo ich anfangen soll, das ist mir eigentlich alles viel zu viel…« – eine einfache »Sortierhilfe« an:

»Noch wirkt es vielleicht wie ein großer Berg. Mal sehen, wie wir das geordnet kriegen. Stellen Sie sich vor, es gibt bei Ihnen drei Arten von Schwierigkeiten. Wir könnten vielleicht sagen: drei Problem-Sorten – da sind einmal die kleinen Problemchen in Ihrem Alltag, in Ihrer Beziehung oder Familie, dann gibt es die durchaus ernst zu nehmenden Schwierigkeiten, die schon deutlich mehr belasten. Das wäre die zweite Kategorie. Und dann sind da die drückenden, richtig brenzligen Probleme. An denen gibt es richtig was zu knabbern. Okay?

Vielleicht können wir diese Probleme entsprechend sortieren. Dazu könnten Sie sich drei Körbe vorstellen – Form, Größe, Material, Farbe bestimmen Sie –, die würden zum Beispiel hier vor Ihnen stehen… Und Sie könnten in Gedanken Ihre Probleme durchgehen und sie, mit einem Namen versehen, hier in die drei Körbe legen… Ist das 'ne Idee? – Womit wollen Sie anfangen?«

»Na ja, unsere Streitereien um das Geld stören mich am meisten. Und dass meine Frau mir nicht mehr vertraut. Außerdem mach ich mir Sorgen, dass Daniel so abgesackt ist in der Schule. Und ich möchte weniger arbeiten, weil ich mich so angespannt fühle.«

»Hmhm, das wären also schon vier Themen, die angeschaut werden könnten. In welche Körbe würden Sie sie legen? Da ist einmal der Korb mit

den ›Problemchen‹, in der Mitte der Korb mit den echten Problemen, die vielleicht noch aufschiebbar wären, und dann der ›Kochtopf mit den ganz heißen Eisen‹. Wie sieht das bei Ihnen aus?«

»Also, wenn ich genau überlege, ist das Wichtigste wohl doch das mit dem Vertrauen. Daraus ergibt sich das mit dem Geld ja. Wer weiß, vielleicht hat das ja auch damit zu tun, dass Daniel keinen Bock mehr in der Schule hat. Und das mit der Arbeit muss ich wohl alleine regeln. – Okay, dann sollten wir wohl mit dem Vertrauen anfangen, was meinst du, Ingrid?« Bevor Sie nun in die Verhandlung einsteigen, womit begonnen wird, rekapitulieren Sie das Bild mit den Problem-Körben und beschreiben noch einmal gemeinsam, was in welchem Korb gelandet ist. Das visualisiert, dass es Probleme gibt, die sich vielleicht von allein lösen (lassen), wenn die »heißen Eisen« angepackt werden.

Bevor wiederum das angegangen wird, sollten Sie fragen, ob es nicht besser wäre, mit leichteren Problemen anzufangen wegen der möglicherweise größeren Erfolgschancen (→ Skeptisch sein, S. 62). Vielleicht sind die anderen Beteiligten auch gegen zu rasches Vorpreschen.

Wie auch immer Sie den Einstieg dann wählen, die Körbe mit den »kleinen Mücken« bis hin zu den »richtigen Elefanten« sind als ordnendes Bild in die Beratung eingeführt und können zu gegebener Zeit rasch wieder hervorgeholt werden. Dann können Sie gemeinsam schauen, welche leer(er) geworden sind (Erfolgskontrolle), welche neu gefüllt und welche nun genauer angeschaut werden sollten (neue Auftrags-/Zielbestimmung).

Reflektierendes (Reflecting) Team: Die Karten werden neu gemischt

Von Tom Andersen und seinem norwegischen Team kam Anfang der 1990er-Jahre eine bis dahin ungewöhnliche Idee in die Beratungsszene: Die Klienten beobachten die Therapeuten beim Gespräch über die Klienten hinter einem Einwegspiegel.

Diese Methode des Reflektierenden Teams stellte bisherige Selbstverständlichkeiten des therapeutischen Settings infrage, insbesondere das tradierte Machtgefälle und die Asymmetrie des Fragens und Antwortens. Früher ließ man sich ja nicht so gerne »in die Karten schauen«, hier wurde genau das zur Grundidee. Das Therapeutenteam tauscht Gefühle, Eindrücke, Hypothesen, Vorschläge aus, ohne dass die Familien direkt dazu Stellung nehmen.

Auch in der Ko-Beratung bietet sich die Idee des Reflektierenden Teams im Kleinen und direkt im Gespräch an.

Da wende ich mich dann zum Beispiel mit den Worten an meine Kollegin: »*Was hast du für einen Eindruck? Ob das bei Familie A. wohl häufiger zu Hause so abläuft? Ich denke, Mario kommt ganz schön unter Druck, wenn er hört, dass seine Eltern sich anbrüllen und von Scheidung sprechen. Vielleicht unterhalten wir uns mal ein bisschen zu zweit und die Familie kann zuhören.*«

Und meine Kollegin könnte antworten: »*Gut, lass mal überlegen …*« Und mit Blick zu der Familie: »*Wenn das in Ordnung für Sie ist … – Okay. Mir ist besonders aufgefallen, wie sich das Gesicht von Marios Mutter verändert, wenn sie sich dann im Streit so zurückzieht, und es sieht für mich so aus, als gäbe sie dann innerlich ein bisschen auf.*«

»*Ja, das wirkt so*«, ergänze ich, »*als habe sie im Grunde gar keine Kraft mehr, diese Auseinandersetzung um die geplante Jubiläumsfeier durchzustehen, als würde sie auch signalisieren wollen: ›Hör bitte endlich auf!‹*«

»*Ist ja eigentlich kein Wunder, wenn es dann auch immer wieder um das Thema Scheidung geht*«, sagt meine Kollegin, »*dieser Stress soll einfach zuerst mal aufhören, das ist nicht auszuhalten für Frau A.*« …

Dieser Schritt, das kleine Reflecting-Team »einzuberufen«, erfordert Courage und ein beherztes Vorgehen, denn man ist es eigentlich nicht so richtig gewohnt, den »Beratungsfluss« zu unterbrechen. Ist das denn eigentlich erlaubt?

Nach unserer Erfahrung lohnt es sich – nicht nur für die Familie, die neue Informationen und indirekte Rückmeldungen bekommt, sondern vor allem auch zur Entspannung, Entzerrung in verwickelten Situationen, denn das Signal an die Familie lautet: Nun müssen Sie vorläufig nichts tun. Sie können einfach zuhören. Und wir entlasten uns auch ein bisschen durch einen kollegialen Austausch über unsere Wahrnehmungen.

In besonders verzwickten Situationen, wo es »irgendwie nicht so richtig weitergeht« oder in denen zum Beispiel ein Paar den Eindruck vermittelt: »Was soll das hier eigentlich noch?«, laden wir das Paar ein, sich neben uns und damit auf die Seite »der Experten« zu setzen.

»Wer kennt Ihre Situation, Ihre Beziehung besser als Sie? Wir brauchen einfach mal ein bisschen Hilfe von Ihnen als Experten für Ihre Beziehung. Nehmen Sie doch bitte mal die beiden Stühle von da hinten und setzen Sie sich neben uns. Ihre Stühle als Paar bleiben stehen.«

Nach einigen ungläubigen Momenten und ein paar ermutigenden Blicken oder weiteren Worten steht das Paar dann auf und wird die Verstärkung des Reflektierenden Teams.

Meist verändern sich schon durch diesen Rollen- und Stuhlwechsel die Körperspannung bzw. der Gesichtsausdruck.

»Herzlich willkommen im Team! Wir sitzen hier zusammen mit dem Paar P., das sich nicht einig ist, ob es noch Zweck hat, zusammen zu bleiben oder nicht. Frau P. hat gerade berichtet, dass sie im Streitfall nicht mehr wagt zu sagen, was sie gerne möchte, wenn ihr Partner sie in der Küche so anbrüllt. Sie wirkt echt verzweifelt. Was meinen Sie, wenn Sie das Paar jetzt hier so sehen?«

Herr P.: »Ja, das stimmt, das glaube ich auch, dass sie dann verzweifelt ist. Und ich kann mir vorstellen, dass es vorher schon schiefläuft. Denn ich hab den Eindruck, dass Herr P. auch sehr verletzt ist, wenn er Befehle und Anordnungen bekommt.«

Berater: *»Ach so, Sie meinen, wir sollten uns darüber austauschen, was vor dem Rumbrüllen passiert?«*

Herr P.: »Ja, ich glaube nämlich, dass Herr P. eigentlich so was wie Gleichheit in der Beziehung will. Aber er fühlt sich dann so untergebuttert und wie ein kleiner Junge. Er kann diesen Befehlston: ›Warum hast du das noch nicht…?‹, ›Mach jetzt das…!‹ nicht haben. Das hat offenbar was mit früher zu tun.«

Beraterin: »*Oha, Frau P. bekommt Konkurrenz von der Mutter von Herrn P.?*«

Frau P.: »Ja, das denke ich auch, wenn ich mir das so anschaue. Da ist noch was ganz anderes im Spiel.«

Beraterin: »*Wieder so eine tückische Verwechslung?*« (→ S. 106)

Am Schluss der Sitzung sagt Herr P. dann: »Ich glaube, wenn wir das mit der Expertenrunde nicht gemacht hätten, hätte ich wohl nicht gesagt, dass ich so verletzt bin und dass es mich an meine Mutter erinnert, wenn ich das Gefühl kriege, ich werde rumkommandiert.«

So kam es nach dem geschilderten »Aus-der-Rolle-Fallen« in der Küche zu einem konstruktiven »In-die-Rolle-Fallen« des »Experten in eigener Sache«.

Nur Mut! Diese Methode lässt sich auch gut anwenden, wenn man allein arbeitet.

Tom Andersen (Hg.): Das Reflektierende Team. Dialoge und Dialoge über die Dialoge. Dortmund, Verlag Modernes Lernen, Systemische Studien, Band 5, 4. Auflage 1996

Jürgen Hargens, Arist von Schlippe: Das Spiel der Ideen, Reflektierendes Team und systemische Praxis. Dortmund, Verlag Modernes Lernen, borgmann publishing, 2. Auflage 2002

Spiegeln: »Wir machen Ihnen das mal vor…«

»Spiegeln« meint in der Gesprächstherapie, dass der empathische Therapeut in seinen Worten das wiederholt/spiegelt, was der Klient äußert (*»Sie sagen… – Habe ich Sie da so richtig verstanden?«*), und wird nach dem Gründervater der »Klientenzentrierten oder auch Nicht-direktiven Gesprächspsychotherapie« Carl Rogers auch spaßhaft das »Rogern« genannt.

Natürlich ist diese Gesprächstechnik auch klassischer Bestandteil von Beratungsgesprächen mit Paaren und Familien. »*Wenn ich das noch mal wiederholen darf: Sie, Frau Sch., meinen also, eine Schrankwand für Ihr gemeinsames Wohnzimmer sollte auf keinen Fall mehr als 2000 Euro kosten.*«

Gute Technik – einleuchtend – bewährt. Das »Spiegeln« (oder auch »Doppeln«) in unserem Zusammenhang ist nun weiter gefasst und meint das »Nachspielen« der Interaktion des Paares bzw. der Familie durch den oder die Therapeuten – als wenn die Ratsuchenden in einen lebendigen Spiegel schauten.

Dann fragt mich zum Beispiel meine Kollegin: »*Was hältst du davon, wenn wir das mal nachspielen, wie das wohl abgelaufen sein kann in dem Möbelhaus. Sie haben uns das ja eben eindrücklich geschildert. Und Sie könnten dann sagen, ob das so stimmt, was Sie sehen, oder was anders gelaufen ist.*«

»*Ja, okay*«, antworte ich, »*lass uns mal zu IKEA fahren.*«

Nach dieser Abstimmung wird also die Praxis zur imaginierten Möbelausstellung und wir zum Ehepaar Sch. beim schweißtreibenden Produkt- und Preisvergleich.

»*Guck mal, ist das nicht was für uns?*«, sage ich. »*Das passt doch gut zu unserer Sitzgruppe.*«

»*Ist das nicht zu groß?*«, zögert meine Kollegin als Frau Sch. »*Ich würde auch lieber was Dunkleres haben.*«

Wir tasten uns an den Möbelstücken entlang zum Kernpunkt des Streits:

»*Ich glaube nicht, dass wir uns das leisten können, Jürgen.*«

»*Nun sei mal ein bisschen lockerer, man muss sich auch mal was gönnen können.*«

»*Wenn du unser Geld so aus dem Fenster schmeißen willst, lassen wir's lieber gleich.*«

»*Du bist aber auch immer gleich die totale Spaßbremse!*«

Die Reaktionen der Sch.s wechseln – während wir spielend spiegeln bzw. spiegelnd spielen – zwischen Kichern, Zustimmung, betroffenem Schweigen und unsicherem Blickkontakt.

Ihre Gesichter könnten sagen: »Spieglein, Spieglein hier im Raum, das ist absurd, ich glaub es kaum.«

Herr Sch. formuliert es etwas anders: »Genau so machen wir das, aber gut fühlt sich das nicht an, wenn wir so in Streit geraten. Dann denke ich immer, wir passen einfach nicht zusammen…«

Dann können Fragen wie »*Wer hat damals bei Ihren Eltern so etwas entschieden?*« (→ Rückspiegel-Fragen/Transfer-Fragen, S. 48) oder »*Wie sagten Sie, ist das bei Ihnen mit dem Geld geregelt?*« oder »*Worum geht es hier eigentlich wirklich?*« das (wieder) erlebte Streitknäuel bei IKEA entwirren helfen.

So kommt die Angst von Frau Sch. vor einem »Alter in Armut« zum Vorschein, »weil meine Eltern eben heute auch nicht so viel haben«. Daraufhin sagt Herr Sch.: »Und ich hab Angst, alt zu werden, ohne dass ich richtig gelebt habe…« Natürlich spielen wir dann als Alternative auch gerne die Einkaufsszene noch einmal mit konstruktiveren Dialogen, woraufhin Herr Sch. am Ende der Sitzung sagt: »Jetzt habe ich das besser verstanden, Sie beide sollten bei IKEA als Einkaufsberater anfangen!«

Und ich frage: »*In der Spiegelabteilung?*«

Splitting: Anwälte der Ambivalenz

»Es gibt zwei große Katastrophen im Leben. Die eine erlebt man, wenn die sehnlichsten Wünsche nicht in Erfüllung gehen, die andere, wenn sie sich erfüllen.« Die Botschaft dieses Satzes ist die Grundlage für die Splitting-Methode, die sich vor allem anbietet, wenn man als Therapeuten-Paar zusammenarbeitet.

Beraterin und Berater werden dabei zur lebendigen Ambivalenz – »Ich wünsche mir so sehr, dass sich etwas ändert, aber was ist, wenn es tatsächlich eintritt?« –, indem sie die widerstreitenden Positionen im Familien- oder Paarsystem übernehmen und ihnen Worte verleihen. Die Beraterin vertritt beispielsweise die Seite der Wunscherfüllung, der Berater bleibt skeptisch und formuliert die Einwände, warum es nicht dazu kommen wird bzw. auch gar nicht kommen sollte.

»Ich muss sagen, ich verstehe Frau M. Sie wünscht sich, dass ihr Mann wenigstens ab und zu pünktlich nach Hause kommt und sie einen schönen Abend verbringen können.«

»Okay. Das habe ich auch verstanden. Nun überlege ich, wie das abliefe, wenn Herr M. regelmäßig abends früher zu Hause wäre. Hat er den Kopf frei für einen gemütlichen Abend? Wie würden die M.s das zusammen machen? Gibt es Streit um das Fernsehprogramm? Würde die Familie miteinander reden? Ich stell mir das mal so konkret vor …«

Es ist sehr verführerisch in der Beratung, vorschnell »auf den Zug der Veränderung« zu springen und mit entsprechenden Fragen (»Wie würden Sie das konkret machen?«) oder Aufforderungen (»Wünschen Sie sich das mal direkt von Ihrem Mann!«) noch ordentlich Kohlen nachzulegen.

Dann gibt es mitunter Überraschungen, dass das Paar »es ja so auch nicht gemeint hat« und in der nächsten Sitzung berichtet, es sei »alles beim Alten«.

Bei solch spürbarem Widerstand gilt es, der »Versuchung der schnellen Erfolge« zu widerstehen und der Ambivalenz Ausdruck zu verleihen. Das kann auch sehr gut ein allein arbeitender Berater: *»Ich bin da nicht ganz sicher. Ich denke an einen Vorschlag, von dem andere Paare in Ihrer Situation schon profitiert haben. Der bezieht sich auf etwas, was Sie konkret anders machen könnten. Aber vielleicht passt das gar nicht so richtig zu Ihnen.«*

Oder: *»Ich bin da ganz schön hin- und hergerissen. Mal denke ich, wenn Sie so vor mir sitzen: ›Die haben so ein Potenzial, warum sollten die sich denn um Gottes willen trennen?‹ Und dann erlebe ich Sie wieder so verclincht und verletzt und ausgelaugt, dass ich versucht bin, Ihnen zu raten, dem Ganzen ein Ende zu setzen. Das geht dann immer so hin und her, und ich bin ganz schön durcheinander.«*

Die Beteiligten in Konflikt-Systemen hatten im Vorfeld der Beratung schon viel Zeit, sich Problemerklärungen und Lösungswege vorzustellen.

Diese folgen oft – je heftiger der Konflikt, desto deutlicher ausgeprägt – einer »Schwarz-Weiß«-Logik:

»Hättest du nicht immer …, dann wären wir nicht hier.«

»Wir kommen nur dann wieder zusammen, wenn ...«

»Also, aus meiner Sicht liegt das Problem ausschließlich darin, dass ...«

Die Splitting-Methode ist dann die Liane, mit der man sich elegant über die »Entweder-Oder«-Fallgruben schwingen kann, die die Beteiligten in Konflikt-Systemen oft vehement anbieten. Der dazugehörende Tarzan-Schrei sollte zumindest von Ihrem/r Beratungspartner/in wahrgenommen werden: »Jetzt eröffne ich das Splitting ...!«

s. auch →Skeptisch sein (S. 62) oder →Stühle-Arbeit mit inneren Anteilen (S. 212)

Teufelskreise aufspüren: Kein Mensch kann Gedanken lesen

In der Beratungssituation ist es nützlich, den »Teufelskreis-Detektor« einzuschalten. Der ist geeicht auf Kommunikationsmuster in Partnerschaft oder Familie, bei denen das Verhalten des einen vom anderen in bestimmter Weise und unüberprüft interpretiert wird und diese Deutung ihrerseits zu einem Verhalten führt, das vom Ersten in vorgeprägter Weise aufgefasst und beantwortet wird.

Der »Teufelskreis-Detektor« könnte auch »Suchgerät für eskalierende Spiralen« heißen.

Ein »Allerwelts-Beispiel«: Herr T. ist angespannt, weil er in Gedanken die wichtige Sitzung morgen in der Firma vorbereitet. Er fühlt sich auch insgesamt unter Druck, weil er »noch so viel zu bedenken hat«. Eigentlich möchte er sich gerne nach dem Abendbrot zurückziehen. Er sagt: »Ich brauche heute mal ein bisschen Ruhe.«

Für Frau T. bedeutet dieser Satz: »Ich brauche mal ein bisschen Ruhe.« – auch aus der Erfahrung früherer Beziehungen: »Bleib mir vom Hals, ich will nichts mit dir zu tun haben.«

Sie hat in der Vergangenheit verschiedene Taktiken ausprobiert, um darauf zu reagieren. Mal hat sie nachgefragt: »Was ist denn los?«, mal hat sie unsicher gebettelt: »Hast du denn noch ein bisschen Zeit nachher?«

Und mal hat sie genervt gesagt: »Das war ja schon immer so, dass du deine Ruhe haben willst.«

Ihr Bauch spricht die zweifelnden Untertitel: »Mag er mich noch? Bin ich ihm zu viel?«

Herr T. ist gedanklich absorbiert und will in sein Zimmer, er ist »kurz angebunden« und geizt mit Worten.

Das ist für Frau T. die Bestätigung: Er versteht mich nicht, er mag mich nicht, er will mich eigentlich gar nicht mehr. Und sie steht wieder allein da und vor der Wahl: werbend hinterherlaufen, weiter »sachlich« nachfragen oder klagend allein bleiben. Nichts scheint »richtig«.

»*Und das male ich jetzt mal auf*«, sage ich und gehe zum Flipchart. »*Sie stehen damit absolut nicht alleine. Das haben wir schon sehr oft erlebt. Ich schreibe hier mal die Überschrift: ›Teufelskreis des Ehepaars T.‹. Es geht offenbar um die Abstimmung von Nähe und Distanz in einer bestimmten, von Ihnen beschriebenen Situation. Und das könnte so aussehen.*«

Herr T. verhält sich entsprechend:
»kurz angebunden«,
ist auf dem Rückzug,
»einsilbig« und abweisend,
»besteht auf sein Recht«

Frau T. fühlt sich dadurch:
unsicher, »nicht gesehen«, abgelehnt,
mit angekratztem Selbstwertgefühl,
sehnsüchtig

Herr T. fühlt sich dadurch:
unter Druck,
braucht Kräfte für Sitzungsvorbereitung,
will »Zeit sparen«
und keine Rechtfertigung abliefern,
ist angespannt bei Nachfragen

Frau T. verhält sich entsprechend:
um Information bemüht,
läuft hinterher,
klagend, vorwurfsvoll,
»besteht auf ihr Recht«

»Ja, klar, so ist das dann«, sagt Herr T., »klingt ja alles gut, aber wie kommen wir da dann raus?«

»*Moment*«, sage ich, »*ich will noch ein bisschen erklären: Teufelskreise haben viel mit der Idee zu tun ›Du kennst mich doch schon so lange, du müsstest doch wissen, was ich brauche‹. Oder gar, diese uns allen nicht gegebene Fähigkeit des Gedankenlesens vorausgesetzt: ›Wenn du mich wirklich lieben würdest, würdest du mir das gar nicht antun.‹ Das klingt nicht nur fatal, das ist fatal.*

Und wenn dann in der Hitze des Gefechts die Verallgemeinerungen ›Das machst du immer so.‹ oder ›Nie hörst du mir richtig zu.‹ ins Spiel kommen, dreht sich die Spirale des Teufelskreises immer weiter, und es ist schwer, sich daraus zu befreien.«

»Das stimmt«, sagt Frau T., »das klingt plausibel. Aber ich möchte auch gerne wissen, wie man dann aus dem Kreis wieder rauskommt?«

»*Teufelskreise werden von Vorannahmen in Gang gesetzt und in Gang gehalten, der andere meine mit seinem Verhalten etwas Bestimmtes. Man könnte auch von Erwartungs-Erwartungen sprechen, das sind also Vorannahmen über die Erwartung des anderen an mich. Zum Beispiel wird das deutlich in einem Satz wie: ›Ich weiß ja sowieso schon, was du von mir willst…‹.*

Da führt dann kein Weg dran vorbei, als genau diese Vermutung zu überprüfen. Und wenn das in der konkreten Situation nicht möglich ist, hilft vielleicht die innere Benennung: Es ist eine Vermutung, keine Beziehungs-Botschaft. Ich sollte sie zu gegebener, günstigerer Zeit überprüfen.«

»Außerdem, wie kommst du darauf, dass ich dich nicht mehr mag? Ich hab doch gesagt, dass ich angespannt bin, weil ich die Sitzung vorbereiten wollte«, macht Herr T. einen neuen Versuch.

»Nein, du hast gesagt: ›Ich brauche heute mal meine Ruhe.‹«

»Ja, aber doch nicht wegen dir…«

Die Verhandlungen werden fortgesetzt… – Hoffentlich!

Verwechslungen orten: »Hört das denn nie auf...?«

Sie tauchen mitten in der Sitzung auf und sind so etwas wie die »Überraschungsgäste«, auch so etwas wie Joker in der Paar- und Familienberatung: die »Verwechslungen« beim Adressieren von Gefühlen.

Eigentlich ist »ihre Verortung« keine direkte Intervention, sondern eher – wenn sie gut läuft – Ergebnis unserer Arbeit, nämlich genau dann, wenn die Brücke zwischen dem »Früher« und dem »Heute« ins Erleben und damit ins Gespräch kommt.

Während der →Genogramm-Arbeit (S. 159) kommen Herr und Frau B. dahinter, dass sie sich mitunter genauso behandeln, wie sie es aus ihren Herkunftsfamilien kennen: Herr B. – als Letztgeborener in einer langen Geschwisterkette – will sich in seiner Partnerschaft nun wirklich nichts mehr sagen lassen. Und Frau B. kann daran gar nichts Schlimmes finden, weil sie damals für ihren behinderten Bruder »mitdenken« und entscheiden musste.

Im →Reflektierenden Team (S. 96) findet Herr P. als »Experte in eigener Sache« heraus, dass es ihm mitunter in Streitsituationen mit seiner Frau genauso geht »wie damals, als ich mich von meiner Mutter rumkommandiert gefühlt habe«.

Und beim →Stühle-/Rollentausch (S. 217) sagt Frau R.: »Ebenso verletzende Sätze von früher. Das hat vielleicht gar nichts mit heute zu tun.«

Genau darum scheint es mir in der Paar- und Familienberatung generell auch zu gehen: Situationen zu schaffen, in denen solche Verwechslungen – manchmal kommen sie aus der Herkunftsfamilie, manchmal auch aus früheren Beziehungen – erlebbar und damit benennbar werden. Und die Hoffnung ist natürlich, dass dann mit ihnen zukünftig bewusster umgegangen werden kann.

Ich erlebe regelmäßig die Sitzungen als besonders anrührend und auch für mich befriedigend, in denen dies alles gelungen ist, nach denen die Beteiligten zum Beispiel sagen: »Das war mir neu, dass ich in meiner Ehe immer noch so reagiere wie vor dreißig Jahren.«

Und ich antworten kann: »*Das Tolle ist, dass Sie es jetzt anders machen können!*« Manchmal dauert es eben seine Zeit und ein bisschen »Findehilfe«, bis man den Zusammenhang begreift, dass einem »die alten Gefühle« mitunter einen Streich spielen und man sich in Stress- oder Streit-Situationen eher an den Eltern abarbeitet, als dass man seiner Partnerin/seinem Partner wirklich zuhören kann.

»Hört das denn nie auf, dass das alles was mit der Kindheit zu tun hat?«, fragt Herr W. sichtlich genervt.

Und ich versuche eine Antwort: »*Ich glaube fest daran, dass die Chancen nur dann besser dafür werden, wenn wir es schaffen, die kleinen Personen in uns besser kennenzulernen und lieb zu gewinnen. Beim Besserkennenlernen können wir behilflich sein. Das mit dem Liebgewinnen müssen Sie übernehmen!*«

Franz J. Hehl: Von der Herkunftsfamilie zur Paartherapie. Die Abhängigkeit zwischen frühen familiären und späteren Beziehungsproblemen. Heidelberg, Asanger Verlag, 2002

Das Vier-Fenster-Modell: Entscheidungshilfe an der Weggabelung

»*Also, wie wollen wir weiter vorgehen? Es scheint mir dafür vier Möglichkeiten, sozusagen vier Fenster, zu geben, durch die wir schauen können*«, sagte ich spontan in einer Paar-Sitzung und bemerkte erst später, dass ich damit mein privates »Vier-Fenster-Modell« kreiert hatte. Dieses Modell ist eher eine → Wegweiser-Frage (S. 46) während des Beratungsgesprächs, beziehungsweise eine Optionen-Palette, aus der ausgewählt werden kann, auch zur genaueren »Verortung« der eben beschriebenen »Verwechslungen«.

»*Wollen wir uns genauer anschauen, Herr V., was bei Ihnen aktuell in so einer Auseinandersetzung passiert? Dann würden wir aus dem einen Fenster im Erdgeschoss blicken.*

Oder wir schauen durch das Erlebnisfenster von Ihnen, Frau V., während dieses aktuellen Disputs, das wäre dann das zweite Fenster im Erdgeschoss. Dazu hätten wir dann ein paar Fragen und Ideen, die sich auf Ihre aktuelle Kommunikation miteinander beziehen.

Und wir könnten auch ein Stockwerk tiefer gehen und aus dem Souterrain-Fenster von Ihnen, Frau V., schauen, das heißt: Wie habe ich das eigentlich früher erlebt, zum Beispiel, wenn sich meine Eltern gestritten haben? Welche Gefühle von früher bringe ich in aktuelle Streit-Situationen mit? Meist eine vielversprechende Frage. Das wäre das dritte Fenster. Und das liegt gleich neben dem vierten, nämlich dem ›Früher-Fenster‹ Ihres Mannes. Wie hört sich das an? Für welche Aussicht entscheiden Sie sich? Wie wollen wir weiter vorgehen? Bleiben wir im Erdgeschoss oder gehen wir eine Treppe tiefer?«

(siehe auch → Rückspiegel-Fragen/Transfer-Fragen S. 48)

Witze und Comics: Therapeut: »Alkohol macht gleichgültig.« – Klient: »Ist mir egal.«

Wenn es denn stimmt, dass Humor ein wichtiger Indikator für den möglichen Erfolg einer Beratung darstellt – und ich zweifle nicht daran (→ Was wirkt? S. 71) –, macht es sich natürlich ganz gut, wenn man ein paar Witze »in petto« hat.

Das dachte sich auch der Familien- und Hypnotherapeut Bernhard Trenkle und stellte seine Sammlungen dankenswerterweise (nicht nur) der Therapeutenschaft in Buchform zur Verfügung. Ich selbst bin nicht als Witze-Erzähler geboren, meine Kollegin macht das viel besser.

Insofern zitiere ich hier – wissend, dass Humor viele Gesichter hat – exemplarisch drei Schmunzler in Witz- und Comic-Form, die mir gut gefallen, und verweise auf die unten erwähnten Bücher.

Erstgespräch: »Sie sagen, dass Sie beide schon seit über fünfzehn Jahren ständig im Clinch liegen. Wann hatten Sie denn zum ersten Mal einen

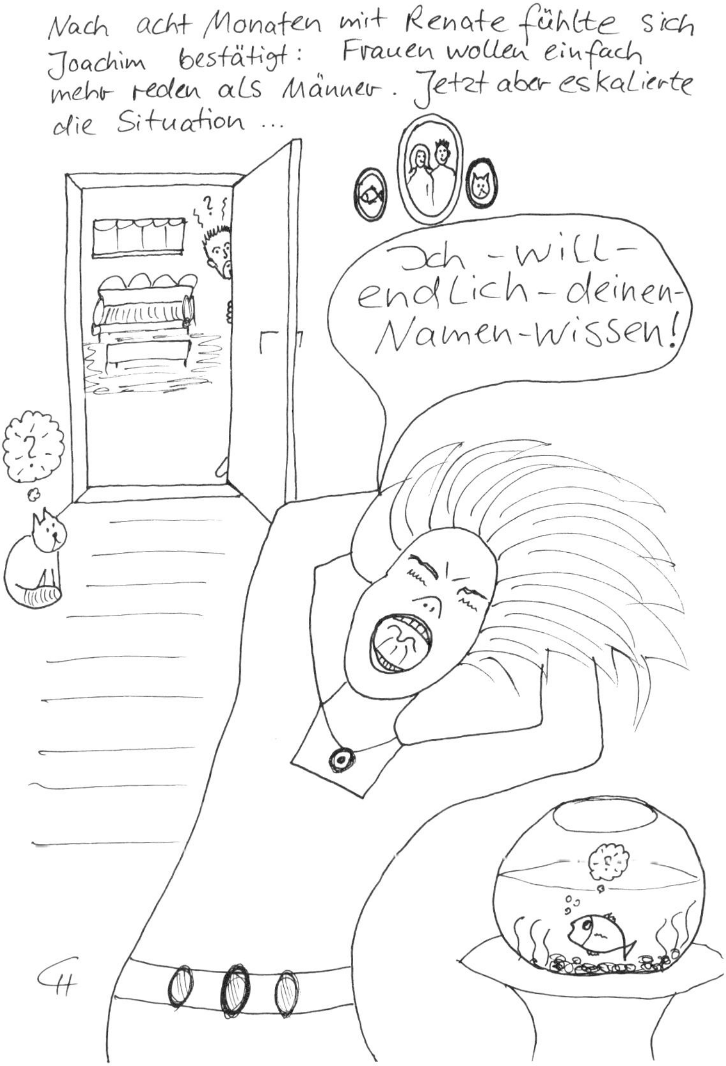
Nach acht Monaten mit Renate fühlte sich Joachim bestätigt: Frauen wollen einfach mehr reden als Männer. Jetzt aber eskalierte die Situation …
Ich-will-endlich-deinen-Namen-wissen!
?
CH

großen Krach mit Ihrem Mann?« Die Frau antwortet: »Das war, als er unbedingt mit aufs Hochzeitsfoto wollte.«

Beim Double-bind geht es bekanntermaßen um zwischenmenschliche Zwickmühlensituationen. Egal, was man auch tut, es ist immer falsch, und es gibt keinen Ausweg. Wenig bekannt ist, dass Gregory Bateson den erleuchtenden Geistesblitz für das Double-bind-Konzept auf einem Baum hatte. Und das kam so: Bateson und Haley wollten Erickson in Phoenix besuchen. Auf dem Weg von Palo Alto nach Phoenix machten sie Pause in einem Nationalpark und diskutierten ihre Ideen während eines Spaziergangs. Sie vergaßen darüber ein wenig die Zeit und den Weg. Plötzlich stehen sie vor einem riesigen Bären. Sie flüchten in Panik. Bateson klettert blitzschnell auf einen Baum, und Haley rennt in eine nahe Höhle. Bateson kommt kaum zum Aufatmen, denn plötzlich rennt Haley wieder aus der Höhle und dem riesigen Bären beinahe in die Arme. Er kehrt um und rast wieder in die Höhle – aber Sekunden später rast er wieder raus und auf den Bären zu. Dann macht er kehrt und rennt schon wieder in die Höhle.

Bateson brüllt verzweifelt hinter ihm her: »Verdammt, bleib doch erst mal in der Höhle.«

Aber Haley kommt schon wieder und brüllt: »Geht nicht. Da ist ein anderer Bär!«

Bernhard Trenkle: Das HaHandbuch der Psychotherapie, Witze – ganz im Ernst. Heidelberg, Carl-Auer-Systeme Verlag, 6. Auflage 2004, S. 39

Bernhard Trenkle: Das zweite Ha-Handbuch der Witze zu Hypnose und Psychotherapie. Heidelberg, Carl-Auer-Systeme Verlag, 2. Auflage 2004

Wunderfrage: »Was ist dann auf dem Film zu sehen?«

In einem Interview mit Jürgen Hargens erzählt Steve de Shazer von der »Geburtsstunde der Wunderfrage«.

Jürgen Hargens: »Steve, in eurem Logo steht: ›Lösungen seit 1982‹. Was hat sich seit 1982 geändert?«

Steve de Shazer: »Eigentlich war es 1981 – da haben wir nämlich Probleme aufgegeben.«

Jürgen Hargens: »Was hat sich seitdem geändert?«

Steve de Shazer: »Nach 1982 war die Wunderfrage der erste besondere Wendepunkt. Insoo Kim Berg arbeitete mit einer Klientin, die eine ganze Schachtel voller Probleme mitgebracht hatte. Insoo fragte sie, was passieren müsste, um diese Probleme loszuwerden, und die Klientin antwortete: ›Ein Wunder müsste geschehen.‹

Insoo sagte: ›Nehmen wir an, es würde ein Wunder geschehen, was wäre dann anders?‹ Die Klientin nannte einige sehr konkrete Dinge…

Ich erinnere mich an eine andere Klientin, die immer über innere Prozesse redete, die Veränderungen anzeigten. Ihre Veränderungen waren alle innerlich. Egal, was wir machten, es war dasselbe. Ich erinnerte mich an die Wunderfrage – und die Klientin antwortete:

Sie würde um sechs Uhr aufstehen, ins Büro gehen und Schreibtischarbeit erledigen. Ihre Kolleginnen würden es merken, sogar ihr Chef würde es merken. Wir begannen also, ein kleines, spezifisches, konkretes und interaktionelles Ziel zu haben. Es war irgendwie interessant.«

So entwickelten Insoo Kim Berg und Steve de Shazer mit ihrem Team die Formulierung der Wunderfrage, die auch sinnvollerweise genau so gestellt werden sollte.

»Angenommen, Sie gehen heute Abend ins Bett, machen sich noch ein paar Gedanken über die heutige Sitzung, schlafen ein. – Und während Sie schlafen, passiert ein Wunder. Wenn Sie dann morgens früh aufwachen, sind Ihre Schwierigkeiten/Ihre Probleme gelöst, ohne dass Sie dies bewusst gemerkt haben. Woran werden Sie dann am Tag (und in den folgenden Tagen und Wochen) merken, dass das Wunder passiert ist?«

»Woran werden andere Personen in Ihrem Umfeld es merken, ohne dass Sie es ihnen sagen müssen, dass das Wunder passiert ist?« – »Wer würde es zuerst bemerken?«

»Wenn ich in dieser Zeit zufällig mit der Videokamera anwesend wäre, was ist dann auf dem Film zu sehen?«

»Wie wäre es, wenn Sie zukünftig am Tag mal für fünfzehn Minuten so täten, als wäre das Wunder bereits eingetreten?«

Wie Steve de Shazer – er ist 2005 gestorben – sagte: »Es ist irgendwie interessant«, mit der Wunderfrage zu arbeiten. Sie ist so etwas wie »die Königin der Fragen« geworden. Und wie alle Königinnen brauchen sie und ihr »Gefolge« einen angemessen großen Raum (in der Sitzung). Wir sollten ihr also ausreichend Zeit einräumen.

Wolfgang Eberling, Jürgen Hargens (Hg.): Einfach kurz und gut – Zur Praxis der lösungsorientierten Kurztherapie. Dortmund, Verlag Modernes Lernen, borgmann publishing, 1996, S. 7/8

Scott D. Miller, Insoo Kim Berg: Die Wunder-Methode. Ein völlig neuer Ansatz bei Alkoholproblemen. Dortmund, Verlag Modernes Lernen, borgmann publishing, 3. Auflage 2003

Zitate-Sammlung: Der kunterbunte Zettelkasten

Im Laufe der Jahre hat sich in meinem »Mitschreib-Ordner« eine stattliche Zahl an Zitaten gesammelt, die mir beim Lesen anderer, meist belletristischer Bücher oder andernorts aufgefallen sind und die mir in bestimmten Situationen durchaus einsetzbar im beraterischen Prozess erscheinen. Ich habe sie auf einzelne Zettel getippt und einige Kopien »für alle Fälle« in der Praxis bereit – für eine andere Art von Bibliotherapie in gezielter Dosierung.

Zum Beispiel erinnere ich mich an eine sehr bewegende Sitzung gemeinsam mit den Eltern und der Frau eines Klienten, der Angst vor einer möglichen nächsten psychotischen Phase hatte. Das folgende Zitat hat damals viel in Bewegung gebracht (und wurde gerne mit nach Hause genommen):

»Ein Mensch, der dich liebt und an deine Gesundheit glaubt,
kann mehr helfen als tausend Ärzte und Tabletten, die an deine Krankheit glauben…« (1)

Oder mein Lieblingstext:
»Unerlöst dreht sich im Bauch des Menschen ein kleiner Stein. Dieser kleine Stein, der auch Sehnsuchtsstein heißt, verletzt nach langer Zeit das Innere des Menschen. Es gibt Begegnungen mit anderen, die die Drehung des Steins beschleunigen, ohne ihm Schutz zu geben. Solche Begegnungen füllen den Bauch des Menschen mit polternden Murmeln.

Der Sehnsuchtsstein wird unsichtbar, wenn der Mensch die ersehnte Hand an seiner Wange fühlt.« (2)

Vielleicht haben Sie Spaß an den folgenden Fundstücken zum etwaigen Einsatz in der Beratung oder zur Erbauung für die Beratenden:

»Man ist glücklich verheiratet, wenn man lieber heimkommt als fortgeht.« (3)

»Einer der Versuche, die Probleme, die wir aus unseren Familien mitbringen, zu lösen, besteht darin, sie in der Familie, die wir selbst gründen, zu wiederholen.« (4)

»Wem es die Sprache verschlägt, dem verschlägt es die Liebe.« (5)

»Bleiben Sie immer weg von offenen Fenstern«, sagt mein Vater so ziemlich zu jeder. »Das ist das Wichtigste«, fügt er noch hinzu. Er war schon immer gut darin, uns Kindern einen Rat zu geben – selbst wenn er absolut keine Ahnung hatte, was los war. »Vielleicht *gerade wenn* er absolut keine Ahnung hat«, sagt Frank. »Schließlich weiß er *immer* noch nicht, dass ich schwul bin, aber er gibt mir ständig gute Ratschläge.« Wenn das nicht gekonnt ist! (6)

»Sie musste es allein bestehen, wie jeder es muss – das Wenige, was ein anderer dazu tun kann, ist, da zu sein, um vielleicht etwas Wärme geben zu können.« (7)

»Ich glaube, ein wirklich genährtes ›Selbst‹ könnte sich oder andere nie missbrauchen.« (8)

»Er misstraute ihrer Zuneigung; und welche Einsamkeit ist einsamer als Misstrauen?« (9)

»Was ist die höchste Wollust, der sich ein Mensch hingeben kann?« – »Der Satz: Du bist schuld.« (10)

»You can't find love with a cynical heart.« (11)

»Das ist so typisch männliches Denken, stimmt's?« – »Was?«
»Dass es sich gar nicht erst lohnt, über irgendwas zu reden, solange man nicht sagen kann: ›Oh, da habe ich einen Kumpel in Barmbek-Süd, der dir das reparieren kann.‹«
Will rutschte auf seinem Sitz herum und schwieg. Genau das hatte er gedacht: tätsächlich hatte er den halben Abend lang versucht, auf den Namen des Kerls aus Barmbek-Süd zu kommen, bildlich gesprochen.« (12)

»Und da geschieht etwas Komisches. Vater hockt sich vor mich hin, so dass unsere Augen auf gleicher Höhe sind. (...) Er lächelt und fährt mir durchs Haar. Ich vermisse es, sein Gesicht auf meiner Höhe zu haben.« (13)

»Er stand ganz still und frierend da, und irgendwo war ihm jemand eine grenzenlose Liebe schuldig.« (14)

»Nicht ein einziges Mal bin ich in meiner Arbeit Eltern begegnet, die nicht davon überzeugt waren, dass andere Eltern es besser machen. Jeder weiß doch, dass in anderen Familien mit Problemen richtig und logisch umgegangen wird.« (15)

»Wenn du einen Helden vor dir hast, schau genau hin, du hast dich selbst nur klein gemacht.« (16)

»Liebst du mich?«
»Wenn du mich lässt.« (17)

»Das Letzte, was du darfst, ist aufgeben.« (18)

Raum für Ihr Lieblingszitat

Die Zettelkasten-Quellen sind weitgehend nicht im Gesamtliteraturverzeichnis aufgenommen:

1. Jutta Jentges, in: liederlicht bis lichterloh. Neumünster, Paranus Verlag, 2000, S. 5
2. Wolfgang Hermann: Die Namen, die Schatten, die Tage. Berlin, Verlag Mathias Gatza, 1991, S. 9
3. Heinz Rühmann
4. Augustus Napier und Carl Whitaker: Die Bergers. Beispiel einer erfolgreichen Familientherapie. Reinbek, Rowohlt, 1982, S. 279/280
5. Mathias Jung: Ich liebe dich. Nur nicht grad jetzt. Große Liebe, kleine Krisen. Freiburg, Herder Spektrum, 3. Auflage 2005, S. 43
6. John Irving: Das Hotel New Hampshire. Zürich, Diogenes Verlag, 1982, S. 586

7. Erich Maria Remarque: Die Nacht von Lissabon. Köln, Kiepenheuer & Witsch, 1988, S. 151
8. Virginia Satir, Michele Baldwin: Familientherapie in Aktion – Die Konzepte von Virginia Satir in Theorie und Praxis. Paderborn, Junfermann Verlag, 5. Auflage, 1999, S. 183
9. John Irving: Witwe für ein Jahr. Zürich, Diogenes Verlag, 1999, S. 675
10. Giuseppe Tomasi di Lampedusa: Der Gattopardo. München, Piper Verlag, 2005
11. Liedtext (Jam & Spoon feat. Jim Kerr)
12. Adaptiert aus: Nick Hornby: About a boy. Köln, Kiepenheuer & Witsch, 1998
13. Zoran Drvenkar (im Zitat 10 Jahre alt), in: Die Nacht, in der meine Schwester den Weihnachtsmann entführte. Hamburg, Carlsen Verlag, 2005, S. 92
14. Lars Gustafsson: Das Große lässt sich nieder, wo es will, in: Erzählungen von glücklichen Menschen. München, dtv, 5. Auflage 1992, S. 142
15. Salvador Minuchin, in: Familienszenen – Problemmuster und Therapien. Reinbek, Rowohlt Verlag, 1994, S. 8
16. Alltagsweisheit
17. Aus dem Film: Nirgendwo in Afrika
18. Universell einsetzbare »Vexierbild-Botschaft«

3. Handlungsbezogene Interventionen: »Sie könnten Folgendes tun …«

Drehbuch schreiben: Happy End und worst case

Dieser erste »Sie-könnten-Folgendes-tun-Vorschlag« macht die Ratsuchenden, sinnbildlich gesprochen, (wieder) zu Regisseuren ihres eigenen Lebens, zu kreativen Drehbuchautoren und fordert sie unter diesem Motto zum Aktivwerden auf.

Wer setzt sich in turbulenten Zeiten schon in Ruhe hin und skizziert konkret und detailliert das Leben, das ihn oder sie erwartet?

Ähnlich wie die Joker-Methode → Erinnerung an die Zukunft (S. 80) nimmt ein selbst geschriebenes Drehbuch die mögliche gewünschte oder befürchtete Entwicklung gedanklich vorweg und suggeriert gleichzeitig das wichtige Gefühl: »Was für ein Film ist das hier eigentlich? Ich bin doch wohl Herr/in meines Schicksals. Und ich bestimme, wie es weitergeht, oder?« Der ziemlich gruselige neudeutsch-modische Begriff dafür lautet wohl Empowerment.

Das könnte zum Beispiel so klingen:

»Und nun habe ich noch eine Bitte an Sie. Oder eher eine Aufgabe. Können Sie sich vorstellen, dass Sie sich zu Hause mal getrennt hinsetzen und aufschreiben, wie Sie sich Ihr persönliches Leben in drei oder fünf Jahren vorstellen?

Diese kleine Aufgabe heißt: ›Ich schreibe ein Drehbuch – oder besser: Ich schreibe zwei Drehbücher.‹ Denn eins dieser Drehbücher trägt den Titel ›Happy End‹ oder ›Alles bestens‹, das andere läuft unter der Überschrift ›worst case‹ beziehungsweise ›Alles Grütze‹.

In beiden Fällen sind es Drehbücher für Ihre Lebenssituation in der mittleren Zukunft. Stellen Sie sich einfach einen Tag in drei oder fünf Jahren vor: Wo sind Sie da? Wie geht es Ihnen? Leben Sie zusammen?

Haben Sie sich getrennt? Sie haben einen Weg gefunden oder sind noch auf der Suche – je nachdem, wo das jeweils dann steht, unter ›Happy End‹ oder eben beim Gegenteil. Und vielleicht kommt ja unsere Beratung auch noch darin vor, vielleicht auch nicht.

Auf jeden Fall: Sie sind Drehbuchautor, Hauptdarsteller und Regisseur zum Thema: Wie sieht mein Leben in ein paar Jahren aus?

Und wenn Sie Lust haben, sprechen wir bei unserem nächsten Treffen darüber oder Sie lesen sich die Drehbücher schon mal zu Hause gegenseitig vor. Je nachdem, was Sie stimmig finden.«

Herr F. steigt ein: »Klingt ganz lustig. Und gibt es dann auch eine Filmförderung?«

»*Was meinen Sie, was wir hier die ganze Zeit machen…?*«

Entschuldigungskonten: Feder gegen Schmusestein

»Bei allem Bemühen ist es unvermeidlich, dass wir einander verletzen und so aneinander schuldig werden – gerade an den Menschen, die wir am meisten lieben, das ist unser Schicksal, dem wir nicht entkommen.«

Hans Jellouschek (»Wie Partnerschaft gelingt – Spielregeln der Liebe«)

Das scheint mir ein fundamental wichtiger Satz zu sein. Ich habe mir angewöhnt, ihn – so oder abgewandelt formuliert – in der Beratung mit Paaren und Familien auszusprechen.

»*Bei allem Bemühen, bei allerbester Absicht…*«

Und: »*Wir müssen also damit umzugehen versuchen, dass wir verletzt werden und verletzen. Wir können uns überlegen, wie wir das konkret machen wollen.*

Eine Idee wäre die Sache mit den Entschuldigungskonten. Diese Idee funktioniert besonders gut im Zusammenleben mit Kindern.

Stellen Sie sich vor, Sie persönlich haben eine Art Gutscheinheft zur Verfügung, aus dem Sie – je nach Anlass – individuell gestaltete Entschul-

digungen entnehmen, sozusagen von Ihrem Entschuldigungskonto abbuchen können.

Falls Sie zum Beispiel in einer lauten Auseinandersetzung mit Ihrer Tochter etwas gesagt haben, was Sie bereuen, könnten Sie von diesem virtuellen Entschuldigungskonto eine besonders hübsche, federleichte Entschuldigung abheben und sie ihr mit den Worten überreichen: ›Lisa, es tut mir Leid, dass ich vorhin so laut geworden bin, ich möchte mich entschuldigen und dir zum Zeichen eine schön gemusterte Feder überreichen. Sind wir wieder gut miteinander?‹

Oder Sie könnten Ihre Frau, nachdem Sie vergessen hatten, sie von der Arbeit aus anzurufen, dass Sie später kommen, um Entschuldigung bitten, indem Sie sagen: ›Ich weiß, dass du das nicht magst, und es tut mir Leid, dass es mir wieder mal passiert ist, dich nicht zu informieren. Ich habe da noch eine dunkel schimmernde Samtentschuldigung. Magst du die annehmen?‹

Ihre Frau könnte erwidern: ›Nee, das reicht mir nicht. Ich hab das schon so oft gesagt, und ich hab echt auf deinen Anruf gewartet. Kannst du nicht mal nachschauen, ob du noch eine kleine Perlenentschuldigung hast? – Dafür könnte ich dir dann auch einen warmen Schmusestein von meinem Konto geben, dass ich dich nicht mit einem Kuss begrüßt habe, weil ich so sauer war.‹

Kinder sind in diesem spielerischen Umgehen mit unvermeidlichen Verletzungen und hilfreichen Entschuldigungen besonders kreativ und fantasievoll.

Probieren Sie es einfach mal aus. Verhandeln Sie.

Pflegen Sie Ihre Entschuldigungskonten, dann werden sie auch nicht leer.

Manchmal sind vielleicht die rosaroten, glitzernden Entschuldigungen nach einem Streit gerade aus, aber vielleicht lässt sich das Gespräch mit einem ›Ich weiß, dass ich dir wehgetan habe, was brauchst du von mir für eine Entschuldigung?‹ wieder aufnehmen.

Und die Antwort könnte verblüffend einfach sein: ›Dass du mich in den Arm nimmst.‹

Auf dem Entschuldigungskonto gibt es nämlich nur ausgesprochen preisgünstige Entschuldigungen.«

Hans Jellouschek: Wie Partnerschaft gelingt – Spielregeln der Liebe. Beziehungskrisen sind Entwicklungschancen. Freiburg, Herder Spektrum, 4. Auflage 2005

Hans Jellouschek: »Warum hast du mir das angetan?« Untreue als Chance. München, Piper Verlag, 5. Auflage 2003, S. 164–168 (»Das Wiedergutmachungsritual«)

Fair streiten: »Vielen Dank, dass du mir zugehört hast!«

Für die folgende beispielhaft und ausführlich geschilderte »Interventionsfolge« gibt es erfahrungsgemäß einen großen Bedarf. Viele Paare formulieren den schlichten Wunsch: »Wir wollen konstruktiv streiten lernen.« Oder wie Herr B. sagt: »Es muss doch möglich sein, dass wir uns nicht über jede Kleinigkeit in die Haare kriegen. Können Sie uns da etwas empfehlen?«

Berater: »*Ja, Sie könnten hier und heute gemeinsam ausprobieren, wie Sie in einem fairen Streit zu einer konkreten Veränderung kommen?*
Wir würden das moderieren – jeweils einer von uns auf den beiden Seiten? Okay?
Ist es in Ordnung, wenn ich mich dazu neben Sie, Herr B., setze und meine Kollegin neben Sie, Frau B.? (Wenn Sie allein arbeiten, setzen Sie sich – wie beim Tennis – seitlich zwischen die Partner.)
Bitte setzen Sie sich so, dass Sie sich wohlfühlen. Wenn Sie eine Pause wünschen, sagen Sie es bitte. Alles okay? Dann können wir anfangen?« – »Ja.« – »*Zuerst besinnen Sie sich bitte auf eine aktuelle Beschwerde, die Sie Ihrem Mann oder Ihrer Frau vortragen möchten, worum es in diesem fairen Streit gehen soll. Und halten Sie sich dabei an das konkrete Verhalten, das Sie gerne geändert haben möchten. Dann schreiben Sie Ihre Beschwerde bitte auf diese Zettel. Tauschen Sie es jetzt noch nicht aus.*
Denken Sie bitte auch über Ihre emotionale Reaktion auf das Verhalten Ihres Mannes bzw. Ihrer Frau nach. Okay?

Schreiben Sie bitte diese Gefühle zu dem, was Sie sagen möchten. Jetzt haben Sie ausreichend Zeit, das aufzuschreiben.«

»Gut, wer möchte anfangen?«

Das Ehepaar B. schaut sich an. Frau B. sagt: »Ich.«

Beraterin: *»Ja, dann kann's losgehen. Jetzt können Sie Ihrem Mann mitteilen, was Sie stört. Beschreiben Sie bitte konkret sein Verhalten – bezogen auf einzelne Beispiele.*

Vielleicht helfen Ihnen dabei Ihre Notizen.

Sagen Sie bitte auch, was dieses Verhalten emotional bei Ihnen auslöst.

Und am Ende beschreiben Sie bitte Ihre typischen Reaktionen und die Sorgen, die sich dahinter verbergen.

Also zum Beispiel:

Wenn du … – es folgt das konkrete Verhalten Ihres Mannes –

fühle ich mich … – Ihre emotionale Reaktion –

und ich reagiere dann …,

um meine Sorge zu verstecken, dass …

denn wovor ich wirklich Angst habe …«

Frau B. beginnt: »Wenn du abends nach der Arbeit nach Hause kommst, ist es irgendwie in letzter Zeit so wortlos geworden zwischen uns. Du ziehst dich gleich zurück vor deinen Computer.

Dann steh ich da und weiß überhaupt nicht, was los ist. Hast du Stress in deinem Job? Oder hat es was mit mir zu tun? Dann bin ich ganz durcheinander und werde auch sauer und unruhig. Du könntest wenigstens was sagen.

Ich hab dann das Gefühl, du magst mich nicht mehr und wir leben uns auseinander oder du willst nicht mehr mit mir zusammen sein …

Und manchmal denke ich sogar, da ist eine andere im Spiel …«

Beraterin: *»Okay, sehr gut, vielen Dank.«*

Berater: *»Herr B., bitte sagen Sie jetzt, was Sie gehört haben, ohne es zu verändern. Wir nennen das ›spiegeln‹.«*

Herr B.: »Ja, ich habe gehört, dass meine Frau nicht weiß, woran sie ist, wenn ich abends nach Hause komme. Ob ich Stress im Job hatte oder ob das was mit ihr zu tun hat. Dann wird sie sauer und unsicher. Und dann vermutet sie, dass da eine andere Frau im Spiel ist.«

Berater: »*Hm, ja, gut, und wie geht's Ihnen damit? Können Sie damit etwas anfangen? Können Sie sich vorstellen, wie es Ihrer Frau geht?*«

Herr B.: »Ja, wenn sie das so sagt.«

Berater: »*Wenn du das so sagst…*«

Herr B.: »…wenn du das so sagst, kann ich mir das schon vorstellen, wenn ich überlege, dass du ja dann auch auf mich wartest. Tut mir auch leid irgendwie.«

Beraterin: »*Hmhm, Frau B., ein wichtiger Teil des fairen Streits ist, dass Sie sich bei Ihrem Mann für das aufmerksame Zuhören und sein Verständnis bedanken. Ginge das?*«

Frau B.: »Vielen Dank, Thomas, dass du mir zugehört hast. Und dass du Verständnis für mich hast. – So?«

Beraterin: »*Ja, sehr gut. – Jetzt geht es darum, dass Sie sich überlegen, was Ihr Mann konkret beim Nach-Hause-Kommen anders machen sollte. Diese Bitte sollte ausführbar sein und mit der Umsetzung sollte sich Ihre Beschwerde erledigen. Schreiben Sie das bitte auch mal auf.*«

Frau B. überlegt und schreibt.

Beraterin: »*Okay? Jetzt formulieren Sie Ihre Bitte. Achten Sie dabei darauf, nur in Bezug auf konkrete Verhaltensweisen um Änderung zu bitten. Schließen Sie bitte mit Ihren Vorstellungen, was eine Verhaltensänderung in Ihrer Beziehung verbessern würde. Das wäre zum Beispiel so:*
Ich möchte…
Das würde mir sehr helfen…, weil…
Ich glaube, das würde unserer Beziehung gut tun, weil…«

Frau B.: »Ich versuch's mal: Also, ich möchte, dass du mich beim Nach-Hause-Kommen wie früher begrüßt. Es muss gar nicht sein, dass du mich küsst, aber ich möchte, dass du mich wahrnimmst und mir etwas dazu sagst, wie es dir geht. Sonst tappe ich die ganze Zeit im Dunkeln. Besonders schön wäre es natürlich, wenn du mich in den Arm nehmen würdest.«

Beraterin: »*Das würde mir sehr helfen…*«

Frau B.: »Das würde mir sehr helfen, mich nicht so allein gelassen zu fühlen. Und ich glaube auch, dass das wichtig dafür ist, dass wir in Kontakt bleiben können. Denn sonst fällt es mir immer schwerer, auf dich zuzugehen.«

Berater: »*Hmhm, gut. Was haben Sie gehört, Herr B.? Können Sie noch mal wiederholen, was Sie gehört haben, ohne es zu verändern?*«

Herr B. nickt: »Meine Frau, nee, also *du* möchtest, dass ich dich abends beim Nach-Hause-Kommen begrüße wie früher. Mit In-Arm-Nehmen und so. Küssen muss nicht sein, aber ich soll was sagen, wie es mir geht.«

Frau B.: »Ja. Das wäre schön.«

Beraterin: »*Frau B., können Sie Ihrem Mann noch einmal für sein Zuhören danken.*

Und dann können Sie ihm sagen, wenn Sie bereit sind, seine Antwort zu hören.«

Frau B.: »Hm. Vielen Dank, dass du mir zugehört hast. – Ich bin gespannt auf deine Antwort.«

Berater: »*Herr B., jetzt ist es an Ihnen, sich noch einmal dafür zu bedanken, dass Ihre Frau Sie hat wissen lassen, was sie gerne konkret geändert haben möchte.*«

Herr B.: »Danke, Iris, dass du mir das gesagt hast.«

Berater: »*Hmhm, und nun nehmen Sie sich bitte einen Moment, um sich darauf zu besinnen, wie die Bitte Ihrer Frau bei Ihnen ›angekommen‹ ist und was sie emotional bei Ihnen bewirkt. Sind Sie verwirrt, erleichtert, ärgerlich, überrascht? Teilen Sie diese Gefühle mit Ihrer Frau. Bitte verwenden Sie dabei ›Ich-Sätze‹ und vermeiden Sie Bewertungen. Wenn ich Ihnen dabei helfen kann, mache ich das gerne.*«

Herr B. überlegt eine Weile und sagt dann: »Also, ich fang jetzt an. Zuerst habe ich gedacht: Ach nee, nicht schon wieder, das hatten wir doch schon so oft. Aber heute hast du das irgendwie anders gesagt. Da konnte ich mir das anhören. Und dann habe ich gedacht: Ja, sie hat ja wahrscheinlich auch recht. Wenn das so weitergeht, leben wir uns ja vielleicht tatsächlich auseinander. Da wurde mir ein bisschen mulmig, dass du nicht mehr zufrieden bist mit mir. Und noch was: Ich habe keine andere!«

Beraterin: »*Was haben Sie gehört, Frau B.? Bitte nichts verändern, nur ›spiegeln‹.*«

Frau B.: »Ja, am Anfang dachtest du: Wieder das alte Lied. Aber dann fandest du es doch nachvollziehbar und hast auch ein bisschen Angst gekriegt, dass wir uns auseinanderleben und dass ich nicht mehr so zufrieden bin mit dir. Und du sagst: Eine andere gibt es nicht.«

Beraterin: »*Wie war das für Sie, das so zu hören? Können Sie das nachvollziehen?*«

Frau B.: »Gut war das für mich. Das beruhigt mich.« (Pause) »Und ich kann mir auch vorstellen, dass du auch Stress hast im Job, und wahrscheinlich willst du dann abends einfach erst mal deine Ruhe haben. Ich will dich ja auch nicht unter Druck setzen. Tut mir leid, wenn es in der Vergangenheit so angekommen ist.«

Berater: »*Danke. – Herr B., jetzt sind Sie dran, sich bei Ihrer Frau für ihr aufmerksames Zuhören und ihr Verständnis zu bedanken.*«

Herr B.: »Okay. Vielen Dank, Iris, dass du mir zugehört hast, und das mit dem Nicht-unter-Druck-setzen-Wollen hat sich auch gut angehört.«

Berater: »*Nehmen Sie sich jetzt bitte Zeit, Herr B., und fragen sich ›Bin ich bereit, mein Verhalten in diesem konkreten Punkt zu ändern? Unter welchen Bedingungen?‹ Ihre Antwort kann einfach ›Ja!‹ sein. Oder sie kann sein: ›Ja, unter gewissen Bedingungen.‹ Vielleicht haben Sie auch eine Bitte an Ihre Frau…*

Sie könnten natürlich auch ›Nein‹ sagen, kombiniert mit einer Alternative, die Sie anbieten würden. Sie könnten Ihre Antwort auch aufschreiben.«

(Anmerkung: Bei einer ›Nein‹-Antwort ginge der moderierte Streit in eine neue Runde.)

Herr B.: »Aufschreiben muss ich das nicht. Beim Zuhören hab ich nämlich schon gedacht: Viel verlangt ist das ja eigentlich nicht, ehrlich gesagt. Ich kann ja mal versuchen, darauf zu achten.

Ich weiß nicht, ob ich es immer gleich hinkriege, dir zu erzählen, wie der Tag war, aber ich werde mich bemühen, erst mal anzukommen und dich zu begrüßen.

Und es wäre schön, wenn du mir auch wieder entgegenkommst im Flur und nicht in der Küche oder im Wohnzimmer bleibst. Außerdem wäre es leichter für mich, wenn ich weiß, dass du mich dann erst mal in mein Zimmer lässt, um ein bisschen Ruhe zu haben.

Das könnten wir mal ausprobieren.«

Berater: »*Gut. So weit. Klasse. Jetzt käme wieder der Dank an Ihre Frau fürs Zuhören und dass Sie ihre Antwort hören können.*«

Herr B.: »Vielen Dank, Iris, fürs Zuhören. – Was sagst du dazu?«

Frau B.: »Ich freu mich. Ich wusste immer nicht, wie ich es dir noch sagen sollte. Vielen Dank, dass du es versuchen willst. Ich will es auch versuchen, dich nach dem Ankommen in Ruhe zu lassen. Wie lange denkst du denn so?«

Herr B.: »Kann ich gar nicht so genau sagen, vielleicht so 'ne halbe Stunde zum Verschnaufen. Wäre das okay?«

Frau B.: »Das ist gut. Darauf kann ich mich einstellen.«

Berater: »*Herzlichen Glückwunsch! Das war doch eine konkrete Verabredung. Das haben Sie ganz toll gemacht! Wie wär's, wenn Sie diesen fairen Streit mit einer Umarmung abschließen? Und wollen Sie sich die Verabredung noch mal genau aufschreiben?*«

Frau B. im Aufstehen: »Ich glaube, das machen wir zu Hause.«

Herr B. umarmt seine Frau: »Danke.«

Frau B.: »Ich danke dir.«

Beraterin nach einer Pause: »*Wollen Sie jetzt noch die Beschwerde Ihres Mannes hören, oder machen wir das beim nächsten Treffen?*«

Frau B.: »Nee, heute nicht mehr. Ist das okay für dich?«

Herr B.: »Ja. Vielleicht könnte ich dir das ja auch zu Hause erzählen, was ich aufgeschrieben habe ...«

Schlussbemerkung: Besonders hilfreich, entspannend und Mut machend ist das konkrete Erleben: »Ja, wir können noch miteinander reden – okay, vorerst noch mit Hilfestellung, aber wir gehören noch zusammen. Es fühlt sich gut an, dass wir ohne Machtgerangel und Gesichtsverlust zu einer Übereinkunft kommen können, die konkret etwas zum Positiven verändern kann.«

Insofern lohnt es, sich die nötige Zeit für einen solchen fairen Streit zu nehmen – erst mit Moderation, später im Alltag auch ohne.

Fünf-zu-eins-Regel: Das Gegengift

Auch das Ehepaar B., das wir eben im Mustertext zum →fairen Streit kennengelernt haben, ist natürlich nicht allein.

»Wir kritisieren uns nur noch. Das ist mir einfach zu negativ, und ich habe Angst, dass wir aus dem Streiten gar nicht mehr rauskommen.« sind entsprechend häufig gehörte Sätze.

Neben der Möglichkeit, nach →Ausnahmen vom Streit zu fragen (S. 45) oder auf die →Apokalyptischen Reiter (S. 78) hinzuweisen, bietet sich dann der Hinweis auf das »Gegengift« an – die »Fünf-zu-eins-Regel«, die der amerikanische Familientherapeut John Gottman aufgestellt hat:

Negativmuster können in einer Beziehung immer wieder vorkommen. Das ist auch nicht schlimm, wenn ausreichend viele positive Impulse dagegengesetzt werden (können).

Und zwar im Verhältnis fünf (positiv) zu eins (negativ).

Belastende Botschaften und Erlebnisse können durch positives Erleben ausgeglichen werden, und zwar durch

- Wahrnehmen des Positiven
- Mitteilen des Positiven
- Rituale in der Beziehung (→Rituale, S. 130).

Und natürlich kann man gleich in der Sitzung damit anfangen:

»Was hat Ihnen in der letzten Woche an Ihrer Frau gefallen?«
»Wie wäre es, ihr das häufiger zu sagen?«
»Was schätzen Sie eigentlich besonders an Ihrem Mann?«
»Wann haben Sie ihm das zum letzten Mal gesagt?«
»Was hat Sie damals bewogen, Ihre Frau zu wählen?« usw.

Die »Fünf-zu-eins-Regel« ist wie der »Knoten im Taschentuch« und in »Tempo«-Zeiten umso wichtiger. Er erinnert mich regelmäßig an etwas Entscheidendes, was ich noch tun wollte. In diesem Fall an die einfache Wahrheit: Ich muss meine Beziehung pflegen und den Menschen an meiner Seite würdigen. Ich kann nicht einfach ohne langfristigen Schaden all meinen sonstigen Frust an meiner Frau/an meinem Mann auslassen. Bevor ich einen Punkt kritisiere, sollte ich mich der positiven, der tragenden Elemente in unserer Beziehung vergewissern und sie möglichst oft zum Ausdruck bringen.

Das →Loben, loben, loben (S. 58) muss ich mir vornehmen, das »passiert« nicht von allein.

Ein »Hoch!« auf die guten alten Stoff-Taschentücher!

Hausaufgaben: Die Medizin für zwischendurch

»Können Sie uns nicht mal sagen, was wir falsch machen?« – »Hat es denn überhaupt noch Zweck mit uns?« – »Haben Sie nicht ein paar Tricks für unseren Alltag?« Angehängt an solche Stoßseufzer höre ich, vermittelt durch den Tonfall, oft das »Herr Doktor«?

Sie sind gleichzeitig Zeichen der echten Verzweiflung wie auch Ausdruck der Hoffnung: »Vielleicht kriegen wir hier ja einen Tipp.«

Eine mögliche Antwort auf solche Glatteis-Fragen: »*Vielleicht finden wir ja gemeinsam heraus, was Sie ausprobieren könnten. Und vielleicht haben Sie dann auch Lust auf kleine Experimente oder Aufgaben für zu Hause.*«

Hausaufgaben lassen sich dann in folgende Rubriken einteilen, je nachdem, was Sie den Ratsuchenden bzw. die sich selbst »zutrauen«:

1. Machen Sie das weiter, was bisher gut funktioniert hat!

»*Sie sagten vorhin, Sie hätten beobachtet, dass Sie sich entspannter fühlten, nachdem Ihre Frau sagte: ›Das musst du gar nicht lösen.‹ Vielleicht könnte sie das häufiger sagen.*«

Oder:

»*Die Idee mit dem Saunabesuch schien Ihnen beiden gefallen zu haben. Wollen Sie einen Saunatag einführen?*«

Oder:

»Machen Sie Ihrem Sohn bitte möglichst oft Komplimente. Sie haben gesagt, dass er dann zugänglicher zu werden scheint.«

2. Beobachtungsaufgaben:

»Können Sie bitte Folgendes herausfinden: Wann am Tag ist Ihre Zuversicht am größten, dass Sie es gemeinsam schaffen werden? – Was machen Sie dann gerade?«

Oder:

»Sie sagen sich morgens: Ich will mal schauen, wie viel Spaß wir heute miteinander haben. Abends überprüfen Sie das: Wie viel Spaß hatten wir heute miteinander? Und tagsüber beobachten Sie, wie es zu möglichen Unterschieden kommt!«

Oder:

»Könnten Sie bitte bis zur nächsten Sitzung genau beobachten, was in Ihrer Partnerschaft, was in Ihrer Familie so bleiben soll, wie es ist. Vielleicht könnten Sie das auch aufschreiben und mitbringen.«

3. Verhaltensaufgaben:

»Ich habe einen Vorschlag für Sie: Bitte tun Sie jeden Tag einmal so, als ob der Wunschzustand, den Sie formuliert haben, schon erreicht wäre. Und dann beobachten Sie sich bitte dabei! – Sie sagen sich bitte gegenseitig nicht, wann Sie so tun, als ob …«

Oder:

»Offenbar sind Sie, Herr L., ambivalent in der Frage, ob Sie mit Ihrer Partnerin zusammenbleiben wollen oder nicht. Sie könnten nun Folgendes ausprobieren: An den geraden Tagen verhalten Sie sich eindeutig so, dass Sie diese Beziehung aktiv gestalten wollen, an den ungeraden Tagen so, als wollten Sie sie beenden. Natürlich sollten Sie die Unterschiede und Reaktionen genau beobachten.«

Oder:

»Wenn ich Sie richtig verstanden habe, sind Sie unsicher, von welcher Ursache Sie beim Verhalten Ihrer Tochter ausgehen sollen. Ist es eine organische oder gar erbliche Störung, oder haben Sie in der Erziehung etwas falsch gemacht?

Sie könnten in den drei Wochen bis zu unserem nächsten Termin nun

Folgendes ausprobieren: In der ersten Woche verhalten Sie sich gegenüber Jennifer so, als habe sie eine ›Krankheit‹, in der zweiten Woche so, als hätten Sie sie falsch erzogen, und in der dritten behandeln Sie sie so, als sei sie eben einfach so, wie sie ist.«

Der Möglichkeiten für Experimente, der »Medizin für zwischendurch«, sind viele.

Für die »Streitkultur« bietet sich zusätzlich die Erprobung des →Stoppsignals (S. 134), der →Münzwurf (S. 129), das →Verabreden zum Verabreden (S. 137) und auch der →Wetterbericht (S. 140) an. Gerne können auch die →Entschuldigungskonten (S. 118) ausprobiert und weitere →Killersätze (S. 164) oder Hinweise für den →Kühlschrankzettel (S. 165) gesammelt werden.

Weitere Anregungen finden sich unter →Symptomverschreibung (S. 135), →Rituale (S. 130) oder auch →Zum Ende kommen (Schlussinterventionen, S. 74).

Oder wie wäre es – ganz schlicht – mit den »wortlosen fünf Minuten«? Eine Verabredung zur Begegnung ohne Worte, zum In-den-Arm-Nehmen ohne Dikussionen, zum Körperkontakt »einfach so«, jeden Tag für fünf Minuten – oder mehr.

Münzwurf: Basta!

Genauso wie ein Gefühl, ein Symptom oder ein geschildertes Problem kann auch »die Entscheidung« →externalisiert (S. 182) werden.

»*Wie wäre es, wenn Sie sich das Leben im Streit nicht mehr so schwer machen und verabreden, dass bei der nächsten Eskalation zu Hause die Münze entscheidet, wer Recht hat oder was gemacht wird!?*«

»Wie meinen Sie das?«, fragt Herr W. skeptisch.

»*Na ja, mir kommt es so vor, als würden Sie beide enorm viel Energie darauf verwenden, Ihre Meinung in einer Auseinandersetzung auch durchzusetzen. Ein Ende gibt es erst, wenn ein ›Gewinner‹ feststeht. Koste es, was es wolle … Das wirkt ziemlich anstrengend. Ich glaube, Sie könnten beide Ihre Kräfte gut für andere schöne Dinge sparen und zum Beispiel die Münze werfen, um den Streit zu entscheiden: Zahl gewinnt. Basta. Oder Sie schauen, was für ein Tag ist – an den geraden Tagen dürfen Sie entscheiden, an den ungeraden Ihre Frau. Wie hört sich das an?«*

»Witzig.«

»Danke. Wir haben ja nun mal ein großes Bedürfnis, dass es in einer Beziehung irgendwie ›gerecht‹ zugeht. So ein Münzwurf ist ein bisschen willkürlich, aber im Grunde total gerecht: Jeder hat eine faire Fifty-fifty-Chance. Und man muss sich nicht im Streit verausgaben. Sie können einfach sagen: ›Lass uns aufhören, du hast noch Lust, ins Kino zu gehen und möchtest gerne, dass ich mitkomme. Ich kann mich heute nicht so recht aufraffen – mal sehen, wer bei ‚der Lotterie' heute Glück hat. Nächstes Mal hat der andere dann einen Wunsch frei.‹ Oder Sie entscheiden das offenbar leidige Gerangel in Ihrer Familie, wer morgens zuerst das Bad benutzen darf, auch mit der Münze oder nach dem Schema: gerades Datum, ungerades Datum. Da fällt Ihnen sicher was ein. Vielleicht probieren Sie es einfach aus…

Sollen wir noch schnell eine Münze werfen, wer das Thema für die nächste Sitzung bestimmt?«

»Nee, ich glaube, das schaffen wir gerade noch so«, sagt Frau W. und schmunzelt.

Rituale: Das gemeinsame Tun

Haben Sie eigentlich früher in Ihrer Kindheit am Tisch vor dem Essen gebetet? Wir ja. Heute machen wir in »meiner« Familie einen Händekreis und sagen: »Piep, piep, wir ham uns alle lieb. Guten Appetit! Jeder esse, was er kann, nur nicht seinen Nebenmann.« An manchen Tagen ergänzt um »…Heute neh'm wir's ganz genau: Und auch nicht seine Nebenfrau.«

Ist ja vielleicht dem Beten vergleichbar.

Der Abschiedskuss, die Gute-Nacht-Geschichte, früher der Sonntagsspaziergang – Alltagsrituale.

Und dann die wiederkehrenden, besonders gestalteten Ereignisse übers Jahr: Ostereier suchen, Geburtstagstisch, die Glocke im Weihnachtszimmer – Erinnerungen.

Oder die »Meilensteine«: Schultüten, Konfirmationen, Abschlussfeiern, Hochzeiten, Beerdigungen.

»*Wie war das eigentlich früher mit den Ritualen in Ihrer Familie? An was erinnern Sie sich?*« – Erfahrungsgemäß ist das ein lebendiges und ergiebiges Thema in der Beratung.

Worauf wurde geachtet, was galt als wichtig, was war Familientradition?

»*Und wie ist es heute: Wer setzt sich mit welchen Ritualen aus der Herkunftsfamilie durch?*

Was und wie wird in Ihrer Familie gefeiert? Haben Sie eigene Rituale in Ihrer Partnerschaft und Familie entwickelt?«

Rituale sind Fixpunkte im Alltag, sie gestalten Beziehungen und Übergänge im Leben. Und Rituale werden unterschiedlich starr oder flexibel gehandhabt und erlebt. Natürlich gibt es auch hohl gewordene, blutleere »Muss-Termine«, die ihren Sinn verloren haben. Und es gibt jede Menge Streitpotenzial bei den Themen »Alle Jahre wieder«…

So können weitere Fragen vertiefen, wie individuell angepasst oder wie rigide dieses Paar oder diese Familie mit Alltagsritualen, Feiern und Gedenktagen umgeht. Und was sich die Beteiligten (anders) wünschen.

Rituale und ihre Bedeutung lassen sich vielleicht auf folgenden Nenner bringen: Bestimmte Personen(gruppen) tun in bestimmter Ordnung nach bestimmten Regeln, eventuell mit bestimmten Symbolen, wiederholt etwas gemeinsam, dem sie einen besonderen Sinn oder Wert beimessen, der über die bloße Handlung hinausgeht.

Da ist es einleuchtend und nahe liegend, dieses auch für therapeutische Rituale zu nutzen, wie sich ja eigentlich alles für »Therapie« eignet, was sich im Alltagsleben bewährt hat.

So können also in Abstimmung mit den Beteiligten gemeinsam Heilungs-, Bindungs-, Aggressions- oder, besonders wichtig, Versöhnungs- und Abschiedsrituale entwickelt werden.

Mögliche Themen, zu denen kleine und große Zeremonien kreiert werden können, gibt es viele: Zugehörigkeit, Geben und Annehmen,

Würdigung, Loslösung, Konfliktbeendigung, Versöhnung, Trauer und Abschied.

Es fängt im Kleinen an:

»*Wie ist das zum Beispiel bei Ihnen, wenn Sie sich bedanken? Oder mit den Zeiten, in denen Sie als Paar zusammen sind? Wie gestalten Sie die?*«

Meine Eltern zum Beispiel setzten sich jeden Nachmittag um halb fünf zu einer Kaffeepause zusammen, die von uns Kindern nicht gestört werden durfte. Das weiß ich noch heute (zu schätzen).

»*Oder wie wäre es, wenn Sie an einem Tag im Monat des Anfangs Ihrer Beziehung gedenken und sie zum Beispiel mit einem Blumenstrauß würdigen?*«

»*Wie können Sie sich gegenseitig guttun? Was wünschen Sie sich von Ihrem Partner/Ihrer Partnerin?*«

Dann geht es um die »Versöhnungskultur«:

»*Wie vertragen Sie sich eigentlich nach einem Streit? Kennen Sie schon die Idee mit den →Entschuldigungskonten?*« (S. 118)

Der Familientherapeut Matthias Jung gibt ein schönes Beispiel:

»War man garstig zueinander, so kann man als Paar auch mit einem kleinen Versöhnungsritual den Zwist versinnbildlichen und beenden: Beide werfen eine Brennnessel von einer Brücke ins Wasser. Dann küssen sie sich die alte Brennnesseligkeit von den Lippen. Das tut gut.«

Oder um verbindende Gesten des »Ich will mit dir zusammenbleiben«:

»*Sie könnten sich zum Beispiel überlegen, was Sie sich in zehn Jahren gerne sagen oder geben möchten. Das schreiben Sie auf, legen vielleicht ein, zwei Kleinigkeiten dazu, verpacken alles in einem wetterfesten Behälter, fahren gemeinsam an Ihren Lieblingsplatz und vergraben ihn. Dann legen Sie einen Tag fest und verpflichten sich – vielleicht sogar mit Ihrer Unterschrift unter einen kleinen Vertrag –, in zehn Jahren gemeinsam diesen Schatz zu heben, egal ob Sie dann noch zusammen sind oder nicht.*«

Neben den kleinen, regelmäßigen »Alltagsankern« und solchen Vorschlägen für besondere →Hausaufgaben (S. 127), die natürlich zu dem jeweiligen Paar passen müssen, kann man auch gemeinsam »richtige« Heilungs- oder Abschiedsrituale entwickeln und – so es denn sinnvoll ist – auch zusammen außerhalb der Praxis durchführen.

Dabei können Handlungen des Vergrabens, des Verbrennens von Symbolen oder Briefen wichtige Elemente im Ritual sein, oder man versenkt etwas im Meer, pflückt gemeinsam einen Blumenstrauß, besteigt einen Berg, wechselt die Kleider, geht in die Sauna oder Schwitzhütte oder gestaltet einen Erinnerungsstein oder -ort.

So können »alte belastende Themen« begraben oder bereinigt werden.

Eine große »Leerstelle« nicht nur in der Paar- und Familienberatung ist die ritualisierte Trennung oder Scheidung. Nur sehr selten habe ich es erlebt, dass zerstrittene Paare bereit waren, auf den Vorschlag zu einer gemeinsamen Abschiedssitzung bzw. sogar zu einem Trennungsritual zur Würdigung des gemeinsam Erlebten und Geschaffenen einzugehen.

Auch wenn das ausdrücklich am Anfang der Beratung einvernehmlich verabredet war, dass sich alle zu einer Abschiedssitzung treffen – egal was in oder nach der Beratung passiert –, waren Paare, die sich trennten, nur selten dazu bereit. (s. auch →Verabschieden, S. 69)

Das zeigt, dass Rituale ihre Wirkung nur dann entfalten können, wenn alle sie mittragen (wollen) und gut gemeinte Rituale mitunter von der Wirklichkeit des Beratungsprozesses überholt werden.

Natürlich lohnt sich, unabhängig davon, das Nachdenken über unsere persönlichen Rituale im Beratungssetting. Oder danach: Duschen Sie zum Beispiel nach anstrengenden Terminen?

Evan Imber Black, Janine Roberts, Richard A. Whiting: Rituale. Rituale in Familien und Familientherapie. Heidelberg, Carl-Auer-Systeme Verlag, 2001

Michael Cöllen: Lieben, Streiten und Versöhnen. Regeln und Rituale für Paare. Stuttgart, Kreuz Verlag, 2003

Jay Haley: Ordeal Therapie – Ungewöhnliche Wege der Verhaltensänderung. Hamburg, ISKO, 3. Auflage 2002

Rosmarie Welter-Enderlin: Rituale – Vielfalt in Alltag und Therapie. Heidelberg, Carl-Auer-Systeme Verlag, 2. Auflage 2004

Bernhard Mack: Rituale alltäglichen Glücks. Wege zu erfüllenden Liebesbeziehungen. Berlin, Simon + Leutner Verlag, 2004

Mathias Jung: Ich liebe dich. Nur nicht grad jetzt. Große Liebe, kleine Krisen. Freiburg, Herder Spektrum, 3. Auflage 2005, S. 89

Hans Jellouschek: »Warum hast du mir das angetan?« Untreue als Chance. München, Piper Verlag, 5. Auflage 2003, auf S. 164–168: »Das Wiedergutmachungsritual«

Onno van der Hart: Abschiednehmen – Abschiedsrituale in der Psychotherapie. Stuttgart, Pfeiffer Verlag bei Klett-Cotta, 1999

Stopp-Signal vereinbaren: 20. März, Schwarzwaldklinik und andere rote Ampeln

Diese »banale« Intervention ist besonders geeignet für Paare, die es gewohnt sind, anklagend, vorwurfsvoll und eskalierend zu streiten.

»*Stopp!*« (→ Unterbrechen und Verlangsamen, S. 66)

»*Bringt das was, was Sie jetzt machen?*« oder: »*Wo Sie sich so energisch die offenbar alten Kamellen um die Ohren hauen, kommt mir eine Idee.*«

Neugierige Blicke.

»*Vielleicht ist es hilfreich, wenn Sie ein Stopp-Signal vereinbaren. Sie haben ja schon gemeinsam die Erfahrung gemacht, dass Sie in solchen ›Diskussionen‹* (ich mache mit beiden Händen die Anführungszeichen in die Luft) *selten auf einen grünen Zweig kommen. Vielleicht kennen Sie das auch: Wenn man im Modus der ›Ich-Verteidigung‹ ist, ist es schwer, Brücken zu schlagen zum anderen. – Wie wär's dann mit Kräfte sparen, Verletzungen vermeiden und sich vertagen? Dazu kann jeder dieses vereinbarte Stopp-Zeichen einsetzen, vorausgesetzt, Sie beide halten es für sinnvoll. Wie hört sich das an?*«

Herr A.: »Ich weiß nicht, man muss ja auch mal was ausdiskutieren.«

Frau A.: »Aber doch nicht so. Das geht ja bei uns meistens unter die Gürtellinie, und dann reden wir 'ne ewig lange Zeit nicht mehr miteinander. Lass doch mal hören.«

»Na ja, sicher kann es nützlich sein, dass Sie mal etwas ›ausdiskutieren‹. Andererseits kommt es mir so vor, als könnten wir das hier erst mal üben. Hier bin ich ja da zum Stopp sagen. Und damit Sie für zu Hause die Möglichkeit haben, ›aus der Streitnummer rauszukommen‹, ohne das Gefühl zu bekommen, Sie würden kneifen oder aufgeben, verabreden Sie ein Zeichen, das Ihnen erlaubt, den Disput einfach mal so stehen zu lassen, sozusagen ein Bild mit unterschiedlichen Meinungen und Einschätzungen so im Raum hängen zu lassen. Sie können sich dann ja dem Bild später in Ruhe wieder nähern, wenn Sie wollen. Aufgeschoben ist ja nicht aufgehoben.«

Herr A.: »Klingt irgendwie doch ganz gut. Was wäre denn das für ein Zeichen? Ne rote Karte oder was?«

»Kommt eben darauf an, was Sie für passend halten. Ne rote Karte hat man ja selten in der Tasche. Es bietet sich vielleicht ein verabredetes Wort an oder eine eindeutige Geste.«

Frau A.: »Stopp würde mir schon reichen. Einfach aufhören und keiner hat den anderen besiegt oder so.«

Herr A.: »Ich denke, es könnte auch was anderes sein. Ich würde sagen, heute ist der 20. März, an dem wir das verabreden. Lass uns vielleicht einfach 20. März sagen. Dann denken wir gleich an diese Sitzung und dass wir was anders machen wollten.«

Frau A.: »Gute Idee. Und wir dürfen das dann beide sagen, wenn wir meinen, das Geschrei führt jetzt zu nichts Gutem.«

»Genau. 20. März ist dann Ihr persönliches Stopp-Signal für eine Auszeit. – Worum ging es vorhin noch mal?«

»Weiß nicht mehr«, sagt Herr A., »Sie haben uns ja gestoppt.«

Symptomverschreibung: Homöopathie fürs System

Mathematisch ausgedrückt lautet die Idee hinter der Symptomverschreibung: »Minus mal minus gleich plus«. Oder nach dem Hahnemann-Grundsatz: »Ähnliches wird durch Ähnliches geheilt.«

Simon, Clement und Stierlin erläutern es in ihrer »Sprache der Familientherapie« (S. 316) etwas ausführlicher:

»Ein verschriebenes Symptom tritt nicht mehr ›spontan‹ auf. Es zeigt sich vielmehr unter bewusster Kontrolle. Damit wird die bislang unbefragte Prämisse, Symptome ließen sich von dem, der unter ihnen leidet, nicht verändern, ungültig. Ein Symptom, das sich hervorrufen lässt, kann auch zum Verschwinden gebracht werden. Wer sein Symptom verschwinden lassen könnte, es aber trotzdem beibehält, will es (bewusst oder unbewusst) behalten. Das wiederum wird die anderen anders reagieren lassen.« (s. auch →Paradoxien und Paradoxes als Gegenmittel, S. 92)

Von Schlippe und Schweitzer drücken es in ihrem Lehrbuch (S. 196) salopper aus:

»Ritualisierte Musterverschreibungen schaffen eine zugleich humorvolle und absurde Zuspitzung: sie ›machen deutlich, was läuft‹, erkennen dies als sinnvoll an und erzeugen einen gewissen Druck, ›diesen Blödsinn so nicht weiterzumachen‹.«

Mal abgesehen von dem medizinischen Begriff der »Verschreibung«, der aus meiner Sicht dem Verhältnis zwischen Berater und Beratenem heute nicht (mehr) gerecht wird – ich spreche eher von Empfehlung, Vorschlag oder Experiment –, ist die hier in unterschiedliche Worte gefasste Idee dahinter reiz- und wirkungsvoll.

Ausgehend von dem »Klassiker« – Mann kann nicht einschlafen, weil er beständig darauf wartet, einzuschlafen. Dem Mann wird empfohlen, möglichst lange wach zu bleiben und auf das Wachsein zu achten. Prompt schläft er ein. – lassen sich verblüffende, natürlich individuell passende »Experimente« finden:

»Frau E., ich würde Ihnen gerne Folgendes empfehlen: Bitte machen Sie einmal in der Woche gerade dann Ihrem Mann Vorwürfe, wenn Sie eine Seite an ihm entdeckt habe, die Sie mögen.«

»Und Sie, Herr E., verlassen bitte einmal in der Woche genau dann den Raum, wenn Ihnen Ihre Frau besonders gut gefällt.«

Oder:

»Wie wäre es, Kevin, wenn du dich wenigstens einmal am Tag so rich-

tig unkonzentriert verhältst, es den anderen in deiner Familie aber nicht verrätst, wann das ist.«

Als »Ideenscout« für eventuell passende Experimente ist die Frage hilfreich: Was wird im System passieren, wenn das »symptomatische« Verhalten besonders benannt und damit (reframend) gewürdigt und der »Symptomträger« eingeladen/aufgefordert wird, sein Verhalten bewusst zu zeigen?

Manchmal klappt die »Symptomverschreibung« auch für die andere Seite der Wippe in einem System: Frau J. leidet unter den »Jammeranrufen« ihrer Mutter. Nach der Frage, was eigentlich passieren würde, wenn sie selbst auch besonders doll jammern würde, berichtet Frau J. in der nächsten Stunde, dass es ihrer Mutter besser zu gehen scheint.

»Wahrscheinlich kann meine Mutter es nicht ertragen, wenn es mir besser geht als ihr. Wenn sie es so haben muss, jammer *ich* eben 'ne Runde am Telefon«, sagt Frau J. und schmunzelt.

Abschließend noch der Hinweis auf den →Kühlschrankzettel (S. 165), mit dem im Sinne einer »Selbstverschreibung« die »bewährten« Symptome herzlich wieder eingeladen werden können. Denn wie war das noch? »Ein Symptom, das sich hervorrufen lässt, kann auch zum Verschwinden gebracht werden.«

Verabreden zum Verabreden: »Wann würde es dir passen?«

Klingt künstlich, ist aber ein probates Mittel zur Entspannung bzw. Wiederbelebung der mitunter ins Stocken geratenen (Paar-)Kommunikation.

»*Wie machen Sie das eigentlich, wenn Sie etwas miteinander besprechen wollen? – Wie kommen Sie zu einer Verabredung?*«, ist dann die Einstiegsfrage. Meist gibt es daraufhin nachdenkliche Gesichter, die in Gedanken die missglückten Gespräche der Vergangenheit abzuscannen scheinen.

»Eigentlich überfällt meine Frau mich immer, wenn ich nach Hause komme.«

»Na, und du packst mir die schweren Themen gleich auf den Frühstückstisch, wenn ich noch gar nicht so richtig da bin, nachdem ich die Kinder für die Schule fertig gemacht habe…«

Da lohnt sich dann ein Gespräch über die »Verabredungskultur« oder ein Hinweis wie:

»Wie wär's mit der Frage: Ich möchte mit dir gerne mal überlegen, wie wir das mit dem nächsten Familienurlaub machen wollen. Wann würde es dir passen? Ich möchte mir dafür schon eine halbe Stunde Zeit nehmen.« Oder eben die Vorstufe, das Verabreden zum Verabreden:

»Wann wollen wir uns mal kurz Zeit nehmen, um einen Termin zu finden, damit wir den Urlaub in Ruhe besprechen können?«

Verbesserte Kommunikation – oft genanntes Ziel in der Beratung – lebt davon, dass die Partner die Verantwortung für offengelegte, einvernehmliche Absprachen übernehmen. Und das beginnt, gerade in unserer hektischen, oft fremdbestimmten Zeit, mit Verabredungen sowie in der Vorstufe mit dem Verabreden zum Verabreden.

(s. auch →Kardinalfragen/Paarzeit, S. 41, oder →Metaphern/Faxgerät, S. 89)

Was kann *Mann* tun? oder: »Morgen besorge ich den Einkauf.«

Doch, es ist auffällig: Männer scheinen sich im To-do-Modus wohler zu fühlen, als wenn sie nicht wissen, was sie »anpacken« können. Siehe auch Zitat 12, S. 114) Fragen wie: »Was soll ich denn noch machen?« oder die Bitte »Sag mir doch, was ich tun soll!« werden (offenbar nicht nur in der Beratung) mit echter Verzweiflung vorgetragen. Da gilt zuerst die bereits erwähnte Regel: Männer müssen nicht immer etwas tun, um Frauen zufriedener zu machen, oft geht es um Zuhören und Anerkennen (→Ankerbojen: »Aha,-so-ist-das-bei-dir«-Regel, S. 18 f.).

Um aber auch den Drang nach Taten zu würdigen, wird folgender Merkzettel gerne angenommen:

Was kann Mann tun, wenn seine Frau angespannt und belastet ist, zum Beispiel in der anstrengenden Kleinkindzeit?

Bitte beachten Sie die drei Bereiche mit den »Überschriften«:

- ♥ Ich sehe…
- ♥ Ich schätze…
- ♥ Ich mache…

Ich sehe…,

- dass du belastet, erschöpft, »erschlagen«, ausgelaugt bist.
- was du alles leistest.
- dass du im Moment alles gibst, was du geben kannst, zum Beispiel wie klasse du das mit dem Kleinen machst.

Und ich möchte dich unterstützen.
Ich möchte gerne meinen Teil dazu beitragen, dass es leichter wird.
Ich möchte, dass auch wir wieder mehr Zeit füreinander finden.

Ich schätze…,

- was du alles gibst und leistest.
- unsere Beziehung und dich als meine Frau!
- wie toll du das heute Morgen gemacht hast… (konkretes Beispiel)

Ich möchte dich entlasten, wo ich kann, und
Ich mache…

deshalb Folgendes: Morgen besorge ich den Einkauf und koche für uns. Abends um halb acht gibt es Essen.
Ich kümmere mich darum, dass wir einen Abend in der Woche ohne Kinder verbringen können.
Ich schlage vor, dass wir diese Zeit für uns gestalten, zum Beispiel könnte ich dich massieren oder ein Buch vorlesen, oder wir spielen etwas zusammen…

(Schauen Sie bitte, welche Formulierung für Sie und Ihre Partnerin passt.)

Hilfreich und aufbauend sind weiterhin: Blumen, kleine Aufmerksamkeiten, In-den-Arm-Nehmen »ohne Absichten«, Komplimente. Und die Überlegung: Wovor drücke ich mich gerne? Warum mache ich nicht genau diese Dinge einmal von mir aus im Haushalt?!

Wie kann ich meinen Alltag so gestalten, damit er nicht zu einer zusätzlichen Belastung für meine Partnerin wird? Was mache ich sofort selbst?

Konkrete Entlastung: »Nächte« übernehmen, Hilfen von außen organisieren und die Partnerin ermutigen, diese anzunehmen. Feste Partnerzeiten, die dann auch verbindlich eingehalten werden! (Paarzeit)

Ob in dieser Ideensammlung irgendetwas Nützliches auch für Frauen genannt wurde, die ihren belasteten oder erschöpften Mann unterstützen möchten, könnten sie selbst herausfinden. Erst mal werden sie gespannt sein, was ihr Mann konkret unternimmt, nachdem er Antwort-Vorschläge auf seine »Lieblingsfrage« bekommen hat.

Wetterbericht: Reden und fragen statt vermuten

In der Paar- und Familienberatung kommt es meist weniger darauf an, alle auftauchenden Probleme in den Sitzungen selbst zu klären, als das Augenmerk darauf zu legen bzw. zu lenken, wie die Beteiligten sich zu Hause den Raum zum Austausch schaffen (wollen und können). Ermutigung dazu klingt etwa so:

»Ich bin sicher, dass Sie dieses Thema in Ruhe zu Hause besprechen können. Wann wollen Sie sich dazu verabreden?«

Oder:

»Haben Sie Lust, etwas auszuprobieren, was Ihnen einen laufenden Austausch im Alltag ermöglicht? – Dann hätte ich folgenden Vorschlag, den ich Ihnen erklären möchte und dann als Kopie mitgeben kann.«

Der Wetterbericht

Können Sie sich vorstellen, dass Sie sich regelmäßig – vielleicht sogar jeden Tag – etwa zwanzig Minuten Zeit für ein gemeinsames ungestörtes Gespräch nehmen? Zum Beispiel abends, wenn die Kinder im Bett sind. Mit zunehmender Übung des Wetterberichts verkürzt sich die Zeit, die Sie dafür brauchen werden. Vielleicht probieren Sie es einmal aus.

Dann ist es wichtig, dass Sie während des Wetterberichts Ihre Partnerin/Ihren Partner anschauen und irgendwie in körperlichem Kontakt bleiben, zum Beispiel können Sie sich an der Hand halten.

Die regelmäßige Erfahrung von körperlicher Nähe, während Sie sich Ihrem Partner anvertrauen, ist ein wichtiger Teil des emotionalen Wohlbefindens in einer Beziehung.

Wertschätzungen

Wir vergessen oft, den Partner zu würdigen. Unter dem Druck all der Dinge, die jeden Tag zu erledigen sind, ist es einfacher, gleich zu den Klagen und Beschwerden überzugehen und das Positive zu »überspringen«.

Diese Tendenz macht es für die Menschen, die wir lieben, schwer, uns zuzuhören, solange wir mit Vorwürfen auf sie zugehen. Ein klein bisschen Wertschätzung macht schon enorm viel aus, um ein Klima zu schaffen, das Kooperation erst ermöglicht.

Diese kleinen Würdigungen können »alltäglich« sein (»Danke, dass du den Mülleimer rausgebracht hast!«) oder auch direkt die Beziehung betreffen (»Ich bin so froh, dass wir zusammen sind und dass du mir gestern so zugehört hast. Das war schön.«).

Wertschätzung ermutigt uns, stärkt unser Selbstwertgefühl und macht schwierige Zeiten leichter. Das Vertrauen wächst. Wir fühlen uns angenommen und schauen hoffnungsvoller in die Zukunft.

Neue Information

Dieser Teil ermöglicht es, mit Ihrem Partner »auf gleiche Höhe« zu kommen, indem Sie mit ihm teilen, was Wichtiges bei Ihnen passiert ist. Es fühlt sich gut an, wenn wir uns mit dem verbunden fühlen, was im Leben des Partners passiert, sich ändert, wie er das alles erlebt und was er für neue Ideen hat. Außerdem kann »neue Information« auch bedeuten, dass ich meinem Partner meine Gefühle ihm gegenüber anvertraue.

Also zum Beispiel: *Neue Ereignisse* (»Karl hat heute in der Schule einen Zahn verloren.«), *Pläne* (»Wir haben eine Einladung von den Bergers bekommen. Willst du da hingehen?«), *Informationen über die Arbeit* (»Heute kam der neue große Auftrag, von dem ich dir erzählt habe.«), *Gefühle* (»Ich habe mich wirklich gefreut, dass wir das geschafft haben.«) oder eben alles, was der Partner braucht, um auf den aktuellen Stand zu kommen.

Kopfzerbrechen

Dieser Teil beinhaltet alles, was uns verwirrt und nachdenklich gemacht hat in Bezug auf unseren Partner, unsere Beziehung oder andere Bereiche, wozu unser Partner Informationen haben könnte, die wir brauchen.

Das kann eine einfache Unsicherheit sein (»Hast du heute Morgen die Tür absichtlich geknallt? Warst du sauer auf mich?«) oder auch wichtige Lebensfragen betreffen, die Sie gerade beschäftigen (»Meinst du, ich sollte zu dem Bewerbungsgespräch gehen?« »Sollen wir Nathalie nächstes Jahr wirklich die Schule wechseln lassen?«).

Ganz wichtig ist nun: Auch wenn die Antwort auf diese Fragen einfach und kurz ausfallen würde, ist es grundsätzlich am besten, *nicht* auf sie *zu antworten* während des Wetterberichts.

Wenn Sie mehr Zeit für eine Diskussion dieser Punkte brauchen/wünschen, verabreden Sie einen separaten Termin dafür. Ihr Ziel ist, in Kontakt mit den Fragen und Sorgen Ihres Partners zu kommen, nicht sie sofort zu lösen!

Zu oft versuchen wir, die Gedanken unseres Partners zu lesen oder ganz allein etwas rauszufinden und zu lösen. Das führt zu unnötiger Verwirrung und diversen Missverständnissen. Wir müssen lernen zu *fragen* und *nicht* weiter zu *vermuten*!

Klagen und Bitten um Veränderung

Ist Ihnen schon mal aufgefallen, dass wir offenbar »chronische Beschwerden« haben, die nie wegzugehen scheinen, obwohl wir unser Bestes geben? Der Grund ist, dass wir oft die Zeit damit verschenken, uns über die Einstellungen und Charaktereigenschaften unseres Partners zu beschweren und sie zu ändern versuchen. »Charakterdebatten« sind bestens geeignet, dauerhafte Dissonanz und Unzufriedenheit zu schaffen.

Es ist viel ergiebiger, produktiver und respektvoller, darum zu bitten, dass Ihr Partner das Verhalten ändert, das Sie stört.

Beschwerden über Charakterunzulänglichkeiten und schlechte Eigenschaften hört niemand gerne, man fühlt sich unfair behandelt. Und dann ist es schwer, darauf positiv zu antworten, ohne sich abgewertet zu fühlen.

Unsere Bitten um Veränderung in Worten zu beschreiben, die konkretes Verhalten betreffen, führt dazu, dass sie nicht Bewertungen oder Abwertungen werden.

»Es macht mir echt Angst, wenn du so schnell fährst. Bitte bleib maximal zehn Prozent über der erlaubten Geschwindigkeit.« funktioniert wahrscheinlich besser als etwa »Du bist ein absolut unverantwortlicher und miserabler Autofahrer. Hör auf, so zu rasen!«.

Manchmal scheinen unsere Beschwerden wichtiger zu sein als deren Lösung. Unsere Klagen mit Bitten um die Veränderung konkreten Verhaltens zu kombinieren, führt eher dazu, dass wir uns weiterhin in Verbindung mit unserem Partner fühlen. (→ Fair streiten, S. 120 ff.)

Wünsche, Hoffnungen, Träume

Das kann vieles bedeuten, zum Beispiel, was wir uns für morgen wünschen (»Ich hoffe, das Wetter macht mit bei Karls Schulausflug.«), es kann die nahe Zukunft betreffen (»Ich würde so gerne mal wieder ein Wochenende mit dir wegfahren.«) oder auch die großen Träume für die Zukunft (»Ich stelle es mir immer wieder toll vor, wenn wir zusammen alt würden und auch Enkel um uns rum hätten.«).

Es ist wichtig, in einer Beziehung den Eindruck zu haben, dass es eine gemeinsam gestaltete Zukunft gibt, zu spüren, dass wir etwas zusammen erleben, was beide Partner ausfüllen und zufrieden machen wird. Unser Wille und unsere Fähigkeit zu kommunizieren ist die »Muttererde«, in der unsere Wünsche, Hoffnungen und Träume Wurzeln schlagen können und aufblühen.

Ebenfalls bewährt: Michael Lukas Moeller: Die Wahrheit beginnt zu zweit. Das Paar im Gespräch. Reinbek, Rowohlt, 23. Auflage, Neuausgabe 2005

Weitere Beziehungs-Ratgeber mit handlungsbezogenen Empfehlungen zum Thema »Was können wir für unsere Beziehung tun?« finden sich im Gesamtliteraturverzeichnis.

4. Mediengestützte Interventionen: »Gut, das mal so vor sich zu sehen…«

Bilder der Familie: Zarte Bande und schnurrende Nilpferde

Über die vor allem verbalen Basis- und Joker-Interventionen sowie die Handlungsoptionen für zu Hause hinaus haben sich in der Paar- und Familienberatung einige einfache Medien bewährt, die meistens in der Sitzung gemeinsam entwickelt/erstellt werden.

Los geht's: *»Ich habe hier ein großes Blatt Papier und viele Filzstifte. Bitte zeichnen Sie gemeinsam ein Bild, das Bild Ihrer Familie.«*

Und das, was dann passiert, ist aufschlussreich:

- Wer übernimmt die »Führung«?
- Was wird gemalt?
- In welcher Reihenfolge?
- Wie bringen sich die Einzelnen ins Bild?
- Wie stellen sie sich dar?
- Was »sagen« die eingesetzten Farben oder die Abstände zwischen den Familienmitgliedern?
- Welche Signale gehen vom Bild in Bezug auf etwaige »Familienthemen« aus?
- Welche Koalitionen und Konflikte werden massiv oder zart (im Bild), laut oder leise (im Malprozess) deutlich?

Oder:

> *»Bitte zeigen Sie uns doch einmal, wie Sie wohnen. Können Sie uns bitte gemeinsam den Grundriss Ihres Zuhauses aufzeichnen? Wer wohnt wie? Wo ist wessen Platz?«*

Oder:

»Wie ist das eigentlich in eurer, in Ihrer Familie? Wenn Sie für jedes Familienmitglied einen Kreis wählen, wie würden die sich auf diesem Papier anordnen lassen? Wie groß müssten die einzelnen Kreise sein, welche Abstände zueinander wären stimmig?
Und wenn Sie dann noch Pfeile dazu zeichnen, die für die Beziehungen in Ihrer Familie stehen: Wie wären die Kreise miteinander verbunden. Dicker Pfeil – dicke Beziehung, dünner Pfeil – zarte Bande. Pfeilblitze – dicke Luft… Und das jeweils in beide Richtungen. Wie sähe das aus?«

Oder:

»Wir haben hier eine ganze Kiste voller Tiere. Suchen Sie sich doch einfach mal die Tiere raus, die die einzelnen Familienmitglieder am besten vertreten würden. Welches Tier steht für wen? – Wer möchte anfangen?«
Und dann: *»Wer ist anderer Meinung? Wer möchte etwas austauschen? Oder hinzufügen?«*

Diese Fragen variieren die Idee des →Familienbretts (S. 149) bzw. Familiensoziogramms auf unterschiedliche Weise mit verschiedenen Medien.

Der wiederkehrende Grundgedanke dabei: Es werden gemeinsam Bilder geschaffen, die von allen Beteiligten gesehen, verändert, kommentiert werden können.

Damit entsteht ein neues Medium zur Beschreibung der (Themen in der) Familie, das auch in weitere Sitzungen – entweder faktisch oder in Gedanken – »mitgenommen« wird, auf das Bezug genommen werden kann.

»Das ist interessant«, findet die 12-jährige Rita in der vierten Sitzung. »Bei unserem ersten Treffen war Vater noch ein Nilpferd, und heute ist er ganz lieb und schnurrt fast wie unser Kater zu Hause.« Die Familie lacht.

»Ich bin doch auch gar kein Dickhäuter. Hab ich doch damals schon gesagt«, kontert Herr E. »Das war doch nur so ein Bild.«

Eben.

Ricarda Müssig: Familien-Selbst-Bilder. Gestaltende Verfahren in der Paar- und Familientherapie. München, Ernst Reinhardt Verlag, 1991

Briefe: Mit freundlichen Grüßen

»Brief, lat. brevis (libellus) ›kurzes (Schriftstück)‹ = schriftliche, meist ausführlichere und verschlossen übersandte Mitteilung an einen abwesenden Adressaten; ersetzt häufig ein Gespräch, kann dieses aber auch vorbereiten oder sich darauf beziehen.«

Woher weiß der Brockhaus, dass ich genau deshalb diesen Punkt hier aufnehmen will? »Ersetzt häufig ein Gespräch, kann dieses aber auch vorbereiten oder sich darauf beziehen.«

Zum Beispiel:

Sehr geehrtes Ehepaar König,
nach den am Mittwoch gemeinsam erlebten eineinhalb Stunden möchten wir Ihnen heute noch einmal schriftlich mitteilen, dass wir diese Sitzung als besonders wichtig empfunden haben.

Wir fanden es erneut sehr mutig von Ihnen, Herr König, dass Sie sich der ungewissen Spannung bei der Suche nach den versteckten bzw. »vergessenen« Wünschen ausgesetzt haben.

Bitte lassen Sie beide nicht nach, weiter neue Risiken einzugehen! Außerdem haben wir großen Respekt vor Ihrer geäußerten Entschlossenheit, »es weiter zu versuchen«. Alle Achtung vor Ihrer diesbezüglichen klaren Entscheidung!

Mit freundlichen Grüßen

PS: Anbei zwei kleine Zettel für die jeweiligen »Schatzkästchen«.

bitte hier abschneiden

für Herrn König	für Frau König
Meine Wünsche sind erlaubt und willkommen!	Meine Wünsche sind erlaubt und willkommen!

Oder wenn der Kontakt »abgerissen ist«:

Sehr geehrte Frau Holler, sehr geehrter Herr Holler,
vor vier Wochen sagten Sie, Herr Holler, unseren verabredeten Paarberatungstermin mit einer Mitteilung auf meinem Anrufbeantworter ab. Als Grund nannten Sie dringende geschäftliche Verpflichtungen. Seitdem habe ich nichts mehr von Ihnen gehört.

Heute möchte ich einmal meine Fantasien überprüfen. Wie ist es wohl bei Ihnen weitergegangen?

- Haben sich Ihre Fragen geklärt/erledigt?
- Habe ich Sie durch irgendetwas irritiert/entmutigt/verärgert?
- War Ihre Formulierung »Machen Sie's gut!« auf dem Anrufbeantworter ein Abschiedssignal?

Wenn Sie sich entschieden haben, die gemeinsame Beratung nicht fortzusetzen – aus welchem Grund auch immer –, würde ich gerne mit Ihnen einen Termin für unsere verabredete Abschiedssitzung abstimmen.

Ich freue mich, von Ihnen zu hören.
Mit freundlichen Grüßen

Ein Brief – überlegt formuliert – ist ein probates Mittel, um zu ermutigen, zu würdigen, zu verstärken, nachzufragen oder neue Weichen zu stellen.

Er hat eine längere »Halbwertszeit« als das gesprochene Wort in der Sitzung und ist auch gewichtiger als ein rascher Anruf, bei dem man nie so genau weiß, wen man in welcher Verfassung am Telefon erwischt.

Wegen des großen Vorteils, sich seine Worte so lange überlegen zu können, bis sie »stimmig« sind, ist der Vorschlag, einen Brief zu schreiben, auch eine probate Intervention in der Beratung: »*Haben Sie schon einmal daran gedacht, Ihrem Vater das alles mal zu sagen, was Ihnen offenbar schon lange auf der Seele brennt, zum Beispiel auch in einem Brief?*«

»Nee, das geht nicht, das würde er nicht verstehen.«

»*Sie müssen den Brief ja nicht abschicken.*«

»Ja, Sie sind gut.«

Was soll man darauf sagen?

Familienbrett: Herr Höger kommt auch noch ins Bild

»Das Familienbrett ist ein Kommunikationsmittel – gewissermaßen eine Sprache – und dient der Metakommunikation vor allem über Beziehungen. Es entspricht den bildhaft dargestellten Antworten des zirkulären Fragens: Familienkonstellationen können von den Beteiligten – analog zum Schach – auf einem Brett variiert werden. Die Brettdarstellungen werden als spontane Beschreibung aufgefasst, die dann kommunikativ brauchbar sind, wenn sie koordiniertes Handeln auf der Basis nützlicher, das heißt weiterführender Erklärung bewirken.«

So beschreibt Kurt Ludewig die ihm zugeschriebene Erfindung, die seine Arbeitsgruppe in der Kinder- und Jugendpsychiatrie des Universitäts-Krankenhauses Hamburg-Eppendorf – ausgehend vom ähnlich angelegten Skulpturtest des norwegischen Familientherapeuten David Kvebaek – Ende der 70er-Jahre entwickelte. Die Idee dahinter ist nicht an die Original-Hardware (ein 50 × 50 cm großes Holzbrett mit einem Strich 5 cm vom Rand; einfache runde, weibliche und eckige, männliche Holzfiguren) gebunden, sondern kann auf verschiedene Weise und mit unterschiedlichen »Protagonisten« in die Beratung integriert werden.

Anfangs haben wir mit Bauklötzen gearbeitet, jetzt kommt der Kasten mit den Playmobil-Figuren zum Einsatz. Andere arbeiten mit Schach- oder Mensch-ärgere-dich-nicht-Figuren, Legosteinen oder auch mit Knöpfen oder Murmeln.

»Spielfeld« ist bei uns ein kleiner runder (Beistell-)Tisch auf Rollen.

Die Antwort auf die Frage: »Wann kommt das Familienbrett in der Beratung zum Einsatz?«, ist einfach: »So früh wie möglich.« Denn die Aufstellung des aktuellen (Familien-)Systems bzw. der beiden Herkunftsfamilien mithilfe der Playmobil-Figuren auf einer weißen, runden Fläche ist äußerst aufschlussreich für Beratende und Ratsuchende.

Sie ist augenfälliges Abbild des »gefühlten Beziehungsgeflechts« aus jeweils subjektiver Perspektive.

Nur selten »überfallen« wir die Paare oder Familien mit der Bitte, ihre »Systeme« aufzustellen, sondern regen dies – vor allem bei streitenden Paaren, die »endlich mal konstruktiv arbeiten wollen« – für die Folgesitzung an, *»um besser verstehen zu können, wie Werte und Lebensgrundsätze weitergegeben wurden oder zum Beispiel das Verhalten in Auseinandersetzungen gelernt worden ist«.*

Solche Begründungen machen neugierig, und wir haben es selten erlebt, dass die dann in der Folgesitzung formulierte Bitte *»Und wer will anfangen?«* negativ beantwortet wurde.

Dann holt meine Kollegin den Korb mit den ca. hundert Playmobil-Figuren aus dem Regal, rollt den Tisch nach deren Nicken vor Frau T. und erläutert: *»Sie haben die freie Auswahl. Schauen Sie bitte mal, welche Figur zu welchem Menschen aus Ihrer Herkunftsfamilie passt, und stellen Sie alle so auf den Tisch, dass die Figuren das Netz der Beziehungen abbilden. Achten Sie also bitte auf den Abstand der Figuren untereinander und die Blickrichtung.«*

Ich nehme den → Genogramm-Bogen (S. 159) für die Familie T. zur Hand und mache mich bereit, die jetzt kommenden Informationen dort hinein zu übertragen.

»Wann soll denn das ungefähr sein?«, fragt Frau T.

»Was meinen Sie? Es geht um das innere Bild Ihrer Familie. Vielleicht waren Sie sieben? Oder zehn? Vielleicht auch älter?«

»Okay, dann nehmen wir die Zeit in Oberhausen, da haben wir von 1955 bis 1963 gelebt.«

Frau T. nimmt den Korb auf den Schoß, schaut, kramt und – entscheidet: »Das ist mein Vater.«

Einige Aufstellende sprechen erläuternd währenddessen, andere »arbeiten« schweigend und schauen uns zum Schluss an: »Und wie geht's jetzt weiter?«

Frau T. spricht dabei: »Und das ist meine Mutter, das ist mein älterer Bruder, das bin ich, und das ist Benno, mein kleiner Bruder.«

»Gut, fehlt noch jemand? Wo waren eigentlich die Großeltern zu der Zeit?«

»Ach so, die Eltern meiner Mutter lebten ein paar Straßen weiter, Moment, die stelle ich mal so auf, ein bisschen zur Seite. Den Vater meines Vaters habe ich nie kennengelernt, weil er in russischer Kriegsgefangenschaft gestorben ist, und meine zweite Oma lebte damals in Heidelberg. Die haben wir zu Weihnachten besucht. Die steht dann hier so noch weiter weg.«

»Gab es eigentlich noch weitere Personen, die Bedeutung für Sie hatten? Fehlt noch jemand?«

»Gehört denn zum Beispiel unser Gärtner auch dazu? Den hab ich sehr gemocht, weil der mich so genommen hat, wie ich war, und mir gezeigt hat, wie man Beete anlegt.«

»Ja, wie hieß der Gärtner denn? Und wo würden Sie ihn hinstellen?«

»Moment, wie hieß der, ich glaube Höger – ja, Herr Höger. Der wäre dann hier so in meinem Rücken. Den hab ich geliebt, aber der ist schon lange gestorben.«

»Ja, Herr Höger gehört dann ja auch mit ins Bild. – Hatten Sie wohl auch Haustiere, die wichtig für Sie waren?«

»Ja, der Hund hier in der Kiste ist mir schon aufgefallen, aber wir hatten keinen. Ich hatte ganz früher nur ein Meerschweinchen.«

»Ja, und wie ist das jetzt mit den unterschiedlichen Abständen? Dicht zusammen heißt enge Beziehung, weiter weg heißt eher lockerer Kontakt oder nicht so feste Bindung.«

Frau T. überprüft noch einmal und sagt: »Nee, so war das damals. Vielleicht meine Eltern noch ein bisschen weiter auseinander.«

»Gut, und wenn dann alle wichtigen Personen hier jetzt so stehen: wer hatte denn eigentlich das Sagen zu Hause?«

Oder:

»Wie ging es eigentlich zu, wenn es etwas zu klären gab in Ihrer Fami-

lie? Wie war der Stil der Auseinandersetzung? Eher laut und direkt oder eher ›diplomatisch‹?«

Oder:

»Jetzt haben Sie sich und Ihren Vater auf die eine Seite gestellt und Ihre Mutter mit dem älteren Bruder auf die andere. Benno eher in die Mitte, als wenn er immer so hin- und herguckt. War das so damals?«

Und schon ist man »mittendrin« in Familiengeschichte, -dynamik und -mythologie.

Anschlusspunkte zur Vertiefung, zur weiteren Reflexion über Bindungen, Konfliktbewältigung, Erziehungsmethoden, Anerkennung, Geben und Nehmen oder zum anschließenden Aufstellen der damaligen Wunschvorstellung oder möglicher Zukunftsvisionen gibt es viele.

Hilfreich ist, bei der folgenden Aufarbeitung des Familienbildes eine konkrete, vielleicht schon vorher gemeinsam verabredete Fragestellung im Auge zu behalten:

»Wie ging es Ihnen damals?« (»Mein Gefühl in der Welt«)

»Wer steht für welchen → Glaubenssatz?« (S. 85)

»Wer hat mit wem am meisten gesprochen in Ihrer Familie? Wer hatte zu wem ›den besten Draht‹?« (Hierarchien, Koalitionen, Außenseiter etc.)

Oft (er)öffnet die einfache Frage den Austausch: *»Was sehen Sie da jetzt? Was fällt Ihnen auf? Was scheint Ihnen wichtig zu sein?«*

Frau T. sagt nüchtern: »Ganz schön zerrissene Bande, denn eigentlich hatten sich meine Eltern nicht mehr viel zu sagen. Da habe ich mich auf die Seite meines Vaters geschlagen, um ihn zu stützen. Viel geredet hat der aber auch nicht. Das konnte ich gut mit Herrn Höger, der hat mich irgendwie verstanden.«

Herr T. hat das Aufstellen seiner Schwiegerfamilie aufmerksam beobachtet. Ganz am Schluss fragen wir auch ihn nach seinen Eindrücken.

Besonders spannend, dynamisch und zum Austausch anregend ist das Aufstellen »über Kreuz«.

Die Einstiegsfrage dazu wäre: *»Herr T., Sie kennen ja die Familie Ihrer Frau auch sehr gut. Was meinen Sie, wie Ihre Frau ihre Familie mit* *diesen Figuren aufstellen würde? Wollen Sie es mal versuchen, ohne dass Ihre Frau eingreift?«*

Anfangs flachst Frau T. noch: »Na, dann komm du mir nach Hause...«, danach ist sie aber voll des Lobes: »Ich wusste gar nicht, dass du uns so gut kennst. Das hätte ich ja fast genauso gemacht. Und unseren Gärtner kanntest du ja gar nicht.«

Wenn Familien in die Beratung kommen, erweitert sich die Zahl der potenziellen Aufsteller.

Bewährt hat sich dann die Frage. »*Was meint ihr, was meinen Sie, wer die Familie am besten kennt? Der könnte das ja dann mal versuchen.*«

Oder Sie bitten das sogenannte »Problemkind« um die Aufstellung, denn nicht nur Eltern finden es oft sehr spannend und informativ, zu erfahren, wie ihre Kinder die Familie erleben.

Auch kann zum Beispiel im Vorgriff eine »Auszeit« eines Familienmitgliedes (Klinikaufenthalt, Austauschjahr, Dienstreisen) am Familienbrett mit einem »Kunstgriff« durchlebt werden, in dem die entsprechende Figur außerhalb der Umrandung gestellt oder vom Tisch genommen wird.

Oder eine neue Figur wird eingeführt, die »das Problem« verkörpert (→Externalisierung, S. 182).

Und was passiert, wenn diese Figur dann »vom Platz gestellt wird«?

Spannend!

Von Familien wird das Angebot, zum Abschluss ein Polaroid-Bild von der oder den Aufstellung/en zu machen und mitnehmen zu können, besonders gerne angenommen – »fürs Familienarchiv«.

Dann bleibt nur noch eine Frage übrig: Wer räumt die lebendig gewordenen Figuren wieder ein?

Klarer Fall: Der oder die Aufstellende, der sie zum Leben erweckt hat.

»Und tschüss, bis zum nächsten Mal.«

Kurt Ludewig und Ulrich Wilken (Hg.): Das Familienbrett – ein Verfahren für die Forschung und Praxis mit Familien und anderen sozialen Systemen. Göttingen u.a., Hogrefe Verlag, 2000

Unter www.haus-lindenhof.de bietet die Stiftung Haus Lindenhof, Träger von Einrichtungen für behinderte und alte Menschen in Schwäbisch Gmünd, den praktischen Familien-System-Koffer an.

Familienwappen: Fleißige Adler und stumme Maulwürfe

»Nun habe ich noch folgende Idee für Sie: In jeder Familie gibt es ja zahlreiche Werte und Traditionen und Geschichten und Erfolge. Und es lohnt sich, darüber nachzudenken, welche in unserer eigenen, in Ihrer Familie, die Sie gegründet haben, oder der Familie, aus der Sie kommen, vorgeherrscht haben bzw. vorherrschen. Welche Werte haben sich durchgesetzt, was ist überliefert worden an Familientradition, was muss bewahrt werden?

Welche Familien-Sätze fallen Ihnen ein? Zum Beispiel: ›Wer hart arbeitet, muss auch respektiert werden.‹ Oder: ›Was in unserer Familie passiert, geht niemanden etwas an.‹ Und nun stellen Sie sich vor, dies alles könnten Sie in einem Familienwappen symbolisieren.

Was fiele Ihnen da ein? Wollen Sie es einmal aufmalen? Papier und Filzstifte sind genug für alle da.«

Und dann könnten entweder die anwesenden Familienmitglieder ihr »individuell gefühltes Familienwappen« auf einzelne Bögen zeichnen, oder das Paar malt jeweils das Wappen der beiden Herkunftsfamilien und kommt im Anschluss daran ins Gespräch.

Als »Sahnehäubchen« im Familienwappen kann dann noch ein Leitspruch gefunden und ergänzt werden, der die Grundregel der Familie illustriert:

Ein feste Burg ist unser Gott
Carpe diem
Ohne Fleiß keinen Preis
Jedem das Seine

»Welcher Satz galt bei Ihnen?«

Familienzeitplan: Wer trifft wann wie auf wen?

»Ich möchte Sie um etwas bitten, was vielleicht hilfreich ist, um mehr über das zu erfahren, wie es in Ihrer Familie ›läuft‹.

Bitte seien Sie so nett und füllen folgenden Zeitplan-Zettel individuell aus, das heißt, jedes Familienmitglied schreibt auf einer der Kopien auf, wo sie bzw. er einen normalen Wochentag verbringt und was er oder sie macht.

Beginnen Sie mit der Zeit, zu der Sie aufstehen, und enden mit dem Zubettgehen.

5.30 Uhr	6.30 Uhr	7.30 Uhr	8.30 Uhr	9.30 Uhr
10.30 Uhr	11.30 Uhr	12.30 Uhr	13.30 Uhr	14.30 Uhr
15.30 Uhr	16.30 Uhr	17.30 Uhr	18.30 Uhr	19.30 Uhr
20.30 Uhr	21.30 Uhr	22.30 Uhr	23.30 Uhr	24.00 Uhr

(Auf der Zeitplan-Kopie ist mehr Platz zwischen den Zeiten.)

Dann muss einer sich die Mühe machen und alle Zettel mit verschiedenfarbigen Stiften auf eine weitere Kopie übertragen.

Dieser Familienzeitplan könnte dann einiges deutlich machen:

Wann sind wir überhaupt in dieser Familie zusammen?
Wann gibt es Paar-Zeit für die Eltern?
Wann habe ich ausschließlich Zeit für mich?
Und:
Wollen wir etwas daran ändern?
Wer wünscht sich was?
Wie hört sich das an? Wenn Sie einverstanden sind, können wir beim nächsten Treffen darüber sprechen. Dann bringen Sie die ausgefüllten Zeitplan-Zettel bitte wieder mit.«

Fotos aus der Familiengeschichte: »Wer hat eigentlich dieses Bild gemacht?«

Vorausgesetzt, die Beratung ist in ruhigeren Fahrwassern, die heftigsten aktuellen Konflikte stehen nicht mehr im Vordergrund und die ersten Rückblicke in die Vergangenheit der Beteiligten (z. B. mit einer →Genogramm-Arbeit, S. 159) sind mit Erkenntnisgewinn verlaufen, können Sie folgenden Vorschlag machen:

»Haben Sie eigentlich noch Bilder aus Ihrer Kinder- und Jugendzeit zu Hause? Es wäre vielleicht interessant, sich noch einmal anzuschauen, wie es der kleinen Hannelore und dem kleinen Gerhard gegangen ist. Dazu sind Fotos von damals mitunter sehr nützlich.«

Manchmal sind die Alben »bei der Mutter in Darmstadt«, zu der der Kontakt abgebrochen ist, oder »vom letzten Umzug noch nicht ausgepackt auf dem Boden«. Schon diese Kommentare können Hinweise zum jeweiligen Verhältnis zur eigenen Vergangenheit geben: »Lass mich bloß in Ruhe mit der alten Zeit.« Oder aber: »Ja, bei uns wurde fleißig geknipst und eingeklebt. Bloß ich selbst habe gar keine Alben.«

Meistens wird, wenn der Funken übergesprungen ist, dass die Rückschau wichtige Erkenntnisse für die heute gelebte Beziehung zeitigen kann, der Vorschlag zur Foto-Sitzung neugierig und gerne aufgegriffen. Dann könnten Sie sagen: *»Und vielleicht schauen Sie mal die alten Alben durch, vielleicht die ersten zehn, zwölf Lebensjahre, und wählen dann fünf bis zehn Einzelfotos aus, die Ihnen entweder besonders lieb geworden sind oder Ihnen besonders wichtig erscheinen, weil sie irgendwie typisch sind oder ein markantes Ereignis abbilden.«*

Und dann kommt die nächste Sitzung…

Manche bringen gleich die ganzen Alben mit, weil alle Bilder fest eingeklebt wurden.

Manche sagen: »Eigentlich gibt es gar keine schönen Bilder von mir, aber ich habe mal ein paar rausgesucht.«

Manche sind schon in einen intensiven Austausch über die Kinderbilder der Partner eingestiegen: »Die hast du mir noch nie richtig gezeigt…«

In der Regel gibt es jedoch reichlich Anschauungsmaterial und eine Auswahl, eine Akzentuierung kann den Prozess eröffnen, zum Beispiel: »*Konnten Sie denn eine ›Hitliste‹ erstellen? Welche Bilder scheinen Ihnen am aussagekräftigsten für die ersten Lebensjahre der kleinen Hannelore?*«

»Dieses Bild von meinem sechsten Geburtstag habe ich eigentlich oft vor Augen. Das war ein wirklich schöner Tag. Das war damals in der Nähe von Bremen bei uns im Garten.«

»*Ja, da strahlen Sie! Wie war das damals an Ihrem sechsten Geburtstag?*«

Fotos eröffnen unmittelbar den Einstieg zum Gespräch. Und zum Austausch über frühe Gefühle und Erfahrungen, zu den »Grundpfeilern der Weltsicht«, zu Prägungen und Verletzungen.

»Ja, und das hier bin ich mit acht, da waren wir gerade in die Stadt gezogen, weil mein Vater eine neue Stelle angenommen hat.«

Fotos bieten sich auch besonders an zu →offenen Fragen (S. 41): »*Wie ging es Ihnen damals? Was verbinden Sie mit diesem Foto, diesem Gesicht? Was sehen Sie darauf? – Oder Ihr Mann? Schauen Sie mal, Herr L., was sehen Sie darauf?*«

Oder auch vertiefend:

»*Wer ist eigentlich nicht auf dem Bild? Wer war damals gerade weg von der Familie? Und wer hat diese Bilder gemacht? Wer hat fotografiert in der Familie? Wie kommt es, dass immer nur Ihr Bruder auf dem Schoß Ihrer Mutter zu sehen ist? Und wie hieß der Hund, der hier auf dem Rasen spielt? Wem gehörte der?*«

Sitzungen mit frühen Fotos sind spannend und lebendig.

Wenn dann tatsächlich die besagten fünf bis zehn Fotos auf dem Tisch versammelt liegen, könnten Sie fragen: »*Jetzt haben Sie uns viel über die kleine Hannelore erzählt. Danke schön. Und wenn Sie sich jetzt noch einmal diese Bilder genau anschauen und überlegen, welches Gefühl Sie jeweils mit ihnen verbinden, welche wären das bei jedem Bild? Wäre das Foto vom sechsten Geburtstag in dem weißen Kleid so etwas wie Glück …?*«

»Ja, und das nach dem Umzug Ohnmacht und Wut. Ich wollte nicht weg von unserem Hof!«

Unwillkürlich tun sich viele »Abfahrten« zu bereits angesprochenen Themen aus Vergangenheit und Gegenwart der aktuellen Beziehung auf, die mit Glück, Ohnmacht und Wut zu tun haben. Besonders hilfreich sind dann auch die Eindrücke, die Herr L. zu den Kinderbildern seiner Frau und den Parallelen, wie er sie heute erlebt, äußert.

Und Frau L. sagt: »Das nächste Mal bin ich aber auch gespannt auf deine Fotoauswahl. Dann musst du eben doch noch mal bei deiner Mutter in Darmstadt anrufen…«

Gefühlssätze ergänzen: Ein bisschen Ordnung schaffen

Vor allem in besonders verwirrenden Situationen, etwa während einer Krise oder nach einer Trennung vom Partner, kann es hilfreich sein, sich seinem »Gefühlschaos« mithilfe einer Satzergänzungs-Übung zu nähern, um es ein wenig zu ordnen.

Dazu verteile ich mitunter folgenden Zettel mit dem Angebot, ihn zu Hause in Ruhe auszufüllen. In der Folgesitzung kann er (muss aber nicht) zur Fortsetzung des Gesprächs dienen.

Bitte ergänzen Sie spontan folgende Sätze:

Ärger:

Ich mag es nicht…
Ich ärgere mich…
Ich bin frustriert…
Ich bin zornig…
Es macht mich wütend…
Ich möchte…

Trauer:

Es verletzt mich…
Ich bin enttäuscht…
Ich bin traurig…

In bin unglücklich…
Ich wünsche mir…

Angst:
Es schmerzt mich…
Ich mache mir Sorgen…
Ich habe Angst…
Ich fürchte…
Ich brauche…

Entschuldigung:
Ich entschuldige mich…
Es ist mir peinlich…
Es tut mir leid…
Ich schäme mich…
Ich bin bereit…

Liebe, Verständnis, Dankbarkeit und Vergeben:
Ich liebe…
Ich schätze…
Ich sehe ein…
Ich verzeihe…
Ich würde gerne…
Ich vertraue…

Genogramm-Arbeit: »Wie viele Geschwister müssen denn hier Platz haben?«

Es ist wie ein wiederkehrendes kleines Ritual ohne rituellen Charakter.

Vor der Sitzung nehme ich aus meinem Ordner zwei weiße Blätter und schreibe oben rechts den Namen, das Datum und die wievielte Sitzung, die gleich beginnt, darauf. Dann nehme ich das erste Blatt der bereits gemachten Aufzeichnungen heraus: das Genogramm.

Das Genogramm liegt ganz oben, auch in meiner persönlichen Rangfolge der Interventionen. Denn wenn Sie mich fragen würden: »Welche der Methoden aus Ihrem Buch finden Sie denn selber am wichtigsten?«, ich würde wohl sagen: »die Genogramm-Arbeit«.

Das ist einfach ein Feld, in dem ich mich – übrigens auch in der Einzeltherapie – sehr gerne bewege.

Ich empfehle also sehr, sich der unten genannten Literatur zu widmen. Schon deshalb, weil ich hier aus Platzgründen kaum auf die spannenden Inhalte der Genogramm-Arbeit eingehen kann, sondern mich auf das Vorgehen bei der Datenerhebung beschränke.

»Unter einem Genogramm verstehen wir die Darstellung eines Familienstammbaums, der – über mindestens drei Generationen hinweg – die vielfältigsten Informationen über die Mitglieder einer Familie und ihre Beziehungen enthält. Genogramme zeichnen in grafischer Form Informationen über eine Familie auf, ermöglichen einen raschen Überblick über komplexe Familienstrukturen und bilden eine reichhaltige Quelle zur Hypothesenbildung sowohl über die Verknüpfung eines klinischen Problems mit der Familienstruktur als auch über die historische Entwicklung dieser Struktur und der damit verbundenen Probleme.«

So bringt Monica McGoldrick, eine Pionierin der Genogramm-Arbeit, diese Methode auf den Punkt.

Der (selbst gebastelte) Genogramm-Vordruck liegt also während der Sitzung immer griffbereit, und ich ergänze in den ersten Gesprächen die unsystematisch kommenden Informationen zu den Familienmitgliedern in drei Generationen darauf, um diese einerseits übersichtlich zu machen und zudem ein Gefühl für das Lebensgefühl, für die »Themen« in den jeweiligen Herkunftsfamilien zu bekommen.

Diese Informationen sind die Grundlage für die spätere gemeinsame Entdeckungsreise zu den Zusammenhängen von Vergangenheit und Gegenwart und können auf unterschiedliche Weise erhoben und dokumentiert werden.

Wir haben folgende Varianten ausprobiert:

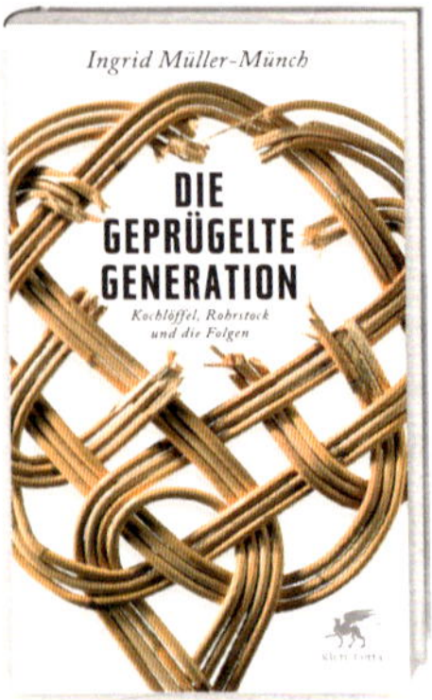

Ingrid Müller-Münch
Die geprügelte Generation
Kochlöffel, Rohrstock und die Folgen

284 Seiten, gebunden mit Schutzumschlag
€ 19,95 (D). ISBN 978-3-608-94680-2
Erscheint am 22. Februar 2012

Ein Großteil der deutschen Nachkriegskinder ist ins Leben hineingeprügelt worden. Wie kam es dazu, dass Eltern zu Teppichklopfer oder gar Rohrstock griffen? Was wurde aus diesen Kindern, die lange Jahre ihres Lebens mit dem Gefühl durch die Welt gingen: Die Eltern mögen mich nicht, ich bin ein Nichts!

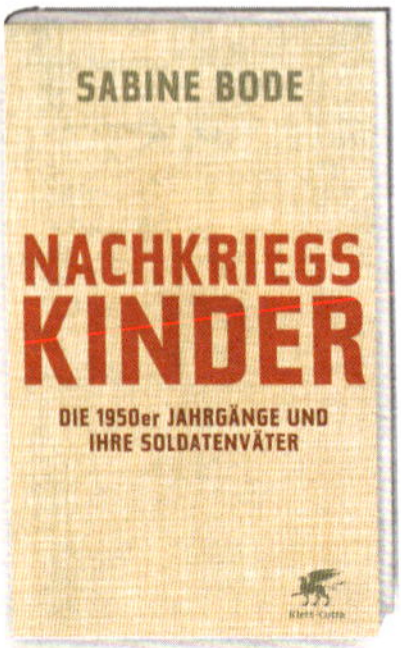

Nachkriegskinder
Die 1950er Jahrgänge und ihre Soldatenväter

302 Seiten, gebunden mit Schutzumschlag
€ 19,95 (D). ISBN 978-3-608-94678-9

Die Nachkriegskinder wurden in Familien hineingeboren, auf denen Kriegserlebnisse und Erfahrungen von Gefangenschaft, Vertreibung und Schuld lasteten. Wie hat sich all das auf die eigenen Lebensmuster ausgewirkt?
Das Buch hilft den Angehörigen dieser Generation, die Ungereimtheiten im eigenen Lebenslauf zu verstehen und für sich neue Ressourcen zu entdecken.

Viele Bücher sind auch als E-Books erhältlich.
Infos unter www.klett-cotta.de/ebooks

Cordelia Fine
Die Geschlechterlüge
Die Macht der Vorurteile
über Mann und Frau

ca. 447 Seiten, Klappenbroschur,
Lesezeichen
ca. € 21,95 (D). ISBN 978-3-608-94735-9
Erscheint am 15. März 2012

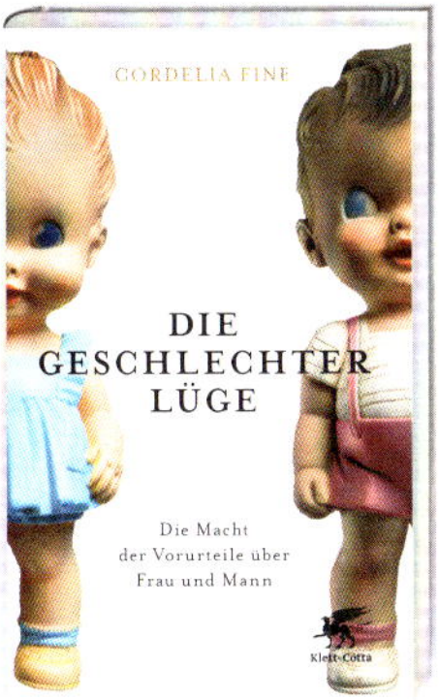

Der erste Frontalangriff auf populäre Geschlechtermärchen

Frauen können nicht einparken und Männer nicht zuhören. Diese Überzeugung gehört wie viele weitere zu unserem Alltag. Die Neurowissenschaftlerin Cordelia Fine räumt unterhaltsam und scharfsinnig mit diesem Mythos auf. Vergessen Sie alles, was sie je über männliche und weibliche Gehirne gehört haben.

Barbara Stambolis
Töchter ohne Väter
Frauen der Kriegsgeneration und ihre
lebenslange Sehnsucht

Mit einem Nachwort von Jürgen Reulecke
ca. 270 Seiten, broschiert, ca. 8 Fotos
ca. € 24,95 (D). ISBN 978-3-608-94724-3
Erscheint am 15. März 2012

Für betroffene »Kriegskinder«, aber auch für alle, die mit älteren Menschen arbeiten

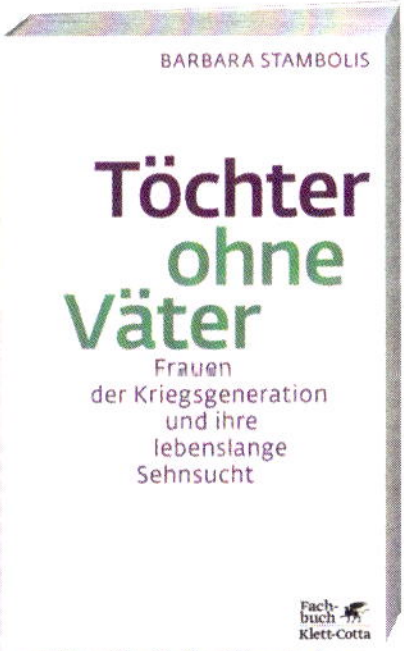

Frauen, die kriegsbedingt ohne Väter aufgewachsen sind, wollen die Auswirkungen ihrer Vaterlosigkeit verstehen. Die Autorin analysiert das Lebensgefühl dieser »ganzen halben« Generation. Das Verständnis dieser tiefen Sehnsucht kann therapeutisch wegweisend sein und den vaterlosen Töchtern helfen, positive Perspektiven für ihr Leben im Alter zu entwickeln.

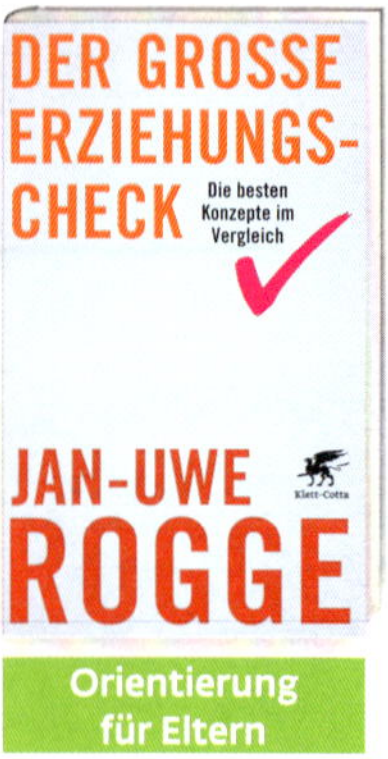

Jan-Uwe Rogge
Der große Erziehungs-Check
Die besten Konzepte im Vergleich

ca. 240 Seiten, gebunden mit Schutzumschlag
ca. € 18,95 (D). ISBN 978-3-608-94536-2
Erscheint am 23. Mai 2012

Deutschlands bekanntester Erziehungsexperte stellt die wichtigsten Erziehungshaltungen und Programme vor und erläutert ihre Vor- und Nachteile – angefangen mit der partnerschaftlichen Erziehung Dreikurs' über das Gordon-Familientraining, die Laissez-faire-Erziehung hin zu Bernhard Buebs Ansatz der Disziplin und zur Super Nanny.

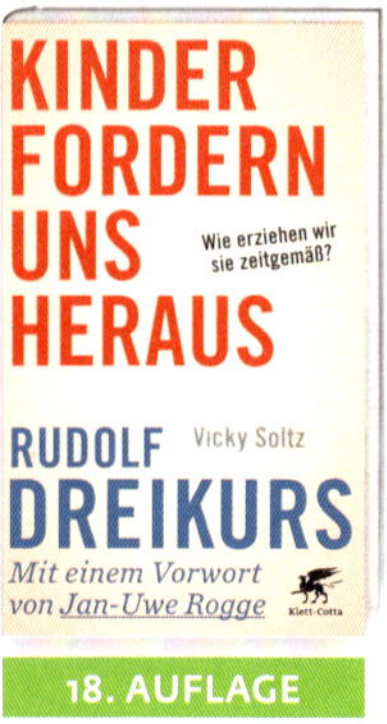

Rudolf Dreikurs, Vicki Soltz
Kinder fordern uns heraus
Wie erziehen wir sie zeitgemäß?

Mit einem Vorwort von Jan-Uwe Rogge,
aus dem Englischen von Erik A. Blumenthal
18. Auflage 2012. 366 Seiten, broschiert
€ 14,95 (D). ISBN 978-3-608-94604-8

Das Buch ist ein kompetenter Ratgeber bei ganz konkreten Alltagsproblemen. Anhand von 34 Erziehungsprinzipien werden Eltern und Lehrer dazu ermutigt, weniger direkten Einfluss auf Kinder und Jugendliche zu nehmen und ihnen mehr Autonomie zuzubilligen. Dem Buch liegen die Auffassungen von Alfred Adler zugrunde, wonach Kinder die Konsequenzen ihres Handelns selbst spüren müssen.

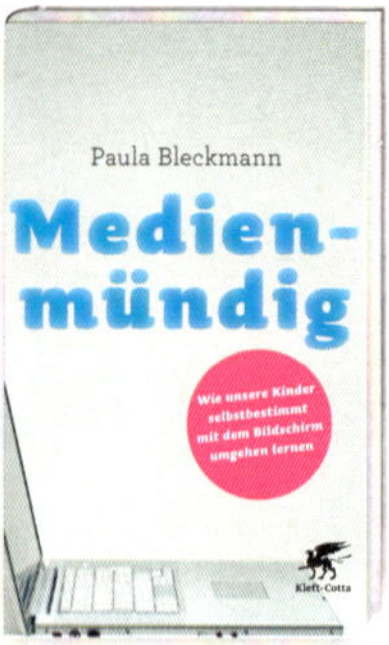

Paula Bleckmann
Medienmündig
Wie unsere Kinder selbstbestimmt mitdem Bildschirm umgehen lernen

ca. 240 Seiten, Klappenbroschur
ca. € 17,95 (D). ISBN 978-3-608-94626-0
Erscheint am 22. Februar 2012

Zu früher Medienkonsum führt in die Abhängigkeit, nicht in die Mündigkeit. Wie Kinder mit Unterstützung ihrer Eltern medienmündig statt süchtig werden, vermittelt die Medienpädagogin Paula Bleckmann.

Rainer Sachse, Annelen Collatz

Wie ruiniere ich meine Karriere – und zwar systematisch

ca. 160 Seiten, Klappenbroschur
ca. € 13,95 (D). ISBN 978-3-608-94707-6
Erscheint am 15. März 2012

Überlegen Sie es sich gut: Wenn Sie der berufliche Erfolg verwöhnt, stehen Sie oben auf der Karriereleiter ganz allein! Wollen Sie das wirklich? Damit es erst gar nicht so weit kommt, helfen wir Ihnen gern beim sicheren und vor allem schnellen Abstieg.

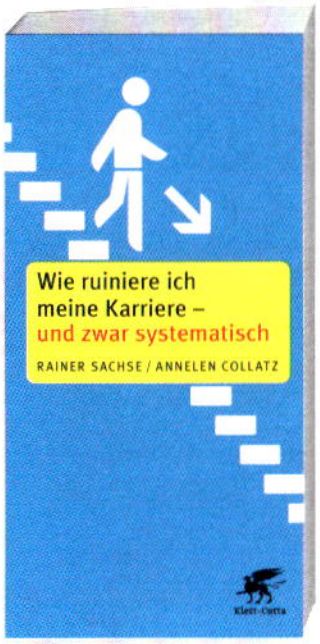

Halko Weiss, Michael E. Harrer, Thomas Dietz

Das Achtsamkeits-Übungsbuch

Für Beruf und Alltag

mit zwei CDs
ca. 150 Seiten, gebunden
ca. € 19,95 (D). ISBN 978-3-608-94709-0
Erscheint am 15. März 2012

Immer mehr Menschen entdecken den Wert der Achtsamkeit für ihr persönliches Wohlbefinden. Wer direkt in die Praxis einsteigen will, findet hier eine Vielzahl an meditationsartigen Achtsamkeitsübungen, die sich leicht im Alltag, zu Hause und am Arbeitsplatz umsetzen lassen.

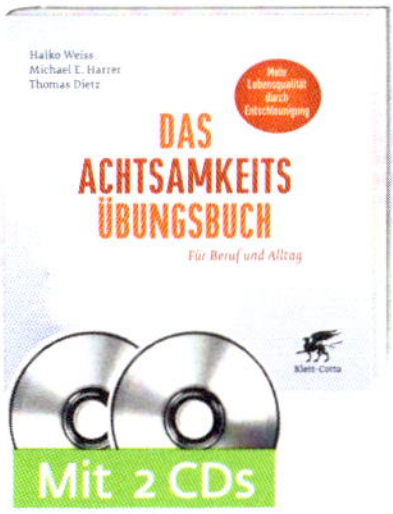

Julia Ross

Was die Seele essen will

Die Mood Cure

Aus dem Amerikanischen von Julia Höfer und Swantje Künckeler
Mit einem Vorwort von Monika Reif-Wittlich, Fachberatung Dr. Edgar Friederichs
432 Seiten, broschiert
€ 14,95 (D). ISBN 978-3-608-94710-6
Erscheint am 24. Januar 2012

Viele Menschen leiden unter Ängsten, Stress, Essstörungen oder an Stimmungsproblemen bis hin zu Depressionen. Mit ausgewogener Ernährung und der gezielten Zufuhr von Nahrungsergänzungsmitteln können wir unsere seelische Gesundheit zurückgewinnen.

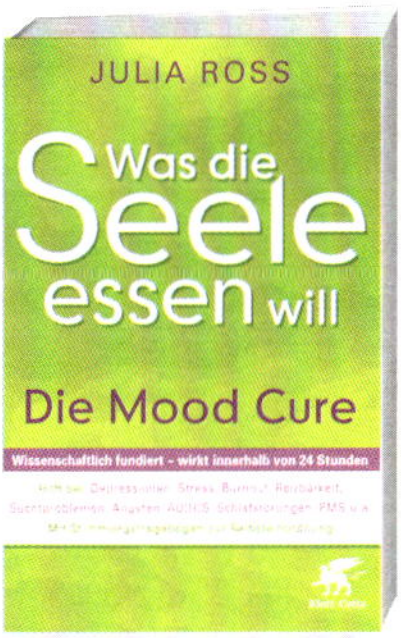

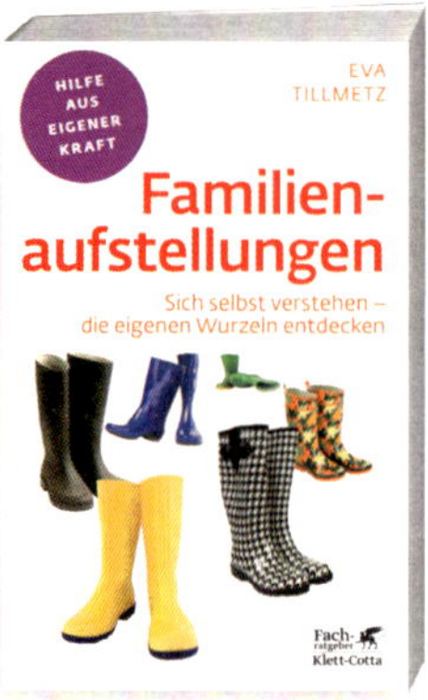

Eva Tillmetz
Familienaufstellungen
Sich selbst verstehen – die eigenen Wurzeln entdecken

ca. 170 Seiten, 10 Abbildungen, broschiert
ca. € 16,95 (D). ISBN 978-3-608-86112-9
Erscheint am 15. März 2012

Mit vielen Tipps

Eva Tillmetz beantwortet in diesem kompetenten Fachratgeber alle grundlegenden Fragen und erklärt, worauf bei der Auswahl aus dem großen Angebot zu achten ist. Für alle, die mehr über sich und ihre Herkunftsfamilie erfahren möchten. Das Buch enthält viele Übungen, praktische Hinweise und Beispiele.

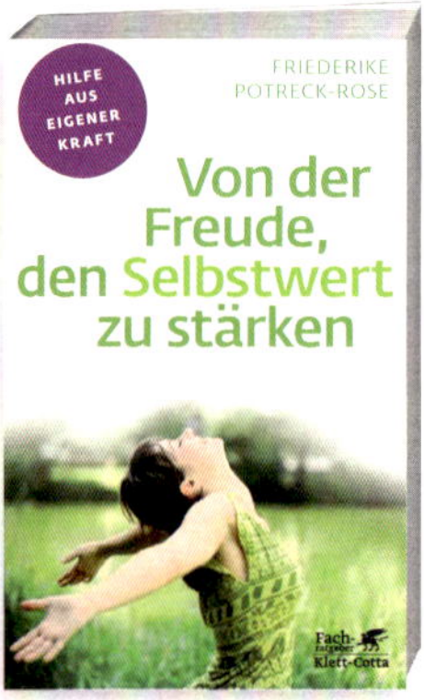

Friederike Potreck-Rose
Von der Freude, den Selbstwert zu stärken

7. Auflage 2011. 127 Seiten, broschiert
€ 12,95 (D). ISBN 978-3-608-86111-2

Gehen Sie auf Entdeckungsreise zu sich selbst

»Dieses überaus praktisch orientierte und interessant geschriebene Buch kann jeder selbsterfahrungsorientierten Person ans Herz gelegt werden.« Handbuch für ErzieherInnen

»… Potreck-Rose ist es auf einzigartige Weise gelungen, psychologische Theorien allgemein verständlich darzulegen und mit praktischen Übungen zu versehen, die leicht in den Alltag integriert werden können.« Verhaltenstherapie

Viele Bücher sind auch als E-Books erhältlich.
Infos unter www.klett-cotta.de/ebooks

Sibylle Tobler

Neuanfänge – Veränderung wagen und gewinnen

3. AUFLAGE

3. Auflage 2011. 176 Seiten, broschiert
€ 14,95 (D). ISBN 978-3-608-86105-1

»Ein Leitfaden für den Neustart. Sibylle Tobler beschreibt, wie man bei einem Neuanfang die ersten Schritte geht, wie sich Stolpersteine vermeiden lassen und wie man mit Veränderungen wachsen kann. Ein echter Mutmacher!« Emotion

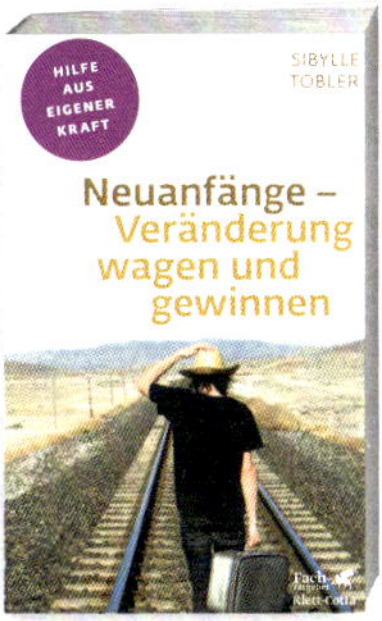

Dagmar Ruhwandl

Erfolgreich ohne auszubrennen

Das Burnout-Buch für Frauen

5. AUFLAGE

5. Auflage 2011. 131 Seiten, broschiert
€ 14,95 (D). ISBN 978-3-608-86116-7

»Ruhwandl geht auf drei zentrale Prinzipien weiblicher Burn-out-Prävention ein: Grenzen schneller erkennen, effektiver regenerieren und häufiger delegieren. ... Das Buch eignet sich sowohl zur eigenen Lektüre als auch zum Weiterschenken...« Eva Tezner, Psychologie Heute

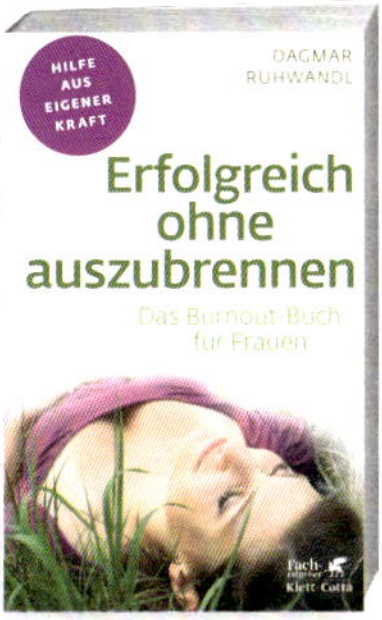

Hanne Seemann

Selbst-Herrlichkeits-Training für Frauen

... und schüchterne Männer

4. AUFLAGE

4. Auflage 2011. 93 Seiten, broschiert, inkl. CD mit Übungen (Laufzeit ca. 40 Minuten)
€ 14,95 (D). ISBN 978-3-608-86113-6

»... Was Sie für den überzeugenden Auftritt brauchen, lesen Sie im neuen Buch von Hanne Seemann.« woman

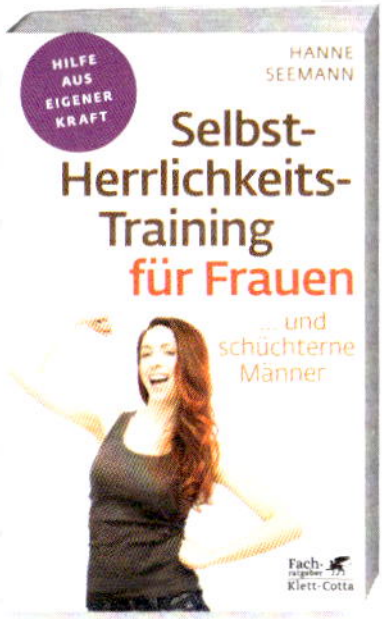

Diana Drexler

Gelassen im Stress

Bausteine für ein achtsameres Leben

4. AUFLAGE

4. Auflage 2011. 160 Seiten, broschiert
€ 14,95 (D). ISBN 978-3-608-86114-3

»Zahlreiche Übungen helfen beim ›Entrümpeln‹ des eigenen Lebensstils.« Gesund & Leben

»Mit Übungen und vielen Infos kann jeder seine ureigensten Stressauslöser herausfiltern und persönliche Lösungswege aus der Stressfalle erproben.« Gesundheit heute

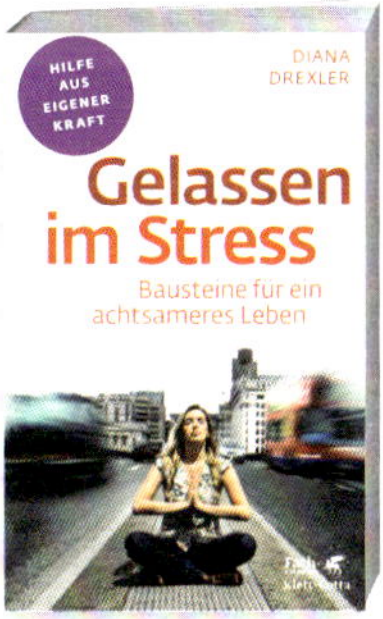

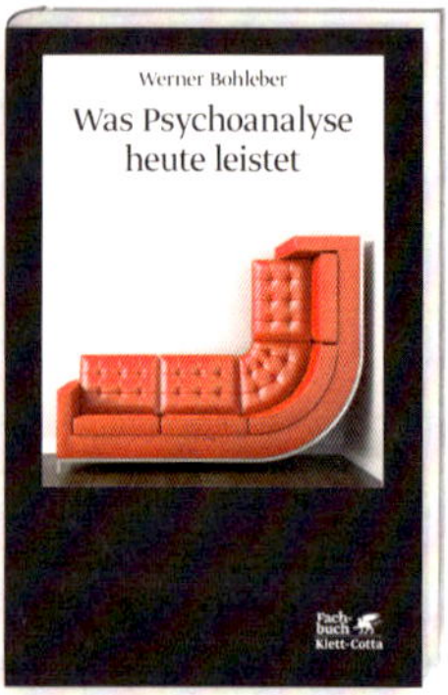

Werner Bohleber

Was Psychoanalyse heute leistet

Identität und Intersubjektivität, Trauma und Therapie, Gewalt und Gesellschaft

Mit einem Vorwort von Peter Fonagy
ca. 280 Seiten, gebunden mit Schutzumschlag
ca. € 34,95 (D). ISBN 978-3-608-94725-0
Erscheint am 23. April 2012

Vom Herausgeber der PSYCHE

Werner Bohleber zeigt, wie die Psychoanalyse auf die Individualisierungs- und Demokratisierungsprozesse in den westlichen Gesellschaften reagiert. Er betont ihre Fähigkeit, Antisemitismus, Nationalismus, religiösen Fundamentalismus und die daraus entstammende Gewalttätigkeit und den Terrorismus zu erklären.

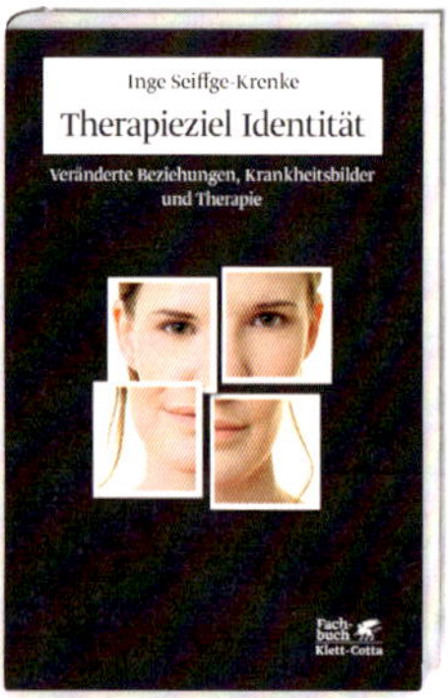

Inge Seiffge-Krenke

Therapieziel Identität

Veränderte Beziehungen, Krankheitsbilder und Therapie

ca. 250 Seiten mit ca. 10 s/w-Abbildungen und Grafiken, gebunden
ca. € 32,95 (D). ISBN 978-3-608-94730-4
Erscheint am 15. März 2012

Neue therapeutische Antworten

In der Psychotherapie finden sich zunehmend mehr – jüngere und ältere – Patienten mit Identitätsstörungen. Für diese ist die Arbeit mit Identität(en) das vordringliche Therapieziel. Inge Seiffge-Krenke analysiert diese Entwicklungen und ihre Ursachen und beschreibt, wie die therapeutischen Konsequenzen aussehen können. Mit vielen konkreten Bezügen, z. B. Identitätsprobleme von »Ausländern« in Deutschland oder falsche Identitäten in sozialen Netzwerken.

Viele Bücher sind auch als E-Books erhältlich.
Infos unter www.klett-cotta.de/ebooks

Karl Heinz Brisch (Hrsg.)
Bindungen – Paare, Sexualität und Kinder

2011. 294 Seiten, gebunden mit Schutzumschlag
€ 37,95 (D). ISBN 978-3-608-94717-5

Wie entstehen echte Liebesbeziehungen? Welchen Einfluss hat die Bindungsqualität auf Sexualität, Partnerschaft der Eltern und auf die Entwicklung der Kinder? Wie wirken sich Trennungen des Elternpaares auf die Bindungsfähigkeit der Kinder aus? Wie verarbeiten Eltern den Verlust eines Kindes?

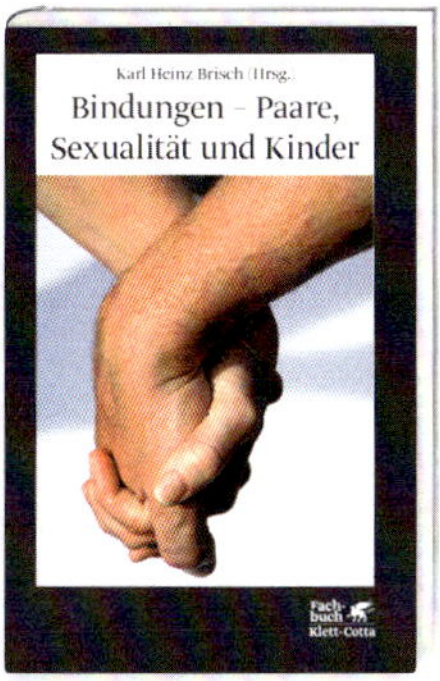

Alles über Bindung und Liebe

Jeremy Holmes
Sichere Bindung und Psychodynamische Therapie

Mit einem Vorwort von Klaus Grossmann
Aus dem Englischen von Tobias Nolte
ca. 250 Seiten, gebunden
ca. € 32,95 (D). ISBN 978-3-608-94684-0
Erscheint am 23. April 2012

Wie kann Bindungstheorie dazu beitragen, therapeutische Prozesse besser zu verstehen? Warum nützt das den Patienten? Jeremy Holmes stellt das Mentalisierungskonzept vor und untersucht wichtige Komponenten einer effizienten therapeutischen Arbeit.

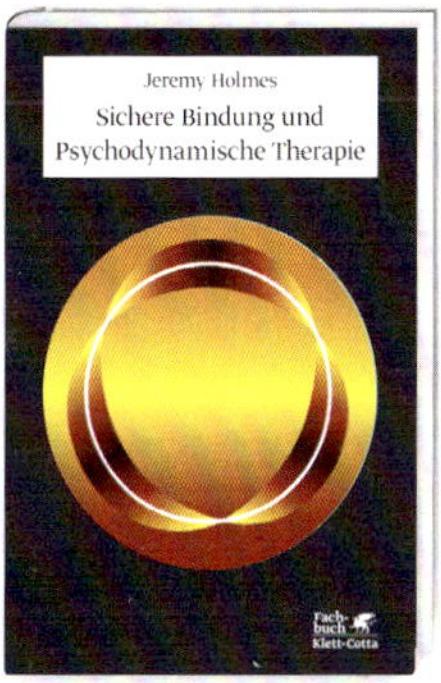

Auf empirische Befunde gestützt

Theodor Hellbrügge/
Burkhard Schneeweiß (Hrsg.)
Kinder im Schulalter
Verhaltensstörungen – Lernprobleme – Normabweichungen

Sozialpädiatrie aktuell
2011. 208 Seiten, gebunden mit Schutzumschlag
€ 32,95 (D). ISBN 978-3-608-94723-6

Das Buch beantwortet Fragen zum Umgang mit unruhigen Kindern, mit »Risikokindern« oder Kindern mit chronischen Erkrankungen: Wie sind Lernschwierigkeiten zu beheben, Normabweichungen zu integrieren und Verhaltensauffälligkeiten zu minimieren? Welche Konsequenzen ergeben sich für Prävention und Behandlung?

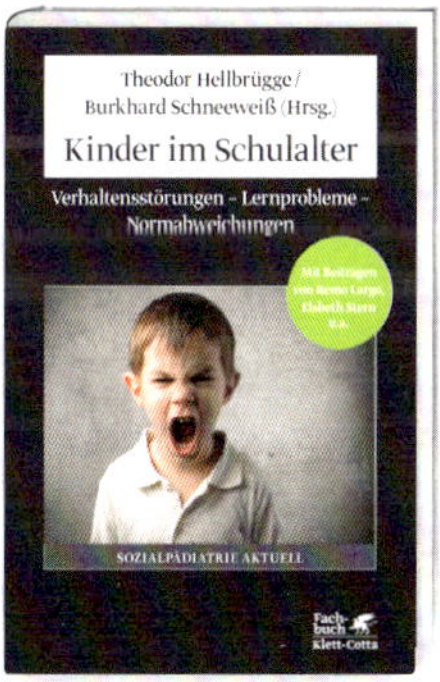

Mit Beiträgen von Remo Largo und Elsbeth Stern

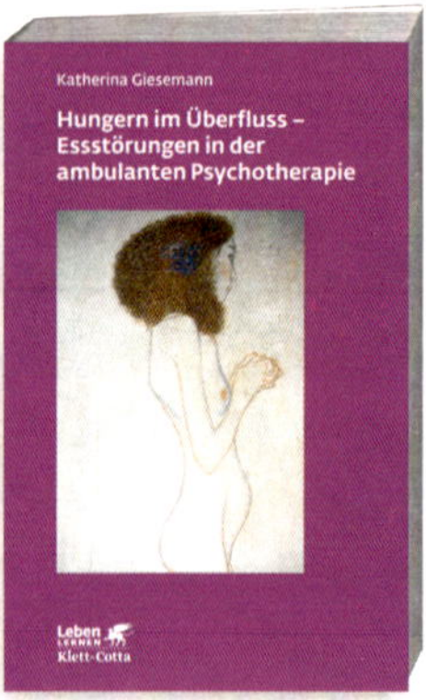

Katherina Giesemann
Hungern im Überfluss – Essstörungen in der ambulanten Psychotherapie

ca. 250 Seiten, broschiert
ca. € 26,95 (D). ISBN 978-3-608-89121-8
Erscheint am 15. März 2012

Effektiver Leitfaden für eine komplexe Störung

Niedergelassene PsychotherapeutInnen wissen es: Ambulante Psychotherapie mit essgestörten PatientInnen erfolgreich zu gestalten heißt, viele Aspekte im Auge zu behalten. Das Buch versammelt als einzigartiger Praxisleitfaden alle wichtigen Themengebiete und Therapieansätze aller »therapeutischen Schulen«.

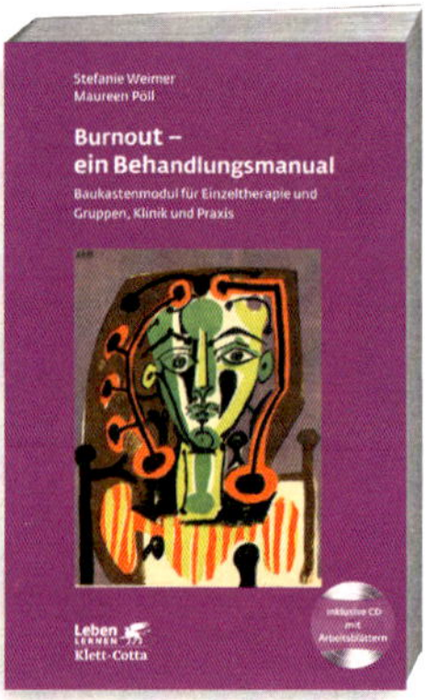

Stefanie Weimer, Maureen Pöll
Burnout – ein Behandlungsmanual
Baukastenmodul für Einzeltherapie und Gruppen, Klinik und Praxis

ca. 230 Seiten, broschiert, inkl. CD mit Arbeitsblättern
ca. € 26,95 (D). ISBN 978-3-608-89123-2
Erscheint am 15. März 2012

Erfahrenes Autorenteam

Das erste Behandlungsmanual für Burnout-Patienten hat nicht primär das schnelle »wieder Funktionieren« zum Ziel. Vielmehr unterstützt es Betroffene darin, ihre Grenzen zu akzeptieren und bisherige Werte überdenken zu lernen sowie ein gesünderes Maß von An- und Entspannung zu leben.

- Das erste Behandlungsmanual, welches genau auf das Krankheitsbild abgestimmt ist
- Setzt an den Ursachen an statt schnellem »Wieder-fit-machen«

Viele Bücher sind auch als E-Books erhältlich.
Infos unter www.klett-cotta.de/ebooks

Roland Weber
Navigieren auf Sichtweite – Prozesssteuerung in der Paartherapie
Ein Handbuch für die Praxis

ca. 250 Seiten, broschiert
ca. € 26,95 (D). ISBN 978-3-608-89125-6
Erscheint am 23. April 2012

Paartherapie wirkt auf vielfache Weise. Klärungsbedürftig ist nach wie vor die Frage, wie der Therapeut den therapeutischen Prozess steuert. Die Antwort heißt: navigieren auf Sichtweite. Ein Plädoyer für mehr Reflexion und Steuern im komplexen therapeutischen Handeln – mit vielen praktischen Anregungen und Beispielen.

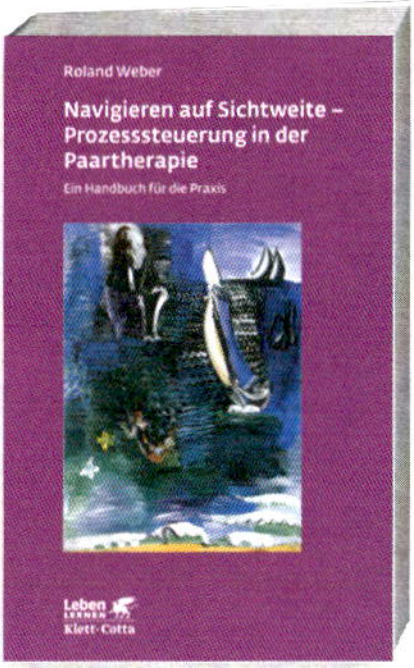

methodenunabhängig

Björn Riegel, Wilhelm Gerl
Nachhaltige Raucherentwöhnung mit Hypnose
Therapie-Manual für Einzelne und für Gruppen

ca. 200 Seiten, broschiert
ca. € 22,95 (D). ISBN 978-3-608-89126-3
Erscheint am 15. März 2012

Mit dem eigenen Unbewussten im Bunde kann es auch stark Nikotinabhängigen gelingen, das Rauchen aufzugeben. Das »SmokeX®«-Programm und das hypnotherapeutische Gruppenmanual zeigen Schritt für Schritt, wie Therapeuten vorgehen.

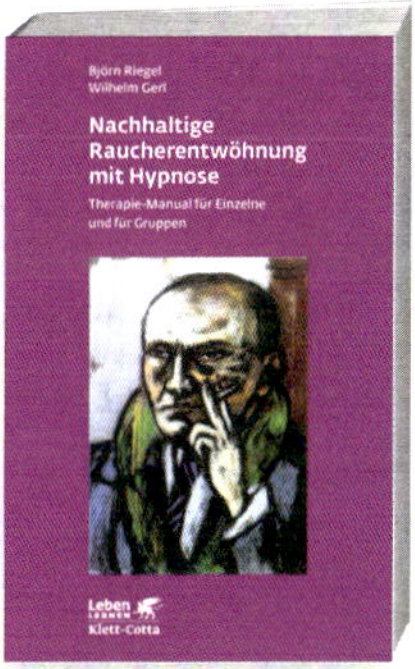

Nachgewiesen: Das Programm wirkt!

Diana Drexler
Das integrierte Stressbewältigungsprogramm ISP
Manual und Materialien für Therapie und Beratung

3., vollständig überarbeitete Neuauflage
ca. 280 Seiten, broschiert, inkl. CD mit Arbeitsblättern
ca. € 29,95 (D). ISBN 978-3-608-89124-9
Erscheint am 23. April 2012

Die dritte, überarbeitete Auflage enthält die jetzt aktuelle, mit neurowissenschaftlichen Erkenntnissen fundierte Theorie zur Stressentstehung und -aufrechterhaltung. In der Folge werden auch Übungen aus dem Praxisteil angepasst.

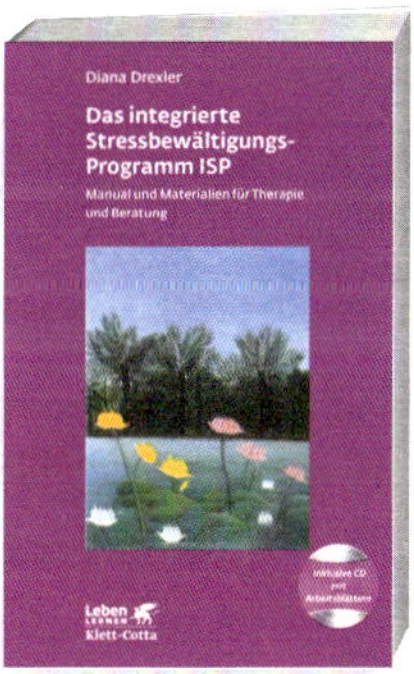

Bewährt und gut eingeführt

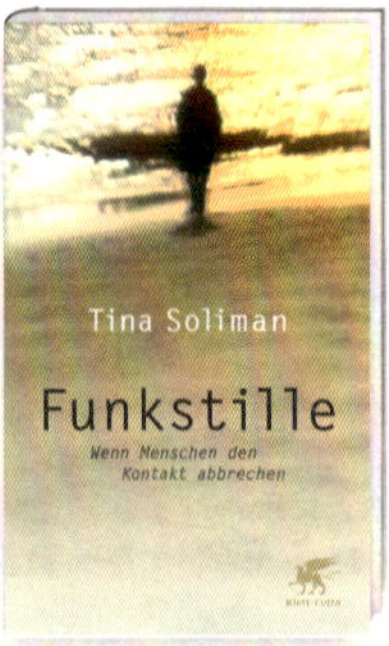

Tina Soliman

3. AUFLAGE

Funkstille

Wenn Menschen den Kontakt abbrechen

196 Seiten, gebunden mit Schutzumschlag
€ 17,95 (D). ISBN 978-3-608-94562-1

Nahe Verwandte oder Partner brechen plötzlich jeglichen Kontakt ab, sie reagieren nicht und sind unerreichbar. Mit viel Einfühlungsvermögen spürt Tina Soliman die Hintergründe der »Funkstille« auf.

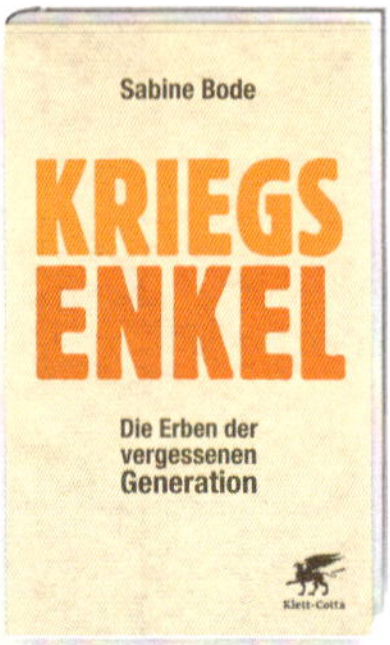

Sabine Bode

8. AUFLAGE

Kriegsenkel

Die Erben der vergessenen Generation

304 Seiten, gebunden mit Schutzumschlag
€ 21,95 (D). ISBN 978-3-608-94550-8

SAFE® vermittelt Eltern die notwendige Sicherheit für den Umgang mit ihrem Baby. Sie lernen, feinfühlig auf die Signale ihres Kindes zu reagieren. Dadurch entwickeln die Babys eine sichere Bindung.

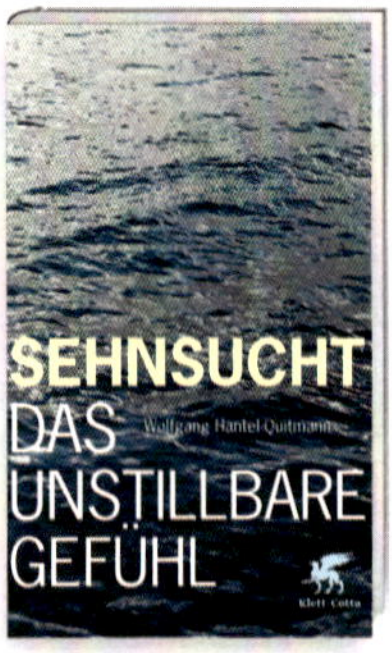

Wolfgang Hantel-Quitmann

Sehnsucht

Das unstillbare Gefühl

239 Seiten, gebunden mit Schutzumschlag
€ 19,95 (D). ISBN 978-3-608-94679-6

Sehnsucht ist wunderbar und gefährlich! Sie kann die Menschen zu mutigen Veränderungen verführen, zu bedeutsamen Lebensentscheidungen verleiten, sie kann romantische Beziehungen stiften, wilde Leidenschaften entfachen oder persönliche Entwicklungen beflügeln.

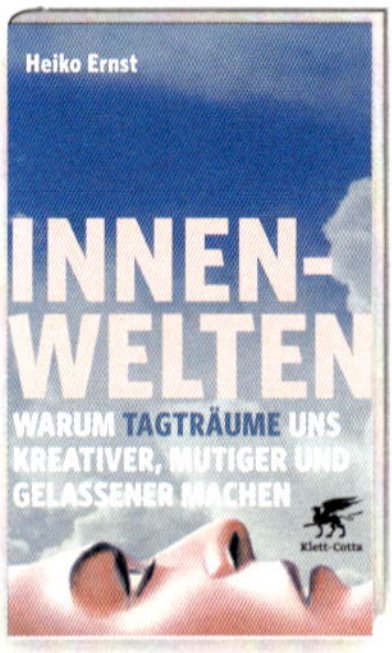

Heiko Ernst

Innenwelten

Warum Tagträume uns kreativer, mutiger und gelassener machen

239 Seiten, gebunden mit Schutzumschlag
€ 19,95 (D). ISBN 978-3-608-94675-8

Sie sind weder überflüssig noch Zufallsprodukte, sondern bedeutsam für die innere Balance, für Kreativität im Beruf und das Planen und Handeln in der realen Welt. In den alltäglichen Bewusstseinsstrom einzutauchen heißt, unsere ureigenen Wünsche und Ziele besser kennenzulernen.

Gerhard Roth
Bildung braucht Persönlichkeit
Wie Lernen gelingt

3. AUFLAGE

355 Seiten, gebunden mit Schutzumschlag
€ 19,95 (D). ISBN 978-3-608-94655-0

Gerhard Roth – der wichtigste lebende deutschsprachige Naturwissenschaftler – erklärt in seinem Buch, wie erfolgreiche Bildung und Weiterbildung funktionieren.

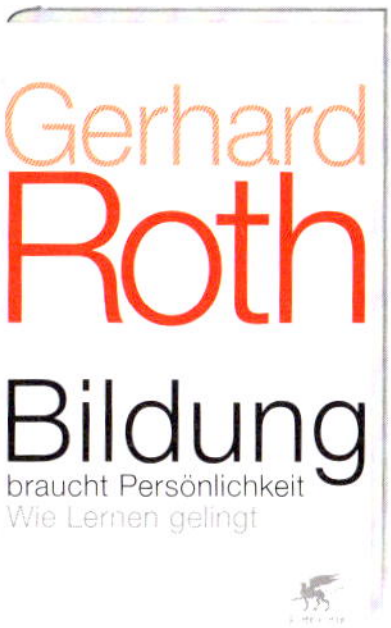

Gerhard Roth
Persönlichkeit, Entscheidung und Verhalten
Warum es so schwierig ist, sich und andere zu ändern

6. AUFLAGE

349 Seiten, broschiert
€ 16,95 (D). ISBN 978-3-608-94706-9

Wir erfahren, wie unsere Persönlichkeit im Gehirn entsteht, wie sie bewusst und insbesondere unbewusst unsere Entscheidungen und unser Handeln lenkt.

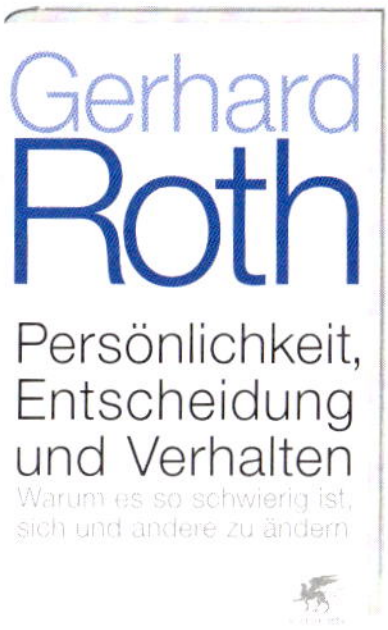

Halko Weiss, Michael E. Harrer und Thomas Dietz
Das Achtsamkeits-Buch

5. AUFLAGE

Mit einem Vorwort von Jürgen Kriz
303 Seiten, gebunden mit Schutzumschlag
€ 22,95 (D). ISBN 978-3-608-94558-4

Achtsamkeit bringt eine neue Qualität in unser Leben. Dieses Buch stellt die Kerngedanken in knapper Form vor, liefert das nötige Hintergrundwissen und enthält praktische Übungen.

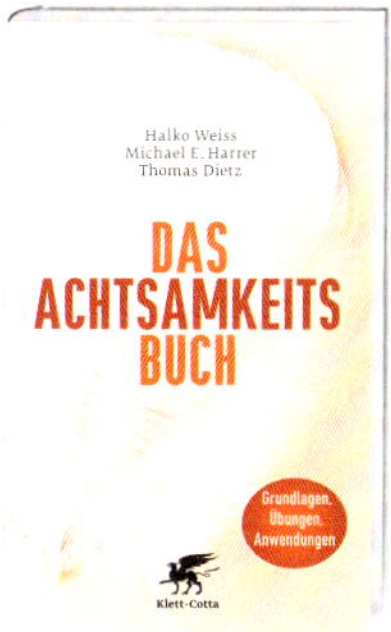

Mihaly Csikszentmihalyi
Flow
Das Geheimnis des Glücks

15. AUFLAGE

424 Seiten, gebunden
€ 24,95 (D). ISBN 978-3-608-94555-3

»FLOW« ist ein Buch der praktischen Lebensweisheit. Zwar gibt es keinen Königsweg zum flow, auch erfordert die Einzigartigkeit jedes Menschen einen individuellen Zugang; aber wer versteht, was flow ist, dem wird es möglich, das eigene Leben zu verändern.

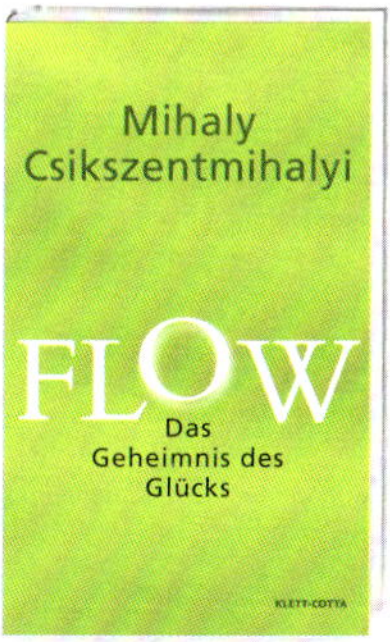

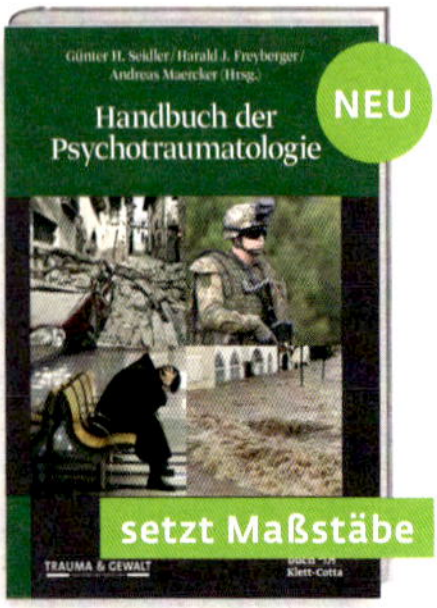

Günter H. Seidler, Harald J. Freyberger, Andreas Maercker (Hrsg.)

Handbuch der Psychotraumatologie

2011. 776 Seiten, gebunden, zweifarbig
€ 89,95 (D). ISBN 978-3-608-94665-9

Führende Traumaexperten behandeln systematisch alle Fragen der Psychotraumatologie und liefern das Grundwissen für alle Praktiker, Wissenschaftler, Studierenden und Organisationen, die mit traumatisierten Menschen arbeiten.
www.handbuch-psychotraumatologie.de

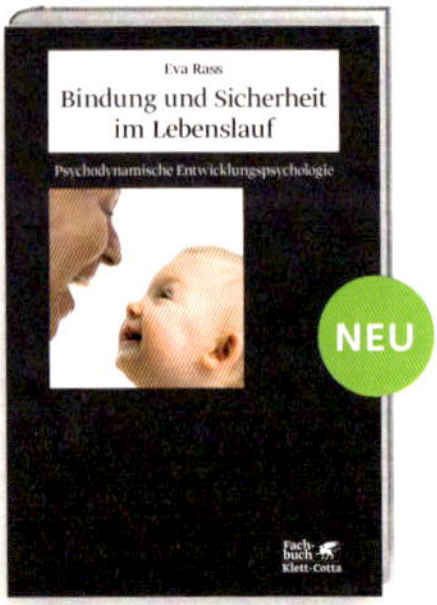

Eva Rass

Bindung und Sicherheit im Lebenslauf

Psychodynamische Entwicklungspsychologie

2011. 176 Seiten, gebunden
€ 24,95 (D). ISBN 978-3-608-94686-4

»Nicht nur Fachleuten, auch dem Laien werden hier wissenschaftliche Erkenntnisse und Theorien verständlich aufbereitet vermittelt. Somit nicht nur eine spannende Lektüre für Pädagogen, sondern auch für interessierte (werdende) Eltern.« Shermin Arif, SEIN

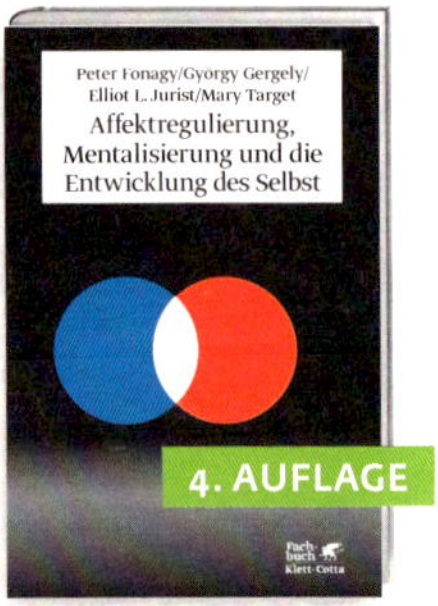

Peter Fonagy, György Gergely, Elliot L. Jurist, Mary Target

Affektregulierung, Mentalisierung und die Entwicklung des Selbst

Aus dem Englischen von Elisabeth Vorspohl
4. Auflage 2011. 572 Seiten, gebunden mit Schutzumschlag. € 49,95 (D). ISBN 978-3-608-94384-9

»Die Breite des Horizonts ist atemberaubend, die Darstellung der vielfältigen Forschungsbefunde aufregend, die Integration in einen theoretischen Rahmen beeindruckend.« Martin Dornes, Psyche

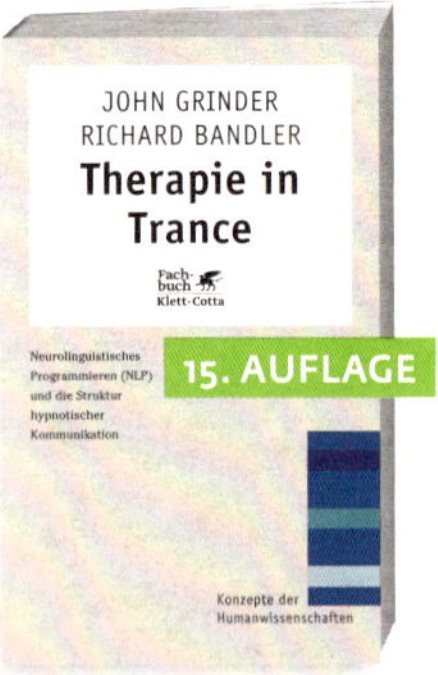

John Grinder, Richard Bandler

Therapie in Trance

Neurolinguistisches Programmieren (NLP) und die Struktur hypnotischer Kommunikation

Aus dem Amerikanischen von Sabine Behrens
15. Aufl age 2011. 333 Seiten, broschiert
€ 27,95 (D). ISBN 978-3-608-95140-0

Eine umfassende und praxisorientierte Einführung von den beiden Begründern des Neuro-linguistischen Programmierens .

Jochen Peichl
Innere Kinder, Täter, Helfer & Co
Ego-State-Therapie des traumatisierten Selbst

4. AUFLAGE

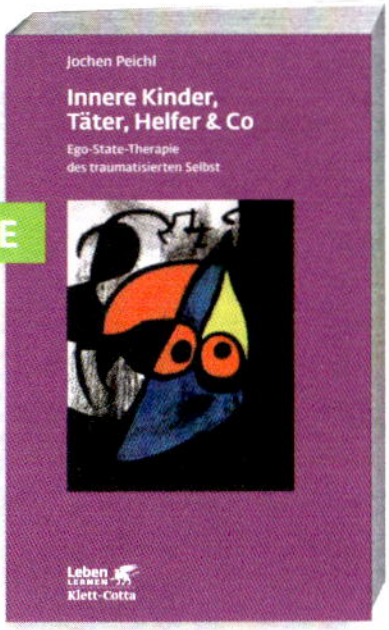

4. Auflage 2011. 248 Seiten, broschiert, mit Abbildungen sowie Fragebögen und Tests
€ 24,95 (D) ISBN 978-3-608-89047-1

Das Selbst traumatisierter Menschen zerfällt – bewusst oder unbewusst – in die unterschiedlichsten Teile. Wie mit den Selbstanteilen psychotherapeutisch wirksamgearbeitet werden kann, zeigt dieser praxiserprobteund innovative Ansatz.

Franz Ruppert
Symbiose und Autonomie
Symbiosetrauma und Liebe jenseits von Verstrickungen

2. AUFLAGE

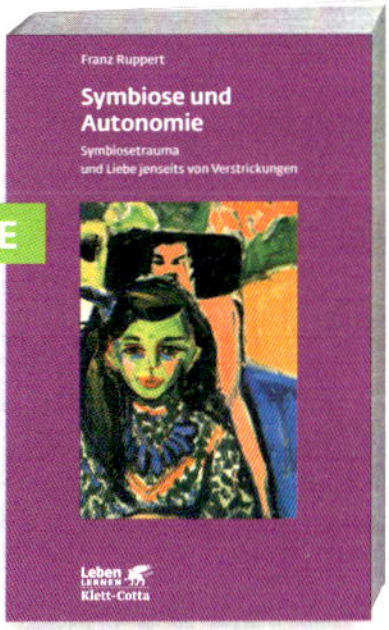

2. Auflage 2011. 288 Seiten, broschiert
€ 27,95 (D) ISBN 978-3-608-89099-0

»Es bleibt ein Verdienst von Franz Ruppert, mit seinem Buch einen Baustein zur Aufklärung über vielfältige Leiden von Menschen mit chronisch-frühkindlicher Traumatisierung beigetragen zu haben.« Margret Dörr, socialnet

Ulrike Sammer
Entspannung erfolgreich vermitteln
Progressive Muskelentspannung und andere Verfahren

5. AUFLAGE

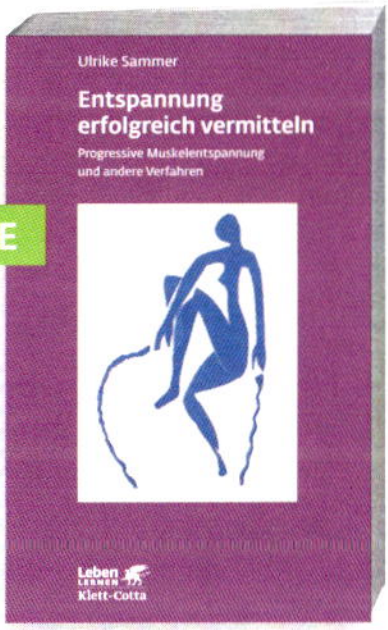

5. Auflage 2011. 167 Seiten, broschiert
€ 18,95 (D) ISBN 978-3-608-89012-9

»Therapeuten, die Entspannungsverfahren einsetzen wollen, finden Informationen und Tipps über das Setting, die Rahmenbedingungen, die Kontradiktion und über häufig auftretende Schwierigkeiten.« Psychologie Verstehen!

Luise Reddemann
Imagination als heilsame Kraft
Zur Behandlung von Traumafolgen mit ressourcenorientierten Verfahren

15. AUFLAGE

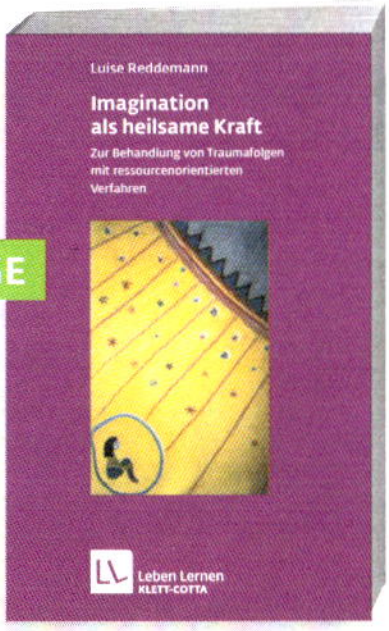

Unter Mitarbeit von Veronika Engl, Susanne Lücke und Cornelia Appel-Ramb
15. Auflage 2010. 216 Seiten, broschiert, 16 Seiten farbiger Tafelteil
€ 22,95 (D) ISBN 978-3-608-89034-1

Buch und CD: »Empfehlenswerter ›Doppelpack‹« Gaby Breitenbach, Deutsches Ärzteblatt

1. Wir bitten das Paar bzw. die Familie – wenn es nicht unaufschiebbare Konflikte zuerst zu besprechen gilt, aber oft auch gerade dann – um das Einverständnis, dass wir gemeinsam diese Reise antreten, und bitten um die »Eckdaten« der Familienangehörigen in der aktuellen Familie und die Daten der Vorgeneration(en).

Dann übertragen wir die Informationen auf ein großes Plakat oder das Flipchart, um die Familienstruktur zu visualisieren.

Mit ein bisschen Übung können Sie auch bald den Platz auf dem Papier optisch angemessen ausnutzen, indem Sie zum Beispiel vorab fragen: »*Wie viele Geschwister müssen denn hier Platz haben?*« oder »*Wie oft war denn Ihre Mutter verheiratet?*«

Keine Bange. Es gibt nicht *die* richtige Genogramm-Darstellung, die Hauptsache ist das gemeinsame Entwickeln, Nachfragen und Zusammenhänge erkennen.

Die »Eckdaten« auf einem Genogramm sind:

- Namen, Geschlecht, Geburts-, Hochzeits-, Scheidungs- und Todesdaten
- Wohnorte, Wohnwechsel, Berufe
- Krankheiten, Todesursachen, Unglücke, Fehlgeburten, Abtreibungen und andere besondere Ereignisse.

Hilfreiche Nachfragen, die das Gespräch öffnen und vertiefen, können zum Beispiel sein:

»*Wenn Sie jetzt jeder der hier abgebildeten Personen drei Eigenschaften zuordnen würden, welche wären das wohl?*« oder

»*Wie würden Sie die Atmosphäre in dem Haushalt Ihrer (Groß-)Eltern beschreiben?*«

»*Worüber gab es Streit? Was konnte nicht geklärt werden?*« oder

»*Was könnte die lange Krankheit des Vaters in der Familie verändert haben?*«

»*Von wem haben Sie es erfahren, dass die Großmutter vor der Geburt Ihrer Mutter eine Fehlgeburt hatte?*« oder

»*Was, meinen Sie, war der Grund, dass Onkel Heinrich nach Amerika ausgewandert ist?*«

und so weiter.

2. Die zweite Möglichkeit der Genogramm-Erhebung bietet eine Sitzung mit dem → Familienbrett (S. 149). Dabei notieren wir während der Aufstellung (besonders praktisch, wenn wir zu zweit arbeiten) oder danach die genannten Daten und Informationen auf dem Genogramm-Vordruck.

Diese Variante hat sich in unserer Arbeit sehr bewährt, wobei meistens eine Sitzung mit dem Aufstellen bzw. Dokumentieren einer Herkunftsfamilie gut ausgefüllt ist und so der Erhebungsprozess über mindestens zwei Sitzungen geht.

3. Wir erklären Sinn und Grundstruktur eines Genogramms und geben zwei Vordrucke mit der Ermutigung mit nach Hause, dort schon einmal in die Familiengeschichte einzusteigen und die Bögen auszufüllen. Beim nächsten Mal hören wir dann Sätze wie: »Ich weiß das gar nicht, wie viele Geschwister meine Großmutter hatte.« Oder: »Da musste ich noch mal meinen Vater fragen, wann und wieso seine Schwester im Krieg umgekommen ist.«

Lücken in der Erhebung sind willkommen und erneuter Anstoß zum (Familien-)Gespräch.

Die Daten werden dann wie unter 1. oder 2. gemeinsam auf neue Bögen übertragen.

In der Regel entstehen durch die Genogramme auch in späteren Sitzungen abrufbare »Bilder«, die zum Herstellen von Zusammenhängen in der aktuellen Kommunikation verwendet werden können. So bleibt es einfach »optisch hängen«, wenn Herr B. der Jüngste von sieben Kindern war, und es wird auch für seine Frau nachvollziehbar, dass er »die Schnauze voll hat, immer gesagt zu kriegen, was ich machen soll«. Die lange Geschwisterreihe auf dem Blatt Papier wird zum Sinnbild für das offenbar lebenslange Streben nach Autonomie.

Frau B. hingegen ist mit einem behinderten kleinen Bruder aufgewachsen und musste schon früh – wenn die Eltern nicht greifbar waren – entscheiden, was für ihn »gut war«.

Da haben sich also zwei Menschen gefunden, die vielleicht erst jetzt eine Idee davon bekommen, warum sie so oft aneinandergeraten. Und es kann eine grundlegende → »Verwechslung« (S. 106) zwischen

»Früher« und »Heute« zum Thema gemacht und vielleicht aufgelöst werden. Das sind die »Warme-Schauer-über-den-Rücken«-Highlights in unserer Arbeit und der Grund dafür, warum ich die Genogramm-Arbeit so schätze.

PS: Viel Sehenswertes gibt es ja – in Zeiten von Superstars und Super-Nannys – nicht mehr im deutschen Fernsehen, aber ich möchte an dieser Stelle dafür plädieren, sich per Dokumentarserie und Fernsehspiel – oder Lektüre entsprechender Bücher – die historischen Hintergründe der deutschen (und internationalen) Geschichte, besonders während der traumatischen Weltkriege, zu erschließen.

Bisher hat diese Zeit bei allen Paaren und allen Familien, mit denen die Arbeit intensiver wurde und die →»Rückspiegelfragen« (S. 48) ins Spiel kamen, eine absolut prägende Rolle auf das Lebensgefühl und die »inneren Sätze« der Beteiligten in den früheren und damit auch in den heutigen Generationen gehabt. Welche Last bedeutet zum Beispiel der Satz: »Ich trage die Namen aller abgeschossenen Fliegerkameraden meines Vaters…«?! Also: Geschichtswissen ist eine entscheidende Basis für ergiebige Genogramm-Arbeit.

Monica McGoldrick, Randy Gerson: Genogramme in der Familienberatung. Bern u. a, Verlag Hans Huber, 2. Auflage 2000, S. 1
Bruno Hildenbrand: Einführung in die Genogrammarbeit. Heidelberg, Carl-Auer-Systeme Verlag, 2005

Almuth Massing, Günter Reich, Eckhard Sperling: Die Mehrgenerationen-Familientherapie. Göttingen, Vandenhoeck & Ruprecht, 5. Auflage 2006

Rainer Adamaszek: Familien-Biographik – Therapeutische Entschlüsselung und Wandlung von Schicksalsbindungen. Heidelberg, Carl-Auer-Systeme Verlag, 2. Auflage 2003

Bernd Roedel: Praxis der Genogrammarbeit. Die Kunst des banalen Fragens. Dortmund, Borgmann Media, 5. Auflage 2006

Ein erprobtes Software-Programm für PCs zur Erstellung von Genogrammen, Soziogrammen oder Aufstellungsabbildungen lässt sich unter www.klaus-wessiepe.de anschauen und erwerben.

Außerdem zum Beispiel der Genogram-Maker Millennium unter www.genogram.org

Killersätze: »Mein Gott, womit hab ich das verdient?!«

»Und dann sagt sie immer: ›Warum bist du denn gleich so eingeschnappt?!‹ Da könnte ich ausrasten…« Oder: »Wenn mein Mann diesen Satz sagt, sehe ich rot!«

Bei solchen »Stichworten« lohnt es sich, gemeinsam auf die Suche nach den individuellen »Schlüsselreiz«-Formulierungen zu gehen, die einen Streit besonders gut anheizen oder ein Verstummen provozieren.

Entweder können diese Killersätze im Beratungsgespräch gesammelt oder die Suche als Hausaufgabe mitgegeben werden. Das könnte zum Beispiel so aussehen:

***Killersätze** oder*
Wie wir problemlos ein Gespräch eskalieren oder abtöten können…

Wir müssen einfach sagen:

»Du bist genau wie dein Vater/deine Mutter!«
»Komm endlich aus deinem Schneckenhaus/deiner Schmollecke!«
»…dass ich nicht lache!«
»Ständig hast du Kopfschmerzen!«
»Du bist viel zu empfindlich!« / »Du bist so suuper empfindlich!«
»Du machst mich fertig!«
»Das hab ich dir doch schon immer gesagt!«
»Jaaa, jaaa, ich weiß…!«
»Das sagst du immer…!«
»Bist du blöd oder was?!«
»Damit hab ich niiichts zu tun!«

»Ach, du Scheiße, wo ist denn da das Problem?!«
»Mach doch deinen Kram alleine!«
»Denk da mal drüber nach …!«
»Nie bist du spontan!«
»Ja, klar, alles mach ich falsch …«
»Immer machst du alles so kompliziert!«
»Mein Gott, womit hab ich das verdient?!«
»Warum bist du denn gleich so eingeschnappt?!«

Der persönliche Rot-seh-Satz des Autors lautet: »Stell dich doch bloß nicht so an!« Und Ihrer?

Kühlschrankzettel: Für die Sehnsucht nach alten Zeiten

»Was müssten Sie eigentlich tun, um wieder in den alten Clinch-Zustand zu kommen?« (s. auch → Rückfallfragen, S. 46)

Frau M. lacht. »Das ist einfach. Mein Mann geht abends wieder allein weg und kommt zu spät nach Hause.«

Herr M. denkt eine Weile nach und sagt dann: »Meine Frau müsste wieder drei Tage schweigen und nicht mit mir reden, auch wenn ich sie anspreche.«

»Gut. Das schreib ich mal auf: Allein weggehen und spät nach Hause kommen.

Drei Tage konsequent schweigen. – Was noch?«

»Wenn wir zum Beispiel auf einer Feier zu dritt zusammenstehen, müsstest du mehr mit dem oder der Dritten reden als mit mir.«

»Oder du müsstest wieder dreimal in der Mittagszeit bei mir im Büro anrufen.«

»Moment, ich schreibe: Mehr mit Dritten reden als mit mir.

Dreimal in der Mittagszeit im Büro anrufen. – Was noch?«

Und Herr und Frau M. nennen weitere Handlungen, die in altbekanntes Unwohlsein und Streiten zurückführen.

»Nun habe ich das alles auf diesen Zettel geschrieben und möchte Ihnen den gerne mitgeben.

Sie können ihn sich zu Hause an den Kühlschrank hängen. Falls Sie mal wieder Sehnsucht nach ›alten Zeiten‹ haben, wissen Sie jetzt konkret, wie Sie es anstellen müssen. Natürlich können Sie ihn auch jederzeit ändern oder ergänzen.«

Was höre ich da? »Alter Bauernfängertrick« der indirekten →Symptomverschreibung (S. 135)?

Warum nicht, auch alte Bauern haben doch heute einen Kühlschrank.

Material: Vorschläge zur Ausstattung der Familientherapie-Praxis

Eine der wichtigsten Interventionsmöglichkeiten, eine angenehme Atmosphäre für gelingende Gespräche zu schaffen, ist natürlich die Gestaltung Ihres Praxisraumes. In diesem Sinne könnte man von einer »Blumenstrauß-Intervention« sprechen, wenn der helle Raum durch einen frischen Strauß noch heller wird.

Nicht nur in diesem Kapitel sind darüber hinaus viele Optionen beschrieben, die in Zusammenhang mit bestimmten Medien bzw. Hilfsmitteln stehen. Vielleicht hilft Ihnen folgende Auflistung bei der Bestückung Ihrer Praxis:

- Bausteine (Eichhorn) (→Familienbrett, S. 149, →Zeitreisen, S. 227, etc.)
- Bilderbücher (für die kleineren »Systemteilnehmer«)
- Decken (z. B. für →Symptomgestalt, S. 219, →Externalisierung, S. 182)
- Familienbrett oder kleiner Beistelltisch (→S. 149)
- Filzstifte (→Bilder der Familie, S. 145, →Familienwappen, S. 154, →Zeichne ein Haus und erzähle, S. 172, →Kühlschrankzettel, S. 165, etc.)

- Flipchart/große Papierbögen (→Aufträge/Ziele klären, S. 21, →Erinnerung an die Zukunft, S. 80, →Genogramm-Arbeit, S. 159, →Teufelskreise aufspüren, S. 103, →Zeichne ein Haus und erzähle, S. 172)
- Genogramm-Vordrucke (→S. 159)
- Handpuppen (Hexe, Drachen, Kasperle etc.)
- Kartonkarten (verschieden farbig, z. B. →Verabschieden, S. 69, →Fair streiten, S. 120)
- Kissen in verschiedenen Farben und Größen
- Kopien (→Familienzeitplan, S. 155, →Fünf Freiheiten, S. 82, →Gefühlssätze ergänzen, S. 158, →Trennung – aber wie?, S. 168, →Was kann *Mann* tun?, S. 138, →Witze und Comics, S. 108 →Zitate, S. 112)
- Kuscheltiere
- Musikabspielgerät (z. B. für Traum- und Gedankenreisen, etwa →Reise zu der Liebe des Anfangs, S. 195)
- Papiertaschentücher
- Playmobil-Figuren (→Familienbrett, S. 149, etc.)
- Polaroid-Kamera (→Familienbrett, S. 149, etc.)
- Polsterhocker (dicke Kissen) (→Skulptur-Arbeit, S. 202, →Zeitreisen, S. 227, etc.)
- runde Teppiche (→Zeitreisen, S. 227, etc.)
- Schachfiguren (→Familienbrett, S. 149, etc.)
- Seile (verschieden lang und verschiedenfarbig, ca. zwanzig Stück, →Seile-Arbeit, S. 198 und S. 200 etc.)
- Spielzeug (zur Beschäftigung der Kleinen)
- Stühle (ca. zehn Stück, am besten stapelbar)
- Symbolische Gegenstände (Halbedelsteine, Herzkissen, Schwamm, Pfeile etc.; alles, was sie gerne in ihrer Praxis haben und sich eventuell als Metapher eignet, z. B. →Externalisierung, S. 182)
- Tierfiguren (z. B. von Schleich, →Bilder der Familie, S. 145 →Familienbrett, S. 149, etc.)
- Videokamera und Abspielgeräte (für Fortgeschrittene, →Videoanalyse, S. 171)

Ansonsten gilt natürlich das bewährte Motto für legere Partys: »Bring your own!«

Trennung – aber wie? oder: Wer behält welche Schlüssel?

»Wie ist denn so deine Quote?«, fragt mich ein Bekannter beim Brunch, nachdem ich ihm ehrlicherweise erzählt habe, was ich »tagsüber so mache«.

Diese Frage kenne ich schon, trotzdem frage ich nach, wie sie denn gemeint sei.

»Na, das Verhältnis von Happy End und Trennung…«

Also richtig geraten, diese »Quote« scheint in der Außenwahrnehmung von Paar- und Familienberatung ein Gütekriterium zu sein.

Diesmal falle ich nicht mehr darauf herein und sage: »Eine gute Trennung ist mitunter der größte Erfolg.«

Mein Gegenüber macht so ein Gesicht wie: Na, klasse rausgeredet.

Aber ich meine das ernst.

In fast jeder Beratung ist auch das Thema Trennung der (Ehe-)Partner und/oder der Familie virulent.

In der Regel ist es sogar hilfreich, offen zu fragen:

»Haben Sie in der Vergangenheit schon mal daran gedacht, sich zu trennen? Für wie wahrscheinlich halten Sie es, dass Sie sich dazu entschließen?«

Und gesetzt den Fall, es wird wirklich konkret, geben wir oft dem »Ex-Paar« zwei Kopien mit folgenden Punkten zur Orientierung mit, die im Trennungsprozess (mit oder ohne Begleitung) zu klären sind.

Trennung ja – Aber wie?

- *Was ist der Grund dafür, dass ich mich trenne?*
  Zum Beispiel: Andauernder Streit? Neue Beziehung? Konkrete »Vorfälle«? Unterschiedliche Vorstellungen von der Zukunft?
  Meine Gründe:

- *Was ist Ihr Ziel bei der Trennung:*
  Zum Beispiel: Ich komme zur Ruhe. Kann mir Zeit für weitere Entscheidungen nehmen.

Ich möchte eine befristete Trennung.
Ich möchte eine räumliche Trennung.
Ich bin zur endgültigen Trennung/Scheidung entschlossen.
Meine Antwort:

- *Tag der Trennung?*
  Mein Wunsch:

- *Im Falle einer befristeten Trennung – wann soll sie beendet werden?*
  Wollen wir (weitere) Hilfe in der Trennungsphase?
  Ich möchte in der Trennungsphase frei sein für eine neue Beziehung.
  Ich möchte nicht, dass wir neue Beziehungen eingehen.
  Meine Ideen dazu:

- *Wer zieht aus?*
  Will ich aus der gemeinsamen Wohnung ausziehen?
  Oder werden vorerst die Zimmer innerhalb der Wohnung getrennt?
  Will ich in der Wohnung bleiben und mein/e Ex-Partner/in sollte ausziehen?
  Soll die gemeinsame Wohnung aufgegeben werden? Mietvertrag kündigen? Zu welchem Termin?

- *Wann und wie werden die Kinder informiert? Von wem? Gemeinsam?*
  Wo werden die Kinder wohnen? Wo sind sie zukünftig polizeilich gemeldet?

- *Wer wohnt in Zukunft wo?*
  Kosten für die neue Wohnung(en)? Ist Platz für die Kinder (bei Besuchen) in beiden Wohnungen? Wie weit sollen die Wohnungen auseinander liegen?

- *Die Schlüsselfrage: Wer behält/bekommt welche Schlüssel?*

- *Was passiert mit Post und Telefon?*
  An wen sollen etwaige neue Adressen weitergegeben werden?

- *Finanzen:*
  - Bleibt die bisherige Regelung (gemeinsame Kasse?) bestehen?
  - Wie werden die zukünftigen Kosten verteilt?
  - Bleiben Konto-Vollmachten bestehen?
  - Kosten der Trennung (Umzug, Anschaffungen, Beratung/en)

- *Mein und Dein?*
  - Was nimmt der/die Ausziehende mit? Soll eine Inventarliste erstellt werden?
  - Soll die Aufteilung endgültig oder befristet sein?
  - Beteiligt sich der/die in der Wohnung Bleibende an der Ausstattung der neuen Wohnung?
  - Was passiert mit dem (gemeinsamen?) Auto u. a.?

- *Möchte ich weiterhin mit meinem/meiner Ex-Partner/in in Kontakt sein? In naher und in ferner Zukunft? Was ist dafür an Abstimmung sinnvoll?*
  - Bereits geplante gemeinsame Aktivitäten (Familienfeste, Urlaub u. a.)?
  - Berufliche Zusammenarbeit?
  - Gemeinsame Hobbys? (Schrebergarten o. Ä.)
  - Gemeinsamer Bekanntenkreis?

- *Wer informiert wen wann wie über die Trennung?*
  Verwandte, Freunde, Nachbarn? Meine Wünsche:

- *Wie wird die Trennung für die Kinder organisiert?*
  - Wo leben sie »fest«?
  - Besuchsregelung (wie und wann wird diese abgestimmt/überprüft)?
  - Schulferien, Familienfeiern, Wochenenden, »spontane« Besuche?
  - Wie ist es mit eventuellen Haustieren?
  - Welche Belange sollen weiterhin gemeinsam entschieden werden (Operationen, Schulwechsel, Ausbildung, Anschaffungen)

- *Bisher noch nicht genannte Anliegen/Wünsche:*

Constanze Ahrons: Die gute Scheidung – Familien erhalten, wenn die Ehe zerbricht. München, Droemer Knaur, 1995

Doris Wolf: Wenn der Partner geht... Wege zur Bewältigung von Trennung und Scheidung. Mannheim, pal-Verlag, 17. Auflage, 2004

Dietmar Stiemerling: Wenn Paare sich nicht trennen können. Stuttgart, Klett-Cotta, 2006

Horst Petri: Verlassen und verlassen werden. Angst, Wut, Trauer und Neubeginn bei gescheiterten Beziehungen. Zürich, Kreuz Verlag, 1991/2005

Videoanalyse: Mienen, Tonfall, Körpersprache

»Ich sehe«, sagt Herr V., »können Sie da noch mal eben stoppen?«

Und damit übersetzt er einerseits das Wort »Video« und benennt andererseits die zwei zentralen Vorteile einer Videoanalyse.

Was im direkten Gespräch ohne Kamera von der Aufmerksamkeit, den Impulsen sowie den Interventionen des Beraters/Moderators abhängt *(»Was meinen Sie, was das Gesicht Ihrer Frau ausdrückt, wenn Sie so mit ihr reden?«)*, ist beim gemeinsamen Betrachten der aufgezeichneten Paar- oder Familieninteraktion unmittelbar »augenfällig« und diskutierbar. Die Informationsbasis für den Austausch auf der sogenannten Metaebene ist reproduzierbar geworden, weil »der Film« jederzeit gestoppt und/oder zurückgespult werden kann – im realen Leben eine Unmöglichkeit. Natürlich ist es auch für die Beratenden hilf- und lehrreich, gemeinsam mit den Paaren oder Familien eine aufgezeichnete Sitzung anzuschauen, sozusagen zeitversetzt das → Reflektierende Team (S. 96) einzuberufen und durchaus auch zu direkter Rückmeldung auf ihre Interventionen zu ermutigen.

Ganz Mutige schlagen sogar vor, Hausbesuche mit der Kamera zu machen, um die Familie vor Ort zu erleben und später dann in die gemeinsame Feinanalyse einzusteigen: *»Schauen Sie mal, wie unterschiedlich Sie den Platz am Esstisch nutzen. Ist das mal so besprochen worden?«* »Ich sehe«, sagt Herr V., »erstaunlich. Können Sie noch mal eben zurückspulen?«

Wie fühlen Sie sich heute? Gesichter von Ärgerlich bis Zuversichtlich

Um ein weiteres spielerisches Element in die Beratung – vor allem mit Familien – zu bringen und das (öffentliche) Reflektieren über die eigenen Emotionen zu erleichtern bzw. erst zu ermöglichen, halten wir mitunter ein in Folie geschweißtes Papier mit verschiedenen Gesichtsausdrücken in die Runde und fragen: »*Wie fühlen Sie sich eigentlich heute? Schauen Sie mal, ob Sie sich wiederfinden? Nehmen Sie das Blatt ruhig in die Hand und geben es dann weiter …*«

»*Was meinen Sie, wie sich Ihre Frau heute fühlt? Und Ihr Sohn? Woran merken Sie das sonst?*« usw. Viel Spaß!

Zeichne ein Haus und erzähle: »Kramer gegen Kramer« und andere Zeiten

Die norwegische Familientherapeutin Wencke J. Seltzer hat eine schlichte und gleichzeitig sehr effektive Methode entwickelt. Sie bittet die Menschen, die zu ihr kommen, die Häuser aufzuzeichnen, in denen diese gelebt haben. Und zwar einerseits die Häuser selbst und dazu dann die Menschen, die darin lebten. Wenn ein neuer Partner oder ein weiteres Kind hinzukommt, wird auf einem neuen Flipchart-Blatt das neue Zuhause bzw. die neue Personenkonstellation gemalt. So entsteht jeweils auch ein weiteres Bild für jeden Umzug bzw. Ortswechsel der Beteiligten.

»Die Methode ist besonders für Menschen geeignet, die häufig aus ihrer Umgebung herausgerissen wurden oder einen wiederholten Verlust enger und liebevoller Beziehungen zu erleiden hatten. Sie ist ein Hilfsmittel, um die Lebensgeschichte eines Menschen herauszuarbeiten und dann zu ordnen, und zwar nicht nur gefühlsmäßig, sondern auch kognitiv.« (S. 214)

Wie fühlen Sie sich heute?

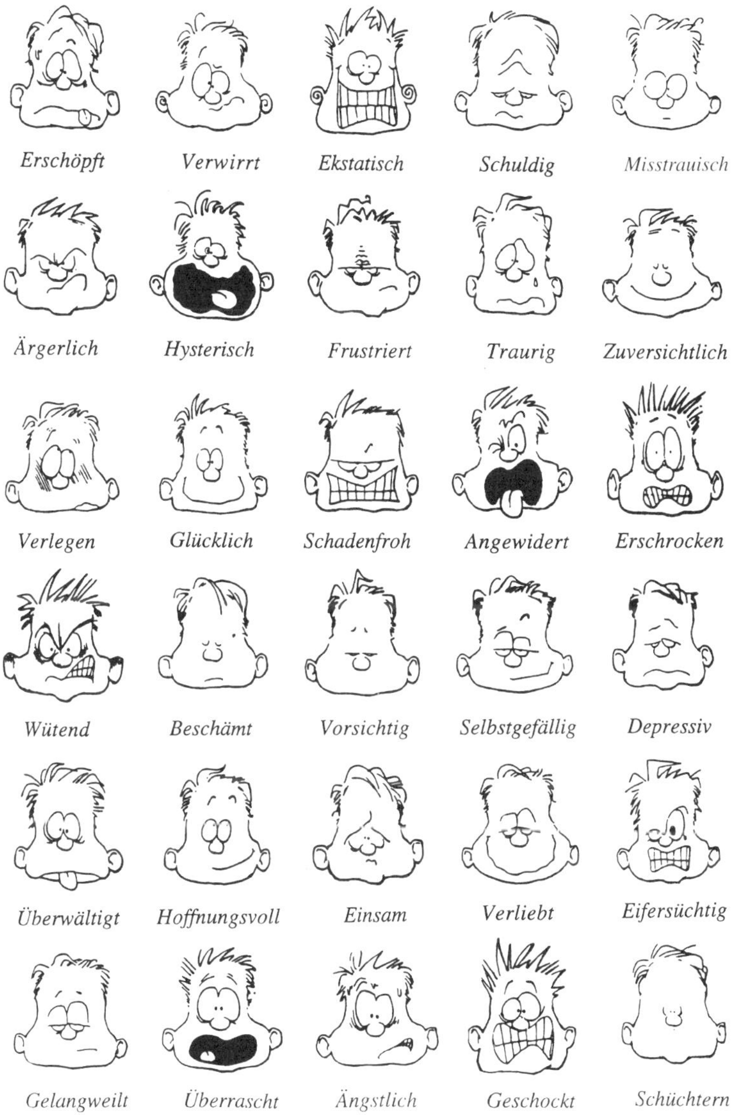

Während die Hauptperson bzw. die Familie die verschiedenen Häuser oder Haushalte mit den darin wohnenden Menschen aufzeichnet, entsteht also eine Bildfolge auf dem Flipchart, die vorwärts und rückwärts betrachtet und in weiteren Sitzungen ergänzt und neu kommentiert werden kann. Dazu wird erzählt, was sich in den verschiedenen Häusern bzw. Phasen ereignet hat. Um diese Eindrücke und Erfahrungen zu bündeln, werden in der Folge jedem Haus/jeder Phase ein paar treffende Sätze zugeschrieben – »Das Haus der Leere«, »Der Sonnenschein«, »Kramer gegen Kramer« usw. Anhand dieser »Hausnummern« und »Zentralaussagen« wird eine Lebens- oder Familiengeschichte bis zur Gegenwart formuliert und in Stichworten niedergeschrieben.

Bei dieser gemeinsam entwickelten und dokumentierten »Lebenssaga« geht es vor allem um die positiven Kontinuitäten und Beziehungen, aber auch um Brüche, Schmerzliches und bisher nicht zur Sprache Gekommenes (→ Begleiten beim Aussprechen, S. 24).

Am Ende der Zusammenarbeit nehmen die Beteiligten die Aufzeichnungen der Bilder und der Lebenssaga gerne mit nach Hause.

Wencke J. Seltzer: Sieben stumme Jahre – Geschichten aus der Familientherapie. München, btb Verlag, 2005

Zertifikate/Urkunden:
»Ich bin zehn große Schritte vorangekommen.«

Beratung und Therapie ist im Erleben ja nicht so richtig »greifbar«, eher etwas »Abstraktes«. Wer hat da nicht gerne mal etwas Handfestes, das man mit nach Hause nehmen kann? Zum Beispiel eine Urkunde für hervorragende Leistungen, ein Zertifikat für besonderen Einsatz. Oder ein Glas, das mit schönen Halbedelsteinen gefüllt wird, einen nach jeder gemeinsamen erfolgreichen Sitzung.

Hier geht es also um das Sinnlich-erfahrbar-Machen von Komplimenten, um das Materialisieren von Erfolgserlebnissen. So wird das, was erreicht wurde, für spätere Zeiten abrufbar (gemacht), und das hat schon im Prozess der gemeinsamen Entwicklung eine erlebbar aufbauende Wirkung.

Überlegen Sie gemeinsam, wann ein Zwischenzeugnis sinnvoll ist, oder entwickeln Sie zusammen eine Abschluss-Urkunde – für die ganze Familie, das Paar oder für jeden Einzelnen!

So stellte sich ein erfahrener Fortbildner in der Abschlusssitzung der Paarberatung folgendes Zeugnis aus:

Zertifikat

Nach anfänglichen Schwierigkeiten hat

Herr Bernd Lauterbach

im Paar-Entwicklungs-Kurs guten Anschluss gefunden.
Er hat sich sehr bemüht und letztendlich
einen sehr guten Abschluss erreicht.

Herr Lauterbach wird das Gelernte zukünftig
sehr positiv anwenden.
Er hat großes Durchhaltevermögen und Flexibilität bewiesen
und zudem die ausgeprägte Fähigkeit zuzuhören.

Herr Lauterbach kann stolz auf sich sein.

Hamburg, den 21. Juni 2005

Bernd Lauterbach Martina Lauterbach Beraterin Berater

Seine Frau erstellte sich eine

Ehren-Urkunde

für besonderen Mut und große Ausdauer

Frau Martina Lauterbach

hat in den letzten sechs Monaten
bisher nicht gekannte Bereitschaft zur Konfrontation
mit ihren inneren Gefühlen bewiesen,
viele Verbindungen zu den Erlebnissen in ihrer Jugend
verstanden und darüber hinaus gelernt,
sich in Konfliktsituationen mit ihrem Mann kaum noch ihm
und sich selbst gegenüber verletzend zu verhalten.

Diese Ehren-Urkunde würdigt auch die immer wieder
mobilisierte Energie,
sich der Auseinandersetzung zu stellen.
Insofern hat Frau Lauterbach
– entgegen anfänglicher Zweifel am Erfolg einer Beratung –
eine besonders anzuerkennende Ausdauer bewiesen.

Frau Martina Lauterbach kann mit gutem Recht über sich sagen:
»Ich bin zehn große Schritte vorangekommen.«

Hamburg, den 21. Juni 2005

Bernd Lauterbach Martina Lauterbach Beraterin Berater

Sehr lebendig, gut nachvollziehbar und mit Beispielen illustriert wird diese Methode zum Beispiel beschrieben von:

Heinrich N. Dreesen und Wolfgang Eberling: Success Recording – Komplimente und Dokumente in der lösungsorientierten Kurzzeittherapie. Anregungen zur Würdigung von Fortschritten durch sinnesspezifische Skalierung, Visualisierung und Dokumentation. In: Wolfgang Eberling, Jürgen Hargens (Hg.): Einfach kurz und gut. Zur Praxis der lösungsorientierten Kurztherapie. Dortmund, borgmann publishing, 1996

5. Erlebnisaktivierende Interventionen: »Wollen Sie mal etwas ausprobieren?«

In den folgenden Interventions-Vorschlägen geht es tatsächlich um das Ausprobieren, um das Sicheinlassen auf neue Erfahrungen.

Wir können davon ausgehen, dass die Menschen, die zu uns kommen, diesen Mut mitbringen – es soll ja etwas Neues passieren. Insofern haben wir als Berater »Kredit« bei ihnen. Wir müssen ihn nur vertrauensvoll nutzen.

Die erste Idee ist eine besondere → Zeitreise (S. 227), zu der wir noch in den Stühlen sitzen bleiben. Das wird sich danach bald ändern.

Blumen gießen im Haus der Kindheit: »Die Bilder, der Geruch, das Gefühl…«

»Oft ist es nicht mehr viel, was wir aus unserer Kindheit wirklich klar behalten haben. Da bietet sich vielleicht eine Hilfestellung beim Erinnern an, um vor allem dem ›Grundgefühl von damals‹ wieder etwas näher zu kommen.

Wir alle haben wohl eine Vorstellung ›vom Haus unserer Kindheit‹ (s. auch → Zeichne ein Haus und erzähle, S. 172). *Oder waren es mehrere? Welches wollen wir nehmen?« – »Wo war das wohl? Von wann bis wann haben Sie da gelebt?«*

Die folgende Gedankenreise hat sich vor allem in der Einzelarbeit bewährt, lässt sich aber auch gut mit Paaren durchführen, denn die prägenden Gefühle aus der Kindheit zu kennen und zu schildern, kann sehr hilfreich zum gegenseitigen Verstehen sein.

»Okay, wie wär's, wenn wir uns im Haus Ihrer Kindheit noch einmal umsehen? Ist das in Ordnung? – Dann setzen Sie sich bitte bequem hin,

atmen ein paar Mal tief und bewusst ein und aus und schließen, wenn Sie möchten, die Augen.

Wie war das damals? Da gab es also das Mietshaus und die Haustür. Sie öffnen die Haustür, vielleicht macht sie ein paar Geräusche, wie Haustüren sie eben so machen… Und wie roch es damals im Treppenhaus?… War es sauber oder eher schmuddelig? Wie war das damals, nach Hause zu kommen?… In welchem Stock war die Wohnung?… Jetzt stehen Sie vor der Wohnungstür, schließen auf und gehen in die Wohnung hinein… Da ist der Flur mit der Garderobe. Wie verändern sich der Geruch, das Licht?… Komisch, da ist gar keiner in den Zimmern, aber das Gefühl von damals ist irgendwie wieder da…

Wie ist das, wieder in dieser Wohnung zu sein?

Und Sie machen ein paar Schritte und finden sich in der Küche wieder. Da steht irgendwo die Gießkanne für die Blumen, die Ihnen plötzlich auffällt… Ja, warum nicht? Vielleicht brauchen die Blumen ja Wasser. Sie nehmen also die Gießkanne und machen sich auf, durch die einzelnen Zimmer in der Wohnung zu gehen… Da ist das Wohnzimmer. Ja, da sind einige Blumen auf der Fensterbank… Da sind die Sitzgarnitur und der Fernseher, und da ist der Geruch vom Wohnzimmer, und vielleicht sitzt da auch in der Erinnerung die Familie. Wie ist das, jetzt im Wohnzimmer zu sein? Was für Bilder entstehen? – Wie fühlt sich das an?

Und dann sind da noch die anderen Räume, zum Beispiel das Esszimmer. Vielleicht gibt es da auch ein paar Blumen. Welche Bilder kommen hoch?… Ach, ja, das Badezimmer – mal reinschauen…

Und dann ist da das Kinderzimmer mit dem Bett der Kindheit, mit dem Tisch und den Bildern an der Wand. Ja, so fühlte sich das an, in diesem Zimmer… War eigentlich ganz behaglich – oder wie war es eigentlich?

Ja, die Blumen bekommen auch ein bisschen Wasser. Oder gab es gar keine?

Und ein paar Schritte weiter ist das Schlafzimmer der Eltern. Gibt es da Pflanzen, mal nachsehen? – Oh ja, das große Bett, der Schrank, die Bilder, der Geruch, das Gefühl… ist es erlaubt, hier reinzugehen? Wie ist es?

Die Tür schließt leise, und da sind noch mehr Räume, da kommen weitere Erinnerungen…

Ja, so war das damals in dieser Wohnung…

Und die Blumen sind jetzt gut versorgt, die Kanne ist leer.

Sie stellen sie zurück an ihren Platz, treten zurück auf den Flur und verlassen die Wohnung. Wie ist das?

Sie gehen die Treppen wieder hinunter, und wenn Sie auf der Straße stehen, kommen Sie wieder in dieses Zimmer zurück, bewegen sich etwas und öffnen die Augen.

(Pause)

Wie war's zu Hause?«

»Still«, sagt Herr M. mit leiser Stimme. »Sehr, sehr still. Ich hatte genau das Gefühl von damals, wie ich nach der Schule in unserem großen Haus durch die Flure gegangen bin und keiner war da, weil meine Eltern ein Geschäft hatten und erst abends wieder auftauchten. Ich musste mir mein Essen auch immer selbst warm machen.«

»*Interessant*«, sage ich, »*hatten Sie nicht erzählt, dass Sie damals nachmittags auch Schlagzeug gespielt haben?*«

»Ja, klar. Kein Wunder. Das wird schon miteinander zusammenhängen. Die Stille da allein im Haus empfand ich schon als sehr bedrückend.«

»Das hast du mir so noch gar nicht erzählt«, sagt jetzt Frau M. »Bei uns war immer was los nach der Schule, klar – bei vier Geschwistern, da war nichts mit ruhigem Blumengießen…«

»Vielleicht habe ich mir dich ja deshalb ausgesucht«, schmunzelt Herr M., »statt Schlagzeug. Ich habe das Leben schon vermisst damals…«

Darstellen der Familienkommunikation: »Können Sie uns das mal zeigen?«

Ich weiß nicht, ob es eine Untersuchung oder Statistik dazu gibt, wo im Haus die meiste Familienkommunikation stattfindet. (Sie können natürlich eine individuelle Erhebung anregen: → Familienzeitplan, S. 155).

Meine Vermutung ist: in der Küche.

Denn auf die Frage »*Wo reden Sie meistens über so etwas?*« ist die Antwort sehr oft: »Beim Essen.«

»*Und wo sitzen Sie dann?*« – Bingo!

Und dann gibt es eine wirkungsvolle Intervention, die Bewegung in Beratung und Familie bringt.

Sie lautet: »*Können Sie uns das mal zeigen!*« (s. auch → Skulptur-Arbeit, S. 202)

»*Wie ist das bei Ihnen zu Hause? Wer sitzt dann wo? Stellen Sie sich einfach vor, Sie wären jetzt bei Ihnen in der Küche, sagen wir beim Abendbrot. Wie ist das dann? Wer hat welche Aufgabe? Über was wird gesprochen? Wer bestimmt die Themen? Wie fühlt sich das an?*«

Dann werden Stühle gerückt, ein imaginierter Esstisch kommt ins Spiel, es wird überlegt, ungläubig nachgefragt, gelacht – und schließlich sitzt die Familie zu Hause beim Abendbrot zusammen und »spricht sich aus« (→ Begleiten beim Aussprechen, S. 24).

Oder ein Paar hat sich auf der gemeinsamen Fahrt zur Sitzung im Auto furchtbar gestritten und kommt »verclincht« in die Praxis.

Nach ein paar ermunternden Worten sitzen sie auf zwei Stühlen nebeneinander, die Gangschaltung zwischen sich, und spielen die eben erlebte Eskalation noch einmal nach.

»*Läuft das bei Ihnen auch in anderen Situationen so ab? Wie geht's Ihnen dabei?*«

Oder Vater und Mutter finden sich im »Praxis-Spiel« gemeinsam auf dem großen Sofa wieder. Der Fernseher läuft, die Kinder sind im Bett, und Frau D. weiß nicht so recht, wie sie ihrem erschöpften Mann das erzählen kann, was ihr seit Tagen auf der Seele brennt. RTL scheint Vorrang zu haben, und »Früher war das einfacher, da hast du mir noch zugehört, und es hat sich schön angefühlt, wenn wir so auf der Couch saßen.«

Wie gesagt – der Satz lautet: *»Zeigen Sie uns das doch bitte einmal!«*

Und die Praxis wird zum Wohnzimmer, zum Elternschlafzimmer, zur Herrenabteilung bei Karstadt oder zum Kinderzimmer am Nachmittag bei den Hausaufgaben.

Spitzenreiter bleibt jedoch die Küche…

Für jede nachgespielte Situation gilt die offene Basis-Frage: *»Wie geht es Ihnen dann?«*

Der Rest kommt von ganz allein. Und es bringt Spaß und viele »Aha-Erlebnisse«, vorzugsweise auch in der dreischrittigen Darstellung: Vor dem Problem (War-Zustand), während des Problems (Ist-Zustand) und nach gelöstem Problem (Könnte-werden-Zustand).

Willkommen beim Abendbrot!

Externalisierung: »Suchen Sie sich bitte mal was aus…«

Das Ehepaar B. ist Mitte sechzig, hat drei Kinder, bereits fünf Enkel und gerät regelmäßig darüber in Streit, ob Golf der ideale Sport für die neue Lebensphase sei oder nicht. Herr B. meint ja, Frau B. ist »alles zu viel«.

Erst in der dritten Sitzung wird ein möglicher Zusammenhang deutlich.

»Ich komme einfach nicht darüber hinweg, dass mein Mann mich vor zwanzig Jahren betrogen hat«, sagt Frau B. unter Tränen.

Die Liaison zwischen Herrn B. und einer Kollegin sei erst jetzt »durch einen Zufall«, wie Herr B. betont, ans Tageslicht gekommen. »Was wühlst du auch in meinem Schreibtisch herum?«

»Ich bin ja froh, dass ich das getan habe«, kontert Frau B. »Ich kann einfach nicht begreifen, dass du das mit ins Grab genommen hättest.« Und zu uns gewandt: »Ich schlafe furchtbar schlecht und grüble dann darüber nach, was für ein Mann eigentlich da neben mir liegt. Dann drehen sich meine Gedanken nur noch um diesen Vertrauensbruch. Und dass ich das kleine Dummchen war und dazu noch bis zuletzt geblieben wäre…! Das ist dann wie ein Albtraum, ein Monster, das ich einfach nicht verscheucht kriege.«

Aha, »das Monster«! Eine bereits von Frau B. vorgenommene Externalisierung, also etwas, was vom Innen ins Außen gebracht wird.

Im Laufe der Sitzung nimmt das Monster Form an und äußert sich ausführlich (→ Symptomgestalt, S. 219). Und Frau B. prüft sogar unsere Frage: »*Was wäre denn eigentlich, wenn Sie das Monster bis zum Ende dieser Sitzung vor die Tür schicken würden? Wir haben es ja jetzt alle gut kennengelernt. Vielleicht kann es ja draußen warten und Sie können es nachher wieder mitnehmen, wenn sie möchten.*«

Frau B. steht auf, öffnet die Tür und sagt: »Lass uns mal ein bisschen in Ruhe, wir haben noch mehr zu besprechen.«

Sie atmet tief durch, und Herr B. lächelt seine Frau erleichtert an – vorläufig erleichtert, denn nicht nur die Frage des Golf-Handicaps bleibt ja noch offen.

Zur Externalisierung, zur Versinnbildlichung eignen sich metaphorische Bilder wie das Monster des Vertrauensbruchs. Oder auch ganz einfach Gegenstände aus der Praxis:

»*Vielleicht suchen Sie sich mal etwas aus, was dazu passt, irgendeinen Gegenstand, den Sie hier im Zimmer sehen.*«

Eben hatte Frau K. ein weiteres Mal von ihren Zweifeln gesprochen, die sie schon lange begleiten und daran hindern, ihrem Partner zu vertrauen beziehungsweise daran glauben zu können, dass sie Vertrauen haben kann.

»*Wie wär's, wenn wir die Zweifel mal deutlicher ins Bild holen? Was würden Sie denn passend finden, um Ihre Zweifel zu symbolisieren? Schauen Sie sich ruhig ein bisschen um.*«

Der Blick von Frau K. wandert durchs Zimmer, und schließlich nimmt sie eine Tonfigur mit zwei Gesichtern von der Fensterbank.

»*Und wo gehört diese Figur, wo gehören Ihre Zweifel hin?*«

Frau K. setzt sich wieder in ihren Stuhl und stellt die Figur hinter sich auf die Sitzfläche.

»Ich spüre sie deutlich im Rücken, aber Florian kann sie nicht sehen.«

In der Folge ringt Frau K. mit dem Loslassen der Zweifel und sucht nach dem Vertrauen, das sie zum Loslassen bräuchte.

Zaghaft sagt sie: »Ich möchte abgeholt werden.« Herr K. reagiert nicht, sitzt gebannt und aufmerksam, aber tatenlos in seinem Stuhl gegenüber.

»Wie wäre es, die Zweifel doch einmal deutlicher zu zeigen?«

Frau K. nimmt die Tonfigur in die Hand und sagt: »Das ist komisch, eigentlich soll sie niemand sehen.«

Nach würdigenden Sätzen für die Zweifel versucht Frau K., sie doch zu verabschieden. Sie stellt sie neben ihren Stuhl auf den Boden: »Ich muss sie noch sehen können.«

»Und was ist mit Ihrem Gegenüber, Ihrem Partner? Schauen Sie den an?«

Frau K. weint und sagt – jetzt deutlicher: »Ich möchte von dir abgeholt werden.«

Es dauert ein paar Augenblicke, bis beide fast gleichzeitig aufstehen und sich umarmen.

Nach einer Weile löst sich Frau K. und sagt: »Jetzt stell ich die doch mal weg.«

Sie nimmt die »Zweifel«-Figur mit den zwei Gesichtern und stellt sie hinter einen Sessel.

PS: Die »Erfindung« der Externalisierung als Methode schreiben von Schlippe und Schweitzer dem australischen Familientherapeuten Michael White zu und beschreiben in ihrem Lehrbuch eindrücklich weitere Beispiele:

Arist von Schlippe, Jochen Schweitzer: Lehrbuch der systemischen Therapie und Beratung. Göttingen, Vandenhoeck & Ruprecht, 9. Auflage 2003, S. 169–173

Michael White, David Epstein: Die Zähmung der Monster. Der narrative Ansatz in der Familientherapie. Heidelberg, Carl-Auer-Systeme Verlag, 5. Auflage 2006

Familienrekonstruktion und Aufstellungsarbeit

An dieser Stelle könnte ich ein »neues Fass aufmachen«. Ich möchte aber bewusst den Deckel drauf lassen. Es geht um die wirkungsvollen Methoden der auf Virginia Satir zurückgehenden Familienrekonstruktion sowie den Boom der Aufstellungsarbeit von Bert Hellinger und anderen sowie die daraus weiterentwickelten Formen. Ich habe mich entschieden, diese Techniken hier nicht weiter vorzustellen – es gibt vielfältige Veröffentlichungen dazu –, denn sie werden eher im Rahmen von Workshops mit mehreren Personen durchgeführt, weil es um das Aufstellen und gegenseitig in Beziehung treten von verschiedenen Stellvertretern aus der Herkunfts- bzw. der aktuellen Familie geht.

Trotzdem ist es natürlich sehr nützlich, die Grundgedanken dieser Ansätze zu kennen, einiges davon lässt sich auch ohne »Aufstellung« in die Beratung integrieren. Oder Sie machen Aufstellungen mit »Ersatzspielern« wie Teppichsstücken oder Schuhen.

In diesem Buch habe ich die Praxis für Paar- und Familienberatung vor Augen, in der man mit Paaren und Familien zusammentrifft. So habe ich mich auf die Interventionen und Methoden beschränkt, die ich in diesem Rahmen anwende.

Ein paar Literaturhinweise seien genannt:

Familienrekonstruktion:

Rudolf A. Kaufmann: Die Familienrekonstruktion, Erfahrungen – Materialien – Modelle. Kröning, Asanger Verlag, 4. Auflage 2000

William F. Nerin: Familienrekonstruktion in Aktion. Virginia Satirs Methode in der Praxis. Paderborn, Junfermann Verlag, 2. Auflage 1992

Martin Schmidt: Systemische Familienrekonstruktion. Göttingen, Hogrefe Verlag, 2003

Parts Party:

Virginia Satir, John Banmen, Jane Gerber, Maria Gomori: Das Satir-Modell – Familientherapie und ihre Erweiterung. Paderborn, Junfermann Verlag, 2. Auflage 2000

Aufstellungsarbeit:

Gunthard Weber (Hg.): Zweierlei Glück – Die systemische Psychotherapie Bert Hellingers. Heidelberg, Carl-Auer-Systeme Verlag, 14. Auflage 2001

Gunthard Weber (Hg.): Praxis des Familien-Stellens – Beiträge zu Systemischen Lösungen nach Bert Hellinger. Heidelberg, Carl-Auer-Systeme Verlag, 3. Auflage 2000

Oliver König: Familienwelten – Theorie und Praxis von Familienaufstellungen. Stuttgart, Pfeiffer bei Klett-Cotta, 2004

Werner Haas: Familienstellen – Therapie oder Okkultismus? Das Familienstellen nach Hellinger kritisch beleuchtet. Kröning, Asanger Verlag, 2004

Tetralemma:

Matthias Varga von Kibéd, Insa Sparrer: Ganz im Gegenteil, Tetralemmaarbeit und andere Grundformen Systemischer Strukturaufstellungen – für Querdenker und solche, die es werden wollen. Heidelberg, Carl-Auer-Systeme Verlag, 5. Auflage 2005

Pesso-Arbeit:

Albert Pesso und seine Frau Diana Boyden Pesso haben die aus meiner Sicht in diesem Zusammenhang ebenfalls sehr interessante nach ihnen benannte »Struktur-Arbeit« entwickelt, eine interdisziplinäre Mischung aus Psychoanalyse, Gestalttherapie, Psychodrama und Körpertherapietechniken. Im Mittelpunkt dieser Methode, idealerweise die »Aufstellungsmöglichkeiten« einer Gruppe nutzend, steht die szenische Gestaltung konflikthafter Situationen aus Vergangenheit oder Gegenwart des Einzelnen.

Albert Pesso: Dramaturgie des Unbewussten. Eine Einführung in die psychomotorische Therapie. Stuttgart, Klett-Cotta Verlag, 2. Auflage 1999

Tilmann Moser, Albert Pesso: Strukturen des Unbewussten. Protokolle und Kommentare. Stuttgart, Klett-Cotta Verlag, 2001

Oder auch: www.pesso-therapie.de

Geben/Nehmen-Übung: »Das fühlt sich an wie Butter, bleib doch mal so …!«

Den Namen von Ivan Boszormenyi-Nagy, des Begründers der kontextuellen Therapie, kann ich mir nur deshalb merken, weil er u. a. für eine einfache Formel steht: Geben und Nehmen müssen in einer Beziehung, in einem System ungefähr ausgeglichen sein.

Diese Formel hat offenbar schon länger Bestand, denn bereits 1951 schrieb der erste deutsche Bundespräsident Theodor Heuss seiner Frau Elly Heuss-Knapp zu ihrem 70. Geburtstag in ein Gedicht:

> »*Wie im Nehmen, so im Geben*
> *galt das schöne Gleichgewicht*
> *als Gesetz für unser Leben:*
> ›*Einer war des anderen Licht*‹.«

Wenn jemand jedoch in einer Partnerschaft oder einer Familie mehr gibt als der oder die andere/n oder auch »nur« das entsprechende Gefühl hat, entsteht eine (subjektive) Energie zehrende Schieflage und/oder unheilvolle Anspannung bis hin zur rigiden Erstarrung oder verzweifelten Fluchttendenz. Die »Verdienstkonten« sind nicht ausgeglichen.

Darum lohnt es sich, parallel zu der sonstigen Informationssammlung im Gespräch einen Teil seiner (durchaus auch offengelegten und gemeinsamen) Aufmerksamkeit auf die Fragen zu lenken:

- Wie steht es hier eigentlich mit der Balance von Geben und Nehmen?
- Wer gibt viel, wer eher wenig(er)?
- Wer nimmt oder bekommt (bewusst oder unbeabsichtigt) mehr als andere?
- Wer möchte gerne mehr nehmen, traut sich aber nicht?
- Und wer möchte eigentlich mehr geben, wird aber abgeblockt?

Zur »metaphorischen Versinnlichung« bietet sich eine Übung an, die Sie wie folgt einleiten können:

»*Nun drehte sich unser Gespräch schon häufiger um die Frage: Wie ist das eigentlich mit dem Geben und Nehmen in Ihrer Beziehung? Ist die Waage, die Balance im Gleichgewicht oder fühlt sich jemand benachteiligt und nicht ausreichend gewürdigt? Was meinen Sie?*

Wir könnten Ihnen eine Übung anbieten, die der Sache auf den Grund geht und bei der Sie etwas ausprobieren können. Wenn Sie bereit dazu sind, möchten wir Sie bitten, aufzustehen und sich so gegenüber in einem Abstand von ca. einem Meter hinzustellen, dass Sie sich anschauen können.«

Wenn wir uns dann selbst auch aus dem Stuhl erheben, gibt es meist kein Zurück mehr.

Neugierige, vielleicht etwas erwartungsvolle Blicke. Ein unsicheres Lächeln.

»*Gut, jetzt geht es darum, dass Sie sich darauf verständigen, wer zuerst die oder der Gebende sein soll, sodass die bzw. der andere im ersten Durchgang ›nimmt‹.* (Abwarten) *Aha, Sie, Herr G., würden also zuerst geben und Sie, Frau G., zuerst nehmen. Dieses Geben und Nehmen wird durch Ihre Hände symbolisiert. Das heißt, dass Sie, Frau G., Ihre Hände mit der Innenfläche nach oben vor sich hin halten und Ihr Mann seine Hände als sinnbildlich Gebender darauflegt. Können Sie das mal versuchen? Ist das okay so?*

Und nun kommt es darauf an, dass Sie mal darauf achten, wie das ist, wenn Sie geben. Und wie das für Sie ist, wenn Sie nehmen.«

Es wird nicht ausdrücklich darum gebeten, dabei nicht zu sprechen, sodass mal nach kurzem, mal nach längerem Hinspüren die ersten Reaktionen kommen.

»Boah, ich kann dich gar nicht mehr halten«, sagt dann zum Beispiel Frau G., wobei es doch – interessant! – gar nicht ums Halten geht, sondern ums Nehmen.

Oder Herr G. scheint offenbar den Druck seiner Hände zu verstärken – zumindest sinken die Unterarme seiner Frau etwas ab –, und er sagt schließlich: »Du willst ja gar nichts von mir bekommen. Das fühlt sich an wie Butter, bleib doch mal so …!«

Und schon stehen relevante Formulierungen im Raum, die in einem »normalen Gespräch im Sitzen« kaum so entstanden wären.

Vielleicht gibt es einen zweiten Versuch mit vorher einvernehmlich geänderten »Absprachen«, vielleicht wird einfach im nächsten Schritt getauscht: Herr G. nimmt, Frau G. gibt.

Sinnlich erfahrbar werden in jedem Fall die große Bedeutung des Themas für eine Beziehung und nebenbei auch weitere aufschlussreiche Möglichkeiten:

Dass es manchmal leichter ist, sich in der vermeintlich segensreichen Rolle des Gebenden einzurichten, weil das Nehmen gar nicht so einfach ist.

Dass die Verweigerung, etwas anzunehmen, eine große Macht bedeutet.

Oder dass Geben nicht gleichbedeutend ist mit Anerkennung von anderen und Nehmen nicht gleichbedeutend mit verwerflicher Bedürftigkeit.

Und wie hieß der Mensch noch, der das alles so gut beschrieben hat?

Ivan Boszormenyi-Nagy, Geraldine M. Spark: Unsichtbare Bindungen. Die Dynamik familiärer Systeme. Stuttgart, Klett-Cotta, 7. Auflage 2001

Franz Pfitzer, Terry D. Hargrave: Neue Kontextuelle Therapie – Wie die Kräfte des Gebens und Nehmens genutzt werden können. Heidelberg, Carl-Auer-Systeme Verlag, 2005

Helm Stierlin: Gerechtigkeit in nahen Beziehungen. Systemisch-therapeutische Perspektiven. Heidelberg, Carl-Auer-Systeme-Verlag, 2005

Als Nachtrag zum Heuss-Zitat: Martin Haug: Sie fanden den Weg. Neun Frauenschicksale. Stuttgart, Calwer Verlag, 1958

PS: »Wenn man etwas vom anderen fordert, was der nicht geben will oder kann, stirbt die Liebe. Wenn man aber das freudig annimmt und wertschätzt, was er freiwillig geben will oder kann, dann wird die Liebe genährt«, sagte neulich meine Frau. Das hat mir sehr gefallen.

Ja/Nein-Übung: Die tanzende Dampfwalze

Diese Übung bietet sich in diversen Situationen an.

Einmal, wenn Sie es mit »richtigen Streithähnen (oder -hühnern)« zu tun haben, die sich verbal schnell ineinander verkrallen.

Oder umgekehrt, wenn Sie den Eindruck gewinnen, in diesem System ist alles irgendwie beliebig, offenbar will sich keine/r durchsetzen, es gibt keine »Ansagen, wo es langgeht«.

Und drittens natürlich immer dann, wenn es um einen konkreten, scheinbar unlösbaren Streitpunkt geht, der spielerisch ausagiert werden könnte.

»*Das finde ich ja spannend, wie bei Ihnen ein Streit ausgetragen wird. Ich habe da eine Idee, dass wir uns das noch einmal genauer anschauen können, indem wir den Erlebnisfaktor erhöhen.*

Die Übung heißt ›Ja/Nein-Übung‹, und ich erkläre Sie Ihnen mal: Dazu müssten Sie wieder aufstehen, das sind Sie ja schon gewohnt, und sich gegenüberstellen, sodass Sie sich gegenseitig an den Händen fassen können. Wie wär's?

Okay. Jetzt gibt es zwei Rollen. Eine ist die Ja-Rolle, die andere die Nein-Rolle. Und die sind in Konflikt miteinander. Dazu fassen Sie sich an den Händen und versuchen sich mit Vehemenz in Ihrer Rolle durchzusetzen. Vor allem über die Hände und Ihren Körper, und nur mit einem Wort, die Ja-Rolle mit Ja, die Nein-Rolle mit Nein – in allen möglichen Tonlagen. Andere Worte sind nicht erlaubt. Vielleicht denken Sie an den aktuellen Disput oder ein Konflikt-Thema, bei dem Sie sich wirklich einmal so richtig durchsetzen wollen … Haben Sie eins, Sie müssen es nicht sagen, nur innerlich vertreten. Okay?

Wer will dann zuerst Ja sein? Wer zuerst Nein?

Gut, Nicola ist Ja, Torsten Nein.

Dann fassen Sie sich jetzt bitte an den Händen, die Stühle werden ein bisschen zur Seite geräumt, damit Sie Platz haben, und Sie streiten nur mit Ja und Nein. Die Stimmlage kann verändert werden. Auf geht's! Nur Ja und Nein und die Arme und Ihre Körperkraft.«

Bei dieser Übung kommt im wahrsten Sinne Bewegung in die (mitunter erstarrte) Beziehung, und der Unterschied zwischen »monologischem Streiten« und »dialogischem Streiten« wird sinnlich erfahrbar. Im anschließenden Gespräch (manchmal wird ein Rollentausch in einem zweiten Durchgang gewünscht) kann das – neben vielen anderen aufschlussreichen Aspekten der »Streitkultur« – sehr gut deutlich gemacht werden: Monologisches Streiten äußert sich in Reflexions-Sätzen wie: »Ja, ich hab richtig gemerkt, dass du mich nur platt machen wolltest. Dich hat gar nicht interessiert, ob ich nun da war oder nicht. Richtig verbissen. Wie 'ne Dampfwalze!«

Das oft angenehmer empfundene und deshalb favorisierte dialogische Streiten wird anders erlebt: »Das war irgendwie so wie argumentatives Tanzen, obwohl es ja nur ein Wort gab… Erstaunlich!«

Wie gesagt – eine oftmals neue Erfahrung sowohl für Streithähne und -hühner als auch für beschwichtigende Streitmuffel.

Nur Mut zum »Ja« und »Nein« – es passiert viel dazwischen!

Museum der Verletzungen:
Von Eintrittskarten und alten Wunden

»Heute möchte ich Sie zu einem Besuch im Museum einladen. Es ist ein einzigartiges Museum mit ganz besonderen Ausstellungsstücken, die auch nicht für jedermann sichtbar sind.

Wir nennen es das Museum der Verletzungen. Und es gibt für jeden Menschen ein eigenes. Wenn Sie zurückdenken, fallen Ihnen sicher einige Kränkungen, Ungerechtigkeiten, Verletzungen ein, die schon länger zurückliegen. Eine ungerechte Schulnote oder Ohrfeige, eine Missachtung durch die ›erste große Liebe‹, eine Nichterwähnung einer aus Ihrer Sicht besonders guten Leistung.

Diese kleinen und großen schmerzlichen Erfahrungen heben wir auf, sammeln sie, stellen sie in einem Raum unseres Museums der Verletzungen auf und besuchen sie immer wieder.

Und da steht dann ein Erlebnis, das uns magisch anzieht, uns vielleicht heute noch die Tränen in die Augen treibt, wenn wir daran denken. Oder auch ein zweites, ein drittes.

Mal liegen die Museumsräume schlecht ausgeleuchtet in dunklen Kammern, mal werden die Preziosen auch zu Demonstrationsobjekten, die jedermann schon kennt…

Und in einem Extraraum können wir uns dann die Verletzungen, die Missachtungen und Kränkungen anschauen, die wir in unserer Partnerschaft erlebt haben, die mitunter in der letzten Ecke des Raums schlummern oder auch hoch poliert hinter Glas vor sich hin strahlen. Die uns immer wieder magisch anziehen, denen wir uns aber nur heimlich – ohne den anderen – nähern.

Wie wäre es, wenn Sie gemeinsam gedanklich Ihr eigenes Museum der Verletzungen besuchen und Ihrem Partner danach eine – vielleicht auch nur für besondere Räume geltende – Eintrittskarte schenken? Sie könnten ihm bzw. ihr ein paar von den Ausstellungsstücken zeigen, die ihnen wichtig erscheinen.

Und zuerst könnten Sie eine Art Katalog erstellen, in dem Sie die Ausstellungsstücke benennen, beschreiben und vielleicht bewerten.

Dann lässt sich der Weg durchs Museum besser kommentieren. Dazu gibt es hier Papier und Stifte.

Wie hört sich das an?

Wollen Sie sich auf den Weg in Ihr Museum der Verletzungen machen und wir treffen uns nach einer gewissen Zeit wieder am Ausgang und machen danach eine gemeinsame Führung?«

Nach der Erstellung der Ausstellungskataloge (auch nach Hause mitnehmbar!) und den gemeinsamen Museumsbesuchen könnte es in den folgenden Schritten um das Zeigen von Mitgefühl für die Wunden aus früherer Zeit gehen und um das Verzeihen der kleinen und großen Verletzungen in der Partnerschaft (→ Rituale, S. 130).

Danach könnten eventuell in einer Gedankenreise die Museen der Verletzungen noch einmal »nach der Renovierung« besucht werden. Was hat sich verändert? In welchen Räumen ist es heller geworden?

Mathias Jung: Ich liebe dich. Nur nicht grad jetzt. Große Liebe, kleine Krisen. Freiburg, Herder Spektrum, 3. Auflage 2005

Hans Jellouschek: Wie Partnerschaft gelingt – Spielregeln der Liebe. Freiburg, Herder Spektrum, 2. Auflage 2005

Nähe/Distanz-Übung: Einladen. Stoppen. Spüren …

Es folgt eine weitere Übung, die ein zentrales Beziehungsthema mit allen Sinnen erlebbar macht und für den Erfahrungsaustausch öffnet (s. auch →Geben/Nehmen-Übung, S. 187, oder →Ja/Nein-Übung, S. 190).

Nähe und Distanz werden tagtäglich (gewollt oder durch andere Faktoren »erzwungen«) in einer Partnerschaft oder Familie neu verhandelt und festgelegt. Da gibt es viele individuelle und situationsabhängige »Spielräume« und viel Potenzial für das berühmte »Aneinander-vorbei-Hoffen« bzw. für massive (Bedürfnis-)Konflikte.

Was liegt näher, als dazu dem Paar eine Übung anzubieten (in der Familiensitzung ist sie nicht geeignet!), die die innere Überprüfung und Reflexion durch Aktion und ohne viele Worte ermöglicht.

»Wir möchten Ihnen ein kleines Experiment vorschlagen, zu dem Sie wieder aufstehen müssten. Es geht um das individuell unterschiedliche Erleben von Nähe und Distanz in der Partnerschaft und um die Frage, wie das Bedürfnis nach Kontakt und Abgrenzung kommuniziert wird. Einmal als Sender und einmal als Empfänger. Haben Sie Lust?

Gut, dann möchten wir Sie bitten, Ihre Stühle beiseite zu stellen und sich in diesem Raum so aufzustellen, dass Sie ihn gut ausnutzen und Sie sich in einer passenden Entfernung gegenseitig anschauen können.

Ja, okay, da wäre noch mehr Platz, vielleicht noch ein bisschen weiter auseinander, denn gleich gehen Sie aufeinander zu. Da kann der Raum ganz ausgenutzt werden.

Hmhm, jetzt stehen Sie sich also gegenüber und können sich sehen, aber nicht sonderlich intensiv wahrnehmen. Nun geht es darum, dass einer von Ihnen den anderen einlädt, ihn bittet oder auffordert, auf ihn zuzugehen. Der tut das, bekommt aber dreimal ein Stopp, das er befolgen sollte. Und natürlich geht es darum, genau darauf zu achten, was bei diesem Aufeinanderzugehen bei Ihnen passiert. In Ordnung? Wer will anfangen? Wer bleibt zuerst stehen und lädt ein, wer lässt sich einladen?«

Frau R. sagt spontan: »Ich bleibe stehen. Diese Entfernung ist ungefähr die innere Distanz von vor vier Jahren.« (Als der Konflikt mit der Schwiegermutter eskalierte und sie sich von ihrem Mann überhaupt nicht unterstützt fühlte.) Und dann leise:

»Kommst du?«

Herr R. bewegt sich zögernd, befolgt die Stopps seiner Frau umgehend und verunsichert.

Mit dem dritten Signal stoppt Frau R. ihren Mann etwa einen Meter vor sich.

»Sehr gut, das war sicher ein bisschen ungewohnt, Sie haben das sehr gut gemacht. Wie war das nun für Sie? Vielleicht sagen Sie das Ihrem Mann direkt.«

»Ich hab mich an Zeiten erinnert gefühlt, in denen ich deine Nähe nicht ertragen konnte, weil das Vertrauen einfach weg war. Ich hab mich gefreut, als du auf mich zukamst, da spürte ich mein Herz schlagen. Und dann habe ich auf einmal Angst bekommen, dass mein Vertrauen wieder missbraucht wird, wenn ich dich ganz auf mich zukommen lasse… Ich weiß aber nicht genau, ob das mit dir oder mit meiner ersten Ehe zu tun hat… Ich möchte so gerne mehr Nähe, aber ich weiß nicht, wie das gehen kann nach unseren großen Streits.«

»Hmhm, das war ja viel, was Sie erlebt haben: Herzklopfen, mal so, mal so. Angst vor neuem Vertrauensmissbrauch, der Wunsch nach Nähe… Das schauen wir uns gleich noch einmal genauer an. Und wie war das für Sie, Herr R.? Sagen Sie das vielleicht auch direkt Ihrer Frau.«

»Ich war unsicher, ob du wirklich möchtest, dass ich auf dich zugehe. So richtig eingeladen habe ich mich nicht gefühlt, hab auch immer brav Stopp gemacht. Und dann wusste ich schon vorher, dass du mich kurz vor dir anhalten wirst. Da hakt es ja bei uns, so ist das ja auch schon länger zu Hause…«

Potzblitz, so viel Themen- und Gesprächspotenzial zum Vertiefen! Und dabei kommt ja noch der zweite Durchgang, in dem Herr R. seine Frau bittet, auf ihn zuzugehen.

Man darf gespannt sein ... und es selbst ausprobieren!

Reise zu der Liebe des Anfangs: Warum ausgerechnet dich?

Schon die Frage »*Wie haben Sie sich eigentlich kennengelernt?*« oder »*Wer hat wen denn damals ausgesucht?*« kann die oft problemschwangere Stimmung in der (ersten) Sitzung spürbar auflockern, denn die schweren Gedanken der Krise werden von damals zweifellos positiv erlebten Gefühlen zur Seite gedrängt. (→ Kardinalfragen, S. 41)

Das Paar schmunzelt meist und macht spaßige Bemerkungen mit einem Schuss Ungläubigkeit und Wehmut.

Um die Erinnerungen an die zu Beginn der Beziehung als durchaus tragfähig erlebte Basis wieder zu aktualisieren und an diese Kraftquelle im weiteren Prozess anknüpfen zu können, schlagen wir (in späteren Sitzungen) dem Paar, nicht einer Familie, Folgendes vor:

»*Wie wäre es, wenn wir uns gemeinsam auf die Reise begeben, um uns noch einmal der ersten Begegnung, dem ersten Kribbeln im Bauch, dem Beginn Ihrer Partnerschaft anzunähern?*

Was ist Ihnen besonders am anderen aufgefallen, was hat Sie berührt und bewegt? Was gab es damals für Wünsche und Ziele?«

Ich habe es äußerst selten erlebt, dass dieser Vorschlag abgelehnt oder kritisiert wurde. Denn wenn sich auch vieles verändert hat, dieser »Schatz der ersten Zeit« wird gut bewahrt und man wünscht sich insgeheim, »dass alles wieder so wäre wie früher«.

Also: »*Wenn Sie bereit sind, setzen Sie sich einfach bequem hin, atmen ruhig und bewusst ein paar Mal ein und aus. Vielleicht schließen Sie die Augen. (Vielleicht lauschen Sie ein paar Momente der ruhigen Musik.* Je nachdem, ob in der Praxis vorhanden oder nicht.*)*

Wenn dann alles bequem und angenehm ist, gehen Sie in Gedanken auf die Reise zum Anfang Ihrer Liebe. Wie war das, als Sie sich kennenlernten?«

Wichtig sind natürlich die ausreichenden Pausen.

»*Und Sie denken direkt an Ihre Frau bzw. direkt an Ihren Mann: Wo habe ich dich zum ersten Mal bewusst wahrgenommen?… Was war mein allererster Eindruck von dir?… Gab es etwas an dir, was meine Aufmerksamkeit besonders gefesselt hat? War es deine Ausstrahlung? War es dein Lächeln?… Waren es deine Augen?… War es deine Stimme?… War es dein Körper? Was war es?… Wie war das damals?… War noch jemand dabei? Hat sie oder er etwas bemerkt?*

Und wie fanden wir dann allmählich zueinander?… Welche Erinnerungen habe ich an die Zeit, als wir miteinander ausgingen? Was war daran besonders? Wie ging es uns damals?… Wie fühlte ich mich? Glücklich, anerkannt, geliebt… voller Zuneigung, Zutrauen und Liebe. Und voller Hoffnung, dass das lange dauern würde… Was faszinierte mich an dir? War es dein Humor? Deine Fürsorglichkeit?… War es dein Umgehen mit anderen? Deine Einstellung zum Leben?… War es deine Natürlichkeit, deine Tiefe, deine Ausgeglichenheit? Was war es?… War es deine Wärme, deine Zärtlichkeit, deine Leidenschaft?… An welche konkreten Situationen oder besonders schönen Stunden erinnere ich mich? An welche gemeinsamen Unternehmungen denke ich gerne zurück? Was war es, was mich so glücklich machte?… Wie war das damals, als wir zueinanderfanden?

Und dann? Wie war es, als wir uns entschieden, die Beziehung auf Dauer einzugehen? (Wie lange kannten wir uns, ehe wir heirateten?) Warum wollte ich unter allen Menschen ausgerechnet dich?… Fiel mir die Entscheidung leicht? Oder schwer?… (Welche Gefühle verbinde ich mit unserer Hochzeit? Welche Farben, Gerüche oder Musik fallen mir dazu ein? Was war so besonders an diesem besonderen Tag?)… Welche Vorstellungen von unserer gemeinsamen Zukunft hatte ich? Was waren meine Ziele, meine Träume?… Welche Zukunftspläne haben wir geschmiedet? Was ist mir besonders in Erinnerung geblieben? (Wie verbrachten wir unsere Flitterwochen?)

Und wie war die erste Zeit danach, die erste Phase des täglichen Zusammenlebens: Welche Bilder tauchen auf?... Welche Stimmungen spüre ich?

Die Jahre vergehen: (Die gemeinsame Wohnung, das Haus? Die Geburt unserer Kinder.) Der Beruf, die Beziehung, der Alltag. Suchen wir nach den Situationen des Glücks und der Zufriedenheit in unserer nun schon längeren Beziehung... Was machte diese glücklichen Stunden aus?... Was haben wir da Besonderes füreinander getan?

Und wir nähern uns allmählich der Gegenwart... Bin ich glücklich in meiner Beziehung? Oder zufrieden?... Wie gehen wir miteinander um? Wie gehe ich mit mir selbst um?... Wo stehen wir in drei Jahren? Welche ganz konkreten Bilder fallen mir dazu ein?... Wie fühlt sich das an?

Und nun kehren Sie von Ihrer Reise zurück. Bewegen Sie sich ein bisschen, strecken sich, atmen tief ein und aus... Sie öffnen dann langsam die Augen und kommen allmählich in diesen Raum zurück.«

Nach der »Rückkehr« kann es zu einem Austausch über das Erlebte kommen, oder vielleicht bietet sich auch, wenn sich die Stunde dem Ende zuneigt, die »Hausaufgabe« an, diese Reiseeindrücke der Partnerin/dem Partner in einem Gespräch im Anschluss an die Sitzung zu Hause oder in der Pizzeria noch einmal zu schildern – sozusagen als kleiner Diaabend nach einer besonderen Reise.

Natürlich ist es auch für uns als Berater interessant, woran wir als Basiserleben bei der zukünftigen Beziehungspflege aufbauen können.

Und auch dabei ist vorsichtig vorzugehen, denn mitunter sind es gerade die ersten positiven Eigenschaften, die einen damals vehement anzogen, heute aber »ziemlich nerven« und zu Konflikten führen.

Das Gespräch darüber lohnt sich allemal!

Seile-Arbeit als Bild für Beziehungen: Verwicklung und Entwicklung

Seile sind ein gutes Sinnbild, eine Metapher für unsere Beziehungen – zum Beispiel und gerade für das Beziehungsgeflecht innerhalb von Familien.

Mithilfe von Seilen können Sie die abstrakte Idee des Systems (»Was heißt das eigentlich: Systemische Beratung? Hat das etwas mit systematisch zu tun?«) ausgezeichnet veranschaulichen und nachvollziehbar machen.

Jedes Familienmitglied bekommt ein Seil von etwa einem Meter Länge: *»Das steht für Ihr Selbst. Das sind sozusagen Sie. Binden Sie sich das Seil bitte um die Taille.«*

Dann bekommt jede/r so viele (etwa vier Meter lange) Seile, wie es weitere Personen in der Familie gibt. *»Und das sind die Beziehungen zu den anderen Familienmitgliedern. Bitte befestigen Sie jetzt jeweils ein Seilende an Ihrem ›Selbst‹ um Ihrer Taille und das andere jeweils an dem ›Selbst‹ der anderen. Damit haben Sie jetzt buchstäblich eine greifbare Verbindung zu jedem anderen in Ihrer Familie.«*

Das allein ist schon eindrücklich und regt zum Nachdenken/Ausprobieren an. Die Seile können die Gefühle hervorrufen, die die Familienmitglieder im Alltag erleben. Und andererseits kann spürbar werden, was passieren könnte, wenn die Seile angespannter und lockerer werden.

Sie können schon hier erwähnen, wie wichtig es ist, mit den Beziehungsseilen umsichtig umzugehen, weil sie andernfalls große Spannungen oder Verwicklungen schaffen könnten.

Oft ist es in Familien nicht klar, dass die einzelnen Mitglieder unmöglich allen anderen gleichermaßen und gleichzeitig gerecht werden können und wie wichtig es ist, dass sich alle im Familiensystem »frei bewegen« können.

»Zuerst setzen Sie sich bitte mit Ihren Stühlen in einen Kreis, jeweils etwa einen Meter von der Kreismitte entfernt. Nun werden Sie die Verbindungs-

seile kaum spüren. Stellen Sie sich vor, Sie sitzen alle zusammen in der Küche beim Abendbrot. Okay. Und nun klingelt auf einmal das Telefon. Das älteste Kind springt auf, weil es einen Anruf seiner Freundin erwartet. Mach mal bitte… Was passiert?«

»Oder lassen Sie uns ausprobieren, was passiert, wenn die Mutter zum Herd will, weil dort etwas anzubrennen droht.«

»Oder noch eine Situation: Wie ist das zum Beispiel, wenn sich die Eltern umarmen möchten? Wie ist das für Sie? Und wie für die Kinder?«

»Wahrscheinlich kennen Sie die Gefühle, die bei unserem kleinen Experiment auftreten aus anderen Situationen. Welche zum Beispiel?«

»Natürlich rennen Sie nicht jeden Tag an Seilen aneinandergebunden durch die Welt. Aber vielleicht fühlt es sich manchmal so an. Und vielleicht ist zu spüren, wie leicht andere euch im Weg stehen können, ohne das zu wollen.

In diesen Seilen fließen Ihre Liebe, Ihre Fürsorge – und Ihre Verantwortung, sorgsam miteinander umzugehen. Wie leicht kann eine oder einer die ganze Familie durcheinanderbringen? Wie wichtig ist es, auf die einzelnen besonderen Beziehungen zu achten?

Und wie wichtig ist es dann, dass darüber gesprochen werden kann?

Was meinen Sie?«

»Wie wäre es zum Beispiel, wenn eines der Kinder irgendwann aus dem Kreis gehen, das Haus verlassen wird? Wollen Sie es mal ausprobieren?

Und dabei sagt jeder, was passiert, was sie oder er bemerkt und fühlt.

Was geschieht nun mit den Verbindungsseilen? Gebt ihr sie frei, lässt die oder der ›Große‹ das Seil los?«

»Und zuletzt können Sie sich ein wichtiges Ereignis überlegen, das sich in Ihrer Familie demnächst ereignen wird, oder eine alltägliche Situation, die häufig Probleme schafft.

Wo hakt etwas? Wo zieht jemand? Was können Sie tun, damit es nicht schmerzt, sondern leichter wird?«

Seile sind universell einsetzbar und bestens geeignet, neue Experimente zum Thema »Verwicklungen« zu »entwickeln«. Sie sind ein Muss in der familientherapeutischen Praxis.

Virginia Satir, Michele Baldwin: Familientherapie in Aktion – Die Konzepte von Virginia Satir in Theorie und Praxis. Paderborn, Junfermann Verlag, 6. Auflage 2004

Virginia Satir: Selbstwert und Kommunikation – Familientherapie für Berater und zur Selbsthilfe. München, Verlag J. Pfeiffer, 17. Auflage 2005

Peter Nemetschek: Systemische Familientherapie – Lebensfluss-Modelle und analoge Methoden für die Arbeit mit Kindern, Jugendlichen und Eltern. Stuttgart, Klett-Cotta, 2006

Seile-Arbeit als Bild für Botschaften:
Kauderwelsch auf dem blauen Draht

»Und immer wenn wir dann zum Beispiel besprechen wollen, zu wessen Familie wir an Weihnachten fahren, kriegen wir uns total in die Haare.« Oder: »Wir streiten uns über absolut unwichtige Dinge. Da entfesselt ein Funken einen Flächenbrand.«

»Sie meinen die verquetschte Zahnpasta-Tube?«

»Ja, so ähnlich, nicht unbedingt die Zahnpasta, aber wie zerfleddert er zum Beispiel seine Zeitung auf dem Wohnzimmertisch liegen lässt. Das ärgert mich total.« »Oder wie du immer ausweichst, wenn ich die Sache mit der Versicherung mit dir besprechen will. Da hab ich schon keinen Bock mehr drauf.«

»Vielleicht kann ich Ihnen da etwas Interessantes zeigen. Es könnte sein, dass Sie sich darin wiedererkennen. Zuerst möchte ich Sie bitten, mal aufzustehen. Dann hole ich jetzt diese zwei Seile, ein rotes und ein blaues, die ich an beiden Enden zusammenknote.

Ich möchte Sie, Frau N., bitten, dass Sie dieses Ende mit beiden Hän-

den anfassen, und Sie, Herr N., fassen das andere Ende an den Knoten an. So, und nun stellen Sie sich so gegenüber, dass die Seile straff sind, und schauen sich an.

Das rote Seil ist das Beziehungsseil als Symbol für ihre Beziehung mit allen Emotionen, Befürchtungen und Bedürfnissen.

Das blaue Seil steht für die vielen, mitunter brenzligen Sachfragen, die im Alltag auftauchen und geklärt werden müssen.

So weit okay?

Wenn Sie sich jetzt vorstellen, Sie wollen über die Versicherung reden, Herr N., und fangen an, auf dem blauen Seil zu ›funken‹, ist ja die Frage, ob dieser Draht im Moment bei Ihrer Frau in Betrieb ist oder ob sie viel lieber die Störung auf dem roten Seil beheben würde.

Denn schauen Sie mal, was passiert, wenn es Turbulenzen auf dem roten Seil gibt. (Ich greife es und bewege es heftig hoch und runter und hin und her.) *Das hat Auswirkungen auf das blaue, das Sachseil.*

Und umgekehrt: Wenn das Sachseil belastet wird, kommt es auch zu einem Ziehen auf dem Beziehungsseil. (Ich mache das Gleiche mit dem blauen Seil.)

Mindestens diese beiden Ebenen oder Seile hängen also stark miteinander zusammen. Und wenn die rote Beziehung Störsignale sendet, werden die Signale auf dem blauen Draht Kauderwelsch. – Wie hört sich das an?«

Frau N.: »Einleuchtend.«

Herr N.: »Damit kann ich was anfangen.«

Die Idee hinter dieser Übung stammt aus der Kommunikationspsychologie und besagt:

Jede Botschaft hat mindestens vier Ebenen: die Sachebene, die Ich-Botschaft, die Beziehungs-Botschaft und den Appell (→ Ankerbojen, S. 18 f.). Jede Nachricht hat mindestens diese vier Anteile, und jeder Empfänger hört mit mindestens vier Ohren den Inhalt der gesendeten Nachricht.

Da kann es natürlich zu Turbulenzen kommen.

Die sinnlich wahrnehmbare Darstellung dieses Modells hat schon einige entspannte Gesichter »gezaubert«.

Zum Weiterlesen sei empfohlen:
Friedemann Schulz von Thun: Miteinander reden 1 bis 3. Reinbek, Rowohlt Verlag, diverse Jahre, alle zusammen 2006

Skulptur-Arbeit:
Zuerst »spricht« das Bild, dann sprechen die Beteiligten

»Gerhard, ich habe heute einen interessanten Job für dich. Hast du Lust, jetzt einmal so etwas wie ein Bildhauer zu sein? Klingt vielleicht komisch, wird aber spannend. Das Bild ist das deiner Familie und das Material sind deine Eltern und deine Geschwister, wie sie hier sitzen. Du nimmst einfach deine Eltern und deine Geschwister und dich dazu und stellst alle hier im Raum so auf, wie du sie als Bild eurer Familie vor Augen hast. Es soll also so etwas werden wie eine Familienskulptur nach deiner Idee. Wie hört sich das an?«

Gerhard ist zwölf und nicht bange. Er legt nach ein paar Rückfragen einfach los.

»Also, da würde ich Mama – kannst du mal aufstehen? – hierherstellen. Und die guckt Papa – komm mal – so ein bisschen von unten her an, nee, die guckt ihn einfach so an. Papa steht dann hier und breitet so die Arme aus. (Hebt die Arme seines Vaters hoch.) Der will uns ja immer beschützen oder so. Annette (steht schon von selbst auf) stell ich mal so hier an die Wand, die dreht sich auch etwas weg und will eigentlich mit uns nichts mehr zu tun haben. Thomas stell ich hier neben Mama.«

»Und wo stündest du in dieser Skulptur?«

»Weiß nicht so recht, vielleicht hier zwischen Papa und Annette, und ich würde dann immer so hin- und hergucken, wie das mit denen so weitergeht.«

Nach dem herzlichen Dank an Gerhard und die Familie bieten sich uns jetzt zahlreiche Möglichkeiten.

Wir können Gerhard noch einmal fragen, ob die Abstände der Personen so stimmig sind (»horizontale« Beziehungen, emotionale Nähe), wir können auch fragen, ob er Unterscheidungen treffen möchte, wer das Sagen hat und sich durchsetzt in der Familie und wie er das gerne in der Skulptur sichtbar machen möchte (auf die Stühle in der Ecke hinweisen oder erwähnen, dass man sich ja auch hinsetzen, hinknien oder auf den Boden setzen könnte – »vertikale« Beziehungen, Hierarchien).

Dann könnten wir beim Vater mit der Befragung beginnen, wie es ihm geht, wenn er jetzt schon zehn Minuten mit ausgebreiteten Armen dasteht.

Oder wie geht es Annette an der Wand, Thomas bei der Mutter, Mutter ohne Blickerwiderung vom Vater oder auch Gerhard selbst in seinem Hin und Her zwischen Schwester und Vater?

Fragen über Fragen – und eine hellwache Familie!

Zuerst »spricht« das Bild, die Skulptur, dann sprechen die Beteiligten.

Diese »Befragung« nach dem Empfinden am eigenen Platz, nach etwaigen anderen Sichtweisen der Familienskulptur kann ruhig ausführlich und kleinschrittig sein.

Einfache und häufige Frage dabei: »*Wie geht es Ihnen, wie geht es dir jetzt hier?*«

Das Bild entwickelt unmittelbar seine bleibende Wirkung, und wir und die Familie bekommen eine Menge neue Informationen.

Und dann tauchen Ideen auf, wie es den Beteiligten vielleicht besser gehen könnte, was sich in der »Familienchoreografie« ändern müsste, damit sich die Familie entspannen kann.

Wir könnten Ideen zum »Wunschbild« sammeln und verschiedene Schritte dahin ausprobieren (lassen).

Im Gegensatz zu den auf der Skulptur-Idee fußenden Familienaufstellungen nach Bert Hellinger, der in seinen »Ordnungen der Liebe« feste Vorstellungen hat und Ideal»skulpturen« vorgibt, entwickelt hier die Familie mit uns gemeinsam das, was sie für passend und stimmig hält.

Die Idee der Familienskulptur ist vielleicht eine der wichtigsten »Erfindungen« in und für die Familientherapie – zurück geht sie, neben den »Geburtshelfern« David Kantor, Fred Duhl und Madleine Gerrish, vor allem auf Peggy Papp und Virginia Satir, die damit seit Anfang der 1970er-Jahre ein neues Anwendungsgebiet für die Ideen des Psychodramas von Jacob Levy Moreno schufen. Als eine weitere Quelle wird der norwegische Familientherapeut David Kvebaek genannt, der 1968 mit seinem »Kvebaek Family Sculpture Test – KFST« die Skulpturenmethode als eine Vorstufe zum →Familienbrett (S. 149) kreierte.

Die »Skulptur« und die Aufforderung, mal Bildhauer zu sein, haben sich als Universalintervention vor allem in frühen Sitzungen mit Paaren und Familien bewährt und sind auch in späteren Treffen und für andere »Abfahrten« gut einsetzbar.

Zum Beispiel können auch die jeweiligen Herkunftsfamilien mithilfe von Stühlen, Kissen, kleinen Teppichen oder Ähnlichem ins Bild gesetzt werden – die »lebendige« Variante des Familienbretts.

Es können geschilderte Situationen des Alltags zu Skulpturen modelliert werden, vielleicht sogar unter einer »Überschrift« oder auch unter Einsatz von →Seilen (S. 198) und Gegenständen, immer im Drei-Schritt-Verfahren: Erst spricht der Bildhauer, dann das Bild, dann sprechen die Beteiligten.

Sie können auch ohne ausgewiesenen »Bildhauer« die Familienmitglieder insgesamt auffordern, sich im Raum so aufzustellen, wie jeder Einzelne seine Beziehungen zu den anderen gerade erlebt – die sogenannte »Simultan-Skulptur«.

Skulptur-Arbeit steigert den »Erlebnisfaktor« und – wie gesagt: Jede Sitzung mit neuem ganzheitlichen Erleben ist nachhaltiger als diejenige, in denen man »nur rumsitzt und redet«.

Die Grundelemente, die die Sache dabei so aufschlussreich machen (Nähe-Distanz, Koalitionen, Hierarchien, Außenseiter, Körperhaltung und -kontakt, Blickrichtung, Gestik, Mimik, Wünsche, Veränderungsideen), sind auch das »Salz in der Suppe« beim → Darstellen der Familienkommunikation (S. 181) oder bei den jetzt folgenden Varianten der Stühle-Arbeit.

Virgina Satir, John Banmen, Jane Gerber, Maria Gomori: Das Satir-Modell – Familientherapie und ihre Erweiterung. Paderborn, Junfermann Verlag, 2. Auflage 2000, S. 305 ff.

Eine ausführliche und präzise Darstellung vielfältiger Skulptur-Arbeit bietet Roland Weber: Paare in Therapie, Erlebnisintensive Methoden und Übungen. Stuttgart, Klett-Cotta, 2006, S.107–147

Stühle-Arbeit mit dem »Als-ob-Stuhl«: »... so was wie selbstbewusster oder so.«

Diese Intervention zielt darauf ab, alte →Glaubenssätze (S.85), die zu Leidsätzen geworden sind, infrage zu stellen. Sie ist der Einzelarbeit entlehnt, eignet sich aber auch gut für die Arbeit mit Paaren.

Frau B. sagt von sich selbst, sie habe in ihrer Kindheit nie die Anerkennung von ihren Eltern erfahren, die sie sich gewünscht habe. Daraus leitet sie ab, dass sie ja ohnehin nicht liebenswert sei, was sie in Auseinandersetzungen ihrem Mann mitunter »ins Gesicht schleudert«: »Was findest du denn an mir, das kann gar nicht sein, dass du mich liebst!«

Herr B. reagiert dann perplex, seine gegenteiligen Beteuerungen scheinen aber eher den Unmut und die Verzweiflung seiner Frau zu steigern.

Ich spreche Frau B. direkt an: »*Einen Moment bitte. – Sie schildern das sehr eindrücklich, wie es dann offenbar passiert, dass Sie sich in dem alten Gefühl wiederfinden. Nun habe ich gerade überlegt, wie es wohl wäre, wenn Sie ganz andere Erfahrungen gemacht hätten. Das wäre unter anderen Umständen ja durchaus möglich gewesen und wir könnten das einmal gedanklich durchspielen. Was meinen Sie?*«

Frau B. ist skeptisch: »Die Umstände waren ja nun mal leider keine anderen ...«

Gleichzeitig scheinen ihre Augen zu sagen: Neugierig wäre ich schon ...

»*Hier können wir ja viel ausprobieren ... wie wäre es, wenn wir es einfach einmal annehmen würden? Wir könnten einen neuen Stuhl hier vom Stapel nehmen.*« Ich stehe auf und nehme einen weiteren bisher unbenutzten Stuhl, bleibe damit vor Frau B. und frage: »*Wo würde er wohl stehen? Das wäre jetzt der Stuhl für eine andere Brigitte, für eine Brigitte, die die Anerkennung bekommen hat, die jedes Kind braucht.«*

»Wenn Sie meinen«, sagt Frau B. immer noch skeptisch.

»*Wo würde er wohl stehen?*«, frage ich noch einmal.

»Na ja, stellen Sie ihn mal neben mich«, sagt Frau B., »hier ist ja noch Platz.«

»Okay, der Stuhl einer anderen Brigitte steht nun neben Ihnen. Da säße also die Brigitte, die von sich sagt: ›Ich bin liebenswert und ich verdiene Respekt und Anerkennung.‹ Wie klingt das? Wollen Sie sich mal in den Als-ob-Stuhl setzen? Wie gesagt: Hier können wir ja vieles ausprobieren …«

Frau B. zögert noch einen Moment, schaut dann ihren Mann an, sagt leise so etwas wie »… mal versuchen …« und wagt schließlich den Stuhlwechsel.

Ihr Mann nickt still und anerkennend mit dem Kopf.

»Ja, okay, gut. Und nun schauen Sie einfach mal, wie das ist, wenn Sie in diesem Stuhl sitzen. Diese Brigitte hat die Anerkennung und Würdigung erfahren, die sie sich gewünscht hat. Diese Brigitte hat gespürt, was es heißt: Ich bin etwas wert. … Was ist anders?«

»Das ist ja nur ein Stuhl, aber wenn ich mir das so vorstelle, fühlt sich das irgendwie so an, als sei ich stärker, so was wie selbstbewusster oder so.« Frau B. setzt sich nun mit geradem Rücken an die Stuhllehne. Ihre Stimme wird fester. »Und das mit der Traurigkeit ist auch irgendwie weg. Das fühlt sich gut an, diese Brigitte finde ich dann auch schon irgendwie besser.«

Das Gesicht von Frau B. entspannt sich und lächelt.

Das Gesicht von Herrn B. – auch.

Erstaunlich, aber wahr und immer wieder erlebt.

Der »Als-ob-Stuhl« verändert die innere Wahrnehmung, lässt vielleicht zum ersten Mal neue Optionen spürbar werden und entwickelt offenbar »magische Kräfte«. Und das alles passiert ohne unser Zutun – außer der einfühlsamen Begleitung – in und mit dem Menschen selbst, der mutig den Stuhl und damit den Blickwinkel wechselt.

Nach vertiefenden Fragen, was die Eltern der kleinen Brigitte hätten sagen müssen, was sie damals hätte brauchen können und woran sie es in diesem Stuhl merke, dass sie stärker sei und es ihr besser gehe, versuche ich noch einmal auf den Ausgangspunkt zurückzukommen:

»*Und wie wäre das – würde sich diese andere, diese irgendwie selbstbewusstere Brigitte mit ihrem Mann streiten, ob sie wirklich liebenswert ist oder nicht?*«

»Das weiß ich nicht so genau.«

»*Könnte er etwas Hilfreiches tun? Etwas sagen?*«

»Na ja, vielleicht könnten wir uns dann gegenseitig an diese Sitzung erinnern, dann müsste ich vielleicht nicht so auf ihm rumhacken, denn im Nachhinein finde ich das ja auch immer ungerecht. Er wäre ja gar nicht so lange mit mir zusammen, wenn er mich nicht mögen würde.«

»*Das ist ganz sicher so*«, sage ich und höre Herrn B. gleichzeitig: »Das sag ich doch immer.«

»*Und könnte er jetzt etwas tun, was der selbstbewussten Brigitte guttäte?*«

»Ich weiß nicht, magst du dich vielleicht neben mich setzen?«

Herr B. steht so schnell auf, als habe er darauf gewartet, setzt sich neben seine Frau und nimmt ihre Hand in seine.

»Du magst mit mir zusammen sein?«, fragt Frau B.

»Ja.«

»Das ist schön. Bitte erinnere mich an die Brigitte von heute, die es hätte besser haben können.«

»Das mache ich gerne«, sagt Herr B. und wirkt erleichtert.

Gut, dass wir so viele Stühle in der Praxis haben …

Stühle-Arbeit mit fehlenden Personen: Platzkarten verteilen

»Die Ehe symbolisiert die Heirat von zwei Familien und den Austausch wechselseitiger Geiseln.« Dieser dem Familientherapeuten Carl Whitaker zugeschriebene Satz eignet sich besonders zur Illustration der einfachen Aussage:

Hinter jedem Menschen, der in die Beratung kommt, sitzen eine Menge anderer Menschen, die Einfluss auf ihn haben. Das stellt sich oft sehr schnell während der ersten Treffen heraus, wenn Herr A. zum Beispiel vom Regiment seiner Schwiegermutter erzählt oder Frau A. mehrfach darauf hinweist, dass der große Bruder ihres Mannes dessen berufliches Vorbild sei, das er jedoch bisher vergeblich nachzuahmen versuchte.

»Da sitzen ja schon eine ganze Menge mehr Menschen hier im Raum, als körperlich anwesend sind. Herr A., wo würden Sie denn Ihre Schwiegermutter hinsetzen, wenn sie hier mal reinschauen würde bei der Beratung?«

»Nee, die würde nicht hierherkommen, die hält von so was gar nichts. Die weiß auch nicht, dass wir hier sind, oder, Margrit?«

»Nein, ich hab es ihr nicht gesagt, das würde sie auch gar nicht mehr verstehen.«

»Okay, sie würde nicht herkommen, andererseits sitzt sie anscheinend schon unter uns. Da sollte sie ja auch einen Platz bekommen. Wo würde sie denn sitzen?«

»Ach so, na ja, vielleicht so knapp hinter meiner Frau, aber auch wieder so eher zwischen uns.«

»Hmhm. Und was meinen Sie, Frau A.?«

»Ja, so ähnlich wäre das schon, ich würde sie wahrscheinlich direkt zwischen Rainer und mich stellen. Die mischt sich wirklich ganz schön ein.«

Fazit: Wer sich ohnehin einmischt, sollte auch sichtbar werden und einen eigenen Stuhl bekommen. Diesen Stuhl kann man ja auch im Laufe der Arbeit ruhig vor die Tür stellen – vorausgesetzt, es passt und ist gewollt…

Während die Einladung der Schwiegermutter eine »Kann-Bestimmung« ist, ist die Frage nach »den anderen im System« ein Muss.

Wenn zum Beispiel das Ehepaar D. von seinen Schwierigkeiten in der sogenannten »Empty-nest«-Phase (→ Informieren/Lebens- und Beziehungszyklen, S. 50f.) berichtet, können nur ihre bereits erwähnten Kinder, die jetzt schon selbstständig außer Haus sind, das »Bild vollständig machen«:

»Und Sie haben eben so eindrücklich von Ihren Kindern erzählt. Wenn ich Sie richtig verstanden habe, sind das Thomas, Emanuel und Tanja. Die sind ja ganz wichtige Größen im Familienleben – wo würden die denn sitzen, wenn sie Sie zur Beratung begleitet hätten? Vielleicht nehmen Sie einfach mal drei Stühle von da drüben und platzieren sie so, dass sie das Familienbild komplettieren. Wo würden sie sitzen?«

Frau D. stellt Thomas' Stuhl neben sich, den von Emanuel eher in die Mitte, etwas weiter nach hinten in den Raum, zwischen sich und ihren Mann, und Tanja auf die von ihr entferntere Seite neben ihren Mann.

Schon entsteht ein Familienbild, eine sichtbar nachvollziehbare Beziehungsskizze, direkt aus dem Herzen von Frau D. in den Raum projiziert – und die erste Diskussionsgrundlage zum aktuellen Stand des Familien- bzw. Beziehungslebens. Denn Herr D. sagt:

»Mit Tanja hast du wohl Recht, aber ich glaube nicht, dass Emanuel noch so dicht an uns dran ist, der hat sich doch schon sehr abgenabelt, und Thomas eigentlich auch. Ich würde sie eher so da gegenüber sehen.« (Er stellt die beiden Stühle in Sichtweite weiter weg.)

Wechselnde Koalitionen, Gefühle des Neides und der Eifersucht, unterschiedliche Nähe und Konfrontation – vieles kann unmittelbar sicht- und nachvollziehbar gemacht werden, eben so, wie es sich aktuell in der Familie verhält oder auch früher verhalten hat.

Und das alles ausgelöst durch die einfache Frage: »*Wo säßen denn eigentlich die anderen, wenn sie auch hier wären?*« Ein zugleich leichter, lebendiger und eleganter Weg, um Zugang zur Familiendynamik zu finden.

Und natürlich bietet sich auch dabei das »Karussell der imaginären zirkulären Befragung« an: »*Was meinen Sie, Frau D., würde Tanja Thomas auch an Ihre Seite setzen?*«

Oder: »*Wäre das auch die Wahl von Emanuel selbst, sich dort hinzusetzen, und wie geht es Tanja, wenn sie sehen würde, dass ihr Bruder etwas rauszufallen scheint?*«

Die Anzahl der Karussell-Runden bzw. dessen Frage-Umdrehungen bestimmen Sie!

Eine gewinnbringende Erweiterung dieser eher diagnostischen Übung ist die darauf folgende Frage: »*Und wenn Sie sich wünschen könnten, wie es sein sollte, wie würden dann die Stühle stehen? Sozusagen Ihre Idealvorstellung, Ihr Wunschbild – wie sähe das aus?*«

Neue Emotionen, Optionen, Visionen erfüllen dann den Raum und die Herzen – und werden mit nach Hause genommen …

Herr D. sagt: »Gut, dass wir das mal so aufgestellt haben.«

Und Frau D.: »Schade, dass Thomas, äh …, ich meine, schade, dass die Kinder das nicht gesehen haben.«

Stühle-Arbeit: Gespräch mit nicht (mehr) Anwesenden: »Der geht's gut, die freut sich, mich zu sehen.«

In Anlehnung an die vorher geschilderte → Stühle-Arbeit mit fehlenden Personen (S. 207) geht diese Übung noch einen Schritt weiter und nimmt das Gespräch mit den Menschen auf, die offenbar (noch) großen Einfluss auf das Leben der Anwesenden haben.

Herr O. berichtet in einer Paarsitzung mit feuchten Augen, er habe das Gefühl, dass er immer noch unter dem frühen Tod seiner kleinen Schwester leide, die vierjährig unter tragischen Umständen von einem Lkw überrollt wurde, als der damals sechsjährige Herr O. nur ein paar Meter weiter im Garten spielte. Nach der Einstiegssequenz der Folgesitzung – Herr O. und seine Frau hören aufmerksam zu – komme ich darauf zurück:

»*Ich habe noch oft über das nachgedacht, was Sie uns erzählten, als wir das letzte Mal zusammenkamen. Die Geschichte vom Tod Ihrer Schwester ist mir sehr nachgegangen, und ich kann mir gut vorstellen, dass Sie oft an sie denken und sich vielleicht auch fragen, wie es wohl weitergegangen wäre, wenn sie damals nicht so früh gestorben wäre.*«

»Ja, das ist so. Ich mache mir noch heute Vorwürfe, dass ich ihr nicht beistehen konnte. Und wo Sie das jetzt sagen, manchmal denke ich tatsächlich daran, was wohl aus ihr und uns geworden wäre, wenn sie noch leben würde.«

»Ja, das kann ich mir eben sehr gut vorstellen, und ich habe mir gedacht: Wie wäre es, wenn wir sie einladen würden, wenn sie einfach mal zu Besuch kommen würde, weil sie ja sicher auch neugierig ist, was aus Ihnen geworden ist.«

»Klingt merkwürdig.«

»Das kann sein, andererseits ist sie ja auch irgendwie immer bei Ihnen, da können wir uns ja vielleicht auch ein bisschen mit ihr unterhalten. Wo wäre denn dafür ein guter Platz?«

»Mir wird irgendwie ganz warm, wenn ich mir das vorstelle, dass sie vielleicht tatsächlich bei uns zu Hause auftaucht. Dann würde ich sie wohl in unser Wohnzimmer bitten.«

»Ja, gut, und wo säße sie denn da, wenn Sie ihr einen Stuhl anbieten würden? Schauen Sie mal, wo Sie ihren Stuhl hinstellen würden.«

»Ja, vielleicht so etwas im Winkel zu mir wie in der Sitzgarnitur.« (Stellt einen neuen Stuhl im 90-Grad-Winkel zu seinem auf.)

»Wie geht's der Maria?«

»Der geht's gut, die freut sich, mich zu sehen. Aus der wäre auch was geworden, das ist ganz klar. Die war immer so zielstrebig und hatte Spaß am Leben.«

(Und nach ein paar weiteren Zwischenschritten:)

»Und was würde Maria denn eigentlich zu dem damaligen Nachmittag an der Straße sagen? Wie war das damals?«

»Ich weiß ja nicht, wie das damals passiert ist... Ich war ja hinter der Hecke und habe nur das Krachen gehört...«

»Hmhm. Und was meinen Sie, was würde sie zu dem sagen, was Ihre Eltern danach gesagt haben? Würde sie auch sagen: ›Du bist schuld, dass du nicht auf mich aufgepasst hast!‹?«

Herr O. weint und wirkt gleichzeitig sehr entschieden:

»Nein, die ist nicht böse mit mir. Das würde sie nicht sagen. Die würde sagen: ›Schade, dass wir nicht weiterspielen konnten. Aber du bist auf keinen Fall schuld, ich wollte ja nur über die Straße laufen.‹«

Nach einem sehr bewegenden »Wiedersehen« im Wohnzimmer bedankt sich Herr O. am Ende der Sitzung für diese Begegnung mit seiner Schwester, die ihn zeit seines Lebens begleitet hat. Genauso wie die Aussage seiner Eltern, die ihn in seiner aktuellen Beziehung oft davon abgehalten hat, »zu viel Spaß haben zu wollen«. Auch Frau O. ist sehr berührt. Sie bedankt sich bei ihrem Mann und fragt: »Wollen wir nicht mal das Grab von Maria besuchen?« Herr O. nickt und lächelt ein bisschen.

Ausgesprochene und begleitete Einladungen an nicht (mehr) anwesende Menschen können viel in Bewegung bringen.

Auf den Praxisstühlen saßen neben der kleinen, groß gewordenen Maria O. schon eine ganze Reihe verschlossener Väter, die »seit langem nicht geredet haben, es auch gar nicht wollen«, die dann aber mal hören konnten, »wie es mir damals wirklich gegangen ist«. Oder auch die besonders geliebte Tante, die in die USA ausgewandert ist und gar nicht »weiß, was sie mir bedeutet hat«. Schmerzliche, wütende, sehnsüchtige, dankbare oder Frieden suchende Gefühle können so adressiert und geordnet werden – egal wie der Stuhl aussieht, es funktioniert.

Und es bewegt mich immer wieder.

Stühle-Arbeit mit inneren Anteilen: »Das war denen egal…«

»Zwei Seelen wohnen, ach! in meiner Brust…«

Wer kennt das nicht, dass man gar nicht mehr weiß, auf welche man hören soll? Und meistens sind es sogar noch ein paar mehr.

Friedemann Schulz von Thun hat sich diesem »Inneren Team« gewidmet und spricht dabei von »energiegeladenen seelischen Einheiten, die ein Anliegen enthalten und sich bei bestimmten Anlässen melden und inneren Raum einnehmen, die etwas zu sagen haben oder auch Handlungsimpulse verwirklichen, das heißt, direkt ›in Aktion treten‹«.

Verschiedene Autoren nennen die Teilnehmer des »Inneren Teams« unterschiedlich. Eine kleine Auswahl:

»Teilpersönlichkeiten« oder »Teile« (Schwartz),
»Stimmen« (Bach und Torbet),
»Selbste« (H. und S. Stone),

»Elemente (der Persönlichkeit)« (Assagioli) oder
»Innere Personen« (Orban).

Herr L. und Frau K. kommen wegen der »Fluchttendenzen« von Herrn L. in die Beratung.

Sie wissen nicht, ob sie noch zusammenbleiben wollen oder nicht.

»Meistens passiert es dann, wenn ich mich unter Druck fühle, von der Arbeit her zum Beispiel oder anderen Dingen, aber auch von Dorothea. Dann hau ich einfach ab, kipp mir ordentlich was auf die Lampe und versacke regelrecht irgendwo in der Kneipe. Ich weiß, dass das gemein ist dir gegenüber, Dorothea, aber dann ist mir alles total egal, dann will ich auch von niemandem etwas hören.«

»Und ich kann das einfach nicht aushalten«, sagt Frau K. energisch, »wenn du mich dann einfach stehen lässt und ich mir Sorgen mache, wann du wieder auftauchst. Das hat ja schon mal mehrere Tage gedauert. Ich möchte das nicht mehr, Norbert!«

»Ich weiß«, sagt Herr L. kleinlaut.

Ich wende mich an ihn und möchte mehr über die verschiedenen »Seelen in seiner Brust« erfahren, die offenbar zu unterschiedlichen Zeiten »das Sagen haben«. *»Ich habe den Eindruck, heute sitzt hier der Norbert, der den Ernst der Lage erkennt und überlegt, was er tun kann, um seine Beziehung zu retten. Könnte man den den Ratsuchenden nennen?«*

Herr L. nickt.

»Und dann gibt es da noch den Norbert, der ›aussteigt‹, wenn der Druck zu groß wird (Herr L. arbeitet als selbstständiger Computerfachmann sehr viel) *und dem dann alles eine Zeit lang egal ist. Wie würden Sie den Norbert nennen?«*

»So was wie den ›Beziehungsflüchtling‹«, schlägt Herr L. vor.

»Für mich ist das der Egoist, der Rücksichtslose und Unverschämte«, ergänzt Frau K.

»Okay.« Herr L. nickt wieder und wirkt beschämt.

»Was gibt es denn noch für Teile von Norbert?«, frage ich. *»Da gibt es doch noch ein paar andere Akteure im Team, oder?«*

»Na ja, der Teil, der auf jeden Fall mit Dorothea zusammenbleiben will! Wir haben ja auch schon viel zusammen erlebt. Ich will sie ja eigentlich gar nicht verlassen oder verlieren.«

Ich weise auf den Stapel Stühle an der Wand und frage Herrn L.: *»Wo würden denn diese Teile hier im Raum sitzen? Der Ratsuchende, der Beziehungsflüchtling und der mit Dorothea Verbundene?«*

Herr L. überlegt einen Moment, nimmt sich dann einen Stuhl vom Stapel und stellt ihn neben den seiner Freundin. »Na, hier so. Das wäre der, der sich verbunden fühlt – und daneben (er weist auf seinen ersten Stuhl) der Ratsuchende, der eben zerrissen und unsicher ist.«

»Ja, der Ratsuchende ist auch zerrissen und unsicher. Und fehlt noch ein Teil von Norbert?«

Nach kurzer Bedenkzeit stellt Herr L. noch einen Stuhl in den Halbkreis. »Ich würde sagen ›der Malocher‹. Der stünde dann hier so in der Nähe vom Rat suchenden Norbert.«

»Aha, gut, und wo säße hier wohl der Beziehungsflüchtling mit den ›Alles-egal-Zeiten‹?«

Herr L. schaut sich im Raum um – »Der sitzt hier ja gar nicht.« –, geht auf das Flipchart zu, nimmt es hoch, stellt es in den Raum – »Na, der macht sich dann ja unsichtbar.« – und stellt einen weiteren Stuhl hinter das Flipchart: »So, in etwa.«

»Der macht sich unsichtbar, sagen Sie. Der ist dann weg.« – »Ja.« – *»So richtig weg. Ist der Abstand dann richtig so?«* – »Ne, aber da reicht der Platz hier ja nicht.« *»Und wenn der Platz reichen würde, wo stünde er denn dann? Vor der Tür?«*

»Wahrscheinlich dann eher so weit unsichtbar im Wintergarten da.«

»Machen Sie ruhig«, sage ich, und Herr L. stellt den »Beziehungsflüchtling« hinter die Wand in den Wintergarten der Praxis.

»Setzen Sie sich doch bitte mal auf den Stuhl des Beziehungsflüchtlings, dem alles egal ist. Da hinten sitzen Ihre Partnerin, der mit ihr Verbundene, der unsichere Ratsuchende und der Malocher. Ich möchte mich jetzt gerne mal mit dem Beziehungsflüchtling unterhalten. Ist das in Ordnung?«

»Ja.« – *»Für Sie auch, Frau K.?«* – »Ja.«

Ich nehme mir meinen Stuhl und stelle ihn neben Herrn L. in den Wintergarten.

»Mich würde interessieren, wie alt der Beziehungsflüchtling, wie Sie ihn genannt haben, eigentlich ist.«

Die Antwort kommt prompt: »Der ist jung, glaube ich, der wird so zwölf bis vierzehn Jahre alt sein.«

»Aha, zwölf bis vierzehn, das ist ja auch keine leichte Zeit, wie ging es denn dem jungen Norbert damals?«

»Na ja, ich war ja eher allein, meine Eltern haben tagsüber beide gearbeitet, und abends zu Hause haben sie sich noch gestritten.« Die Stimme von Herrn L. wird leise und weich. »Eigentlich war ich für sie so gut wie gar nicht da.«

»Und wussten Ihre Eltern, dass Sie sich so allein gefühlt haben?«

»Nee, ich glaube, das war denen egal.«

»Das war ihnen egal?«

»Ja, das hab ich damals geglaubt. Die waren die ganze Zeit weg, dann haben sie abends gestritten, und Vater ist, wenn's ihm zu viel wurde, abgehauen. ›Ich geh dann mal‹, hat er dann gesagt.«

»Auch so ein Flüchtling?«

»Kann man sagen, das ging eine ganze Weile so, dass wir auch gar nicht wussten, wo er dann war. Und als ich ungefähr vierzehn war, hat er seine Koffer gepackt und ist ausgezogen, ohne sich von mir zu verabschieden.«

Frau K. sitzt still in ihrem Sessel und hat sich ein Kissen vor die Brust gedrückt. Nach Abschluss der Stühle-Arbeit frage ich auch sie nach ihrem Erleben und bitte Herrn L., auf dem Stuhl Platz zu nehmen, der ihm im Moment am besten passt. Er setzt sich auf den Stuhl des Verbundenen dicht neben seine Freundin. Es ist warm im Raum …

PS: Das Original-Zitat aus Goethes Faust I lautet:

Zwei Seelen wohnen, ach! in meiner Brust,
Die eine will sich von der andern trennen;
Die eine hält, in derber Liebeslust,
Sich an die Welt mit klammernden Organen;
Die andere hebt gewaltsam sich vom Dust (= Staub)
Zu den Gefilden hoher Ahnen.
(Faust I, Vers 1112–1117)

PS: Eine solche Stühle-Arbeit eignet sich auch sehr gut bei sonstiger innerer Ambivalenz: »Ich kann mich einfach nicht entscheiden …« *»Dann nehmen wir einmal diesen Stuhl für die erste Option und einen weiteren für die zweite …«* usw. – *»Wenn Sie sich bitte mal in den ersten Stuhl setzen – wie geht es Ihnen da? – Und im zweiten …«* usw.

(Erwähnte) Literatur:

Friedemann Schulz von Thun: Miteinander reden 3: Das »Innere Team« und situationsgerechte Kommunikation. Reinbek, Rowohlt Verlag, 14. Auflage 2005

Friedemann Schulz von Thun, Wibke Stegemann (Hg.): Das innere Team in Aktion. Praktische Arbeit mit dem Modell. Reinbek, Rowohlt Verlag, 2004

Richard C. Schwartz: Systemische Therapie mit der inneren Familie. Stuttgart, Pfeiffer bei Klett-Cotta, 4. Auflage 2004

George Robert Bach und Laura Torbet: Ich liebe mich, ich hasse mich. Fairness und Offenheit im Umgang mit sich selbst. Reinbek, Rowohlt Verlag, 4. Auflage 1993

Hal und Sidra Stone: Du bist viele. Das 100fache Selbst und seine Entdeckung durch die Voice-Dialogue-Methode. München, Heyne Verlag, 2. Auflage 1995

Roberto Assagioli: Psychosynthese, Handbuch der Methoden und Techniken. Reinbek, Rowohlt Verlag, 1993

Peter Orban: Der multiple Mensch – Über die Vielfalt der Seele. Frankfurt a. M., Markus Schirner Verlag, 2005

Roland Weber: Paare in Therapie, Erlebnisintensive Methoden und Übungen. Stuttgart, Klett-Cotta, 2006, S. 207–269, präsentiert eine ausführliche Beschreibung der Teile-Arbeit mit Paaren – lesenswert

Stühle tauschen = Perspektive wechseln

Diese Methode ist so einfach wie wirkungsvoll. Deshalb schlagen wir sie auch regelmäßig in der Paarberatung vor, jedoch lieber nicht, wenn »wir gerade einen nicht so guten Tag haben«. Denn diese Übung erfordert hohe Aufmerksamkeit und Konzentration, und es gibt eben auch Zeiten, wo man sich nicht hundertprozentig fit fühlt.

Der Impuls kommt spontan – ein kurzer Blickkontakt, ein Nicken, und schon sagt meine Kollegin: *»Ich habe da eine Idee. Wie wäre es, wenn Sie einfach mal Ihre Stühle tauschen und damit auch Ihre Rollen. Also: Herr R., Sie würden in den Stuhl Ihrer Frau wechseln, und Sie, Frau R., setzen sich in den Stuhl Ihres Mannes, und beide wechseln mit dem Stuhl eben auch ihre Rolle.«*

Nach ein bisschen gutem Zureden wechseln Herr und Frau R. schmunzelnd tatsächlich die Stühle, und nun kommt es darauf an, den Überblick zu behalten und am bisher Gehörten anzuknüpfen.

Ich beginne mit dem »Interview« von Herrn R. und spreche ihn (zuerst gewöhnungsbedürftig) direkt als seine Frau an: *»Sie, Frau R., haben gerade gesagt, dass Sie sich so angespannt gefühlt haben in der letzten Zeit. Was meinten Sie damit? Können Sie das noch ein bisschen genauer beschreiben?«*

Herr R. konzentriert sich, murmelt »Boa, das ist schwer« und sagt dann:

»Na ja, das ist eher so eine Mischung aus Anspannung und Sinnlosigkeit, und ich glaube, das hat damit zu tun, dass ich Matthias nicht richtig vermitteln kann, was mir wichtig ist. Er fasst es irgendwie so schnell als Angriff auf. Und dabei meine ich es gar nicht als Kritik.«

»Und wie ist das dann für Sie, wenn Sie sich bemühen, etwas zu vermitteln, und es kommt nicht an?«

»Dann bin ich frustriert und ziehe mich auch zurück, weil ich denke, es hat sowieso keinen Zweck.« (Wohlgemerkt, es spricht immer noch Herr R., der sich in seine Frau hineinversetzt.)

»Das interessiert mich«, sagt meine Kollegin und wendet sich an

Frau R., die im Stuhl ihres Mannes sitzt, *»ist das so, wie Ihre Frau sagt, dass Sie es als Kritik hören, wenn Ihre Frau Ihnen etwas von sich erzählen möchte. Wie geht's Ihnen dann?«*

Frau R. (als Herr R.) überlegt: »Ich glaube, ich hab dann das Gefühl, ich müsse mich schützen, weil ich immer damit rechne, dass sie irgendwann sagt: ›Du bist nicht richtig. Du musst dich ändern.‹ Oder so.«

»Sie müssen sich schützen? Hm. Wie machen Sie das?«

»Ich versuche, witzig zu sein. Ironisch.«

»Und dann fühle ich mich nicht ernst genommen«, sagt Herr R. im Stuhl seiner Frau.

»Ja, ich weiß«, sagt Frau R., »das ist aber auch noch irgendwie anders, ich muss mal überlegen.«

Und nach einer Pause: »Ich glaube, das hat auch noch damit zu tun, dass ich meine verletzliche Seite schützen will, weil ich denke, dass Julia diese Seite nicht so mag.«

»Was ist das wohl für eine verletzliche Seite?«

Frau R. (als Herr R.): »Die ist zart und empfindlich und hat Angst. Sie ist die abgewandte Seite, die geschützt werden muss, weil sie schon oft verletzt wurde mit Sätzen wie: ›Du kannst es doch nicht.‹ Oder: ›Was hast du denn schon auf die Reihe gekriegt in deinem Leben!‹ Eben so Sätze von früher. Das hat vielleicht gar nichts mit heute zu tun.«

Diese wohltuend verwirrende Intervention – wie gesehen auch gut geeignet, alten →»Verwechslungen« (S. 106) auf die Schliche zu kommen – ist eigentlich eine besondere Form des Zirkulären Befragens.

Das Verlassen der eigenen Rolle (»Ich kann ja auch mal meinen Blickwinkel wechseln.«) und das Internalisieren, das Eintauchen in die Rolle des Gegenübers (»Ach, so geht es dir!«) lässt das Hoffnung stiftende Gefühl entstehen: »Er/Sie versteht mich ja doch besser, als ich gedacht habe.«

Oft kann man das schon auf den Gesichtern der Rollentauscher erkennen, und natürlich lässt es sich auch anschließend erfragen.

»Vielen Dank, das haben Sie ganz toll gemacht, denn es ist ja nicht so

ganz leicht, ›so um die Ecke‹ zu denken. Jetzt könnten Sie dann wieder in Ihre eigenen Rollen schlüpfen und die Stühle tauschen. Wie ging es Ihnen im jeweils anderen Stuhl?«

Herr R. (als Herr R.): »Ich hätte nicht gedacht, dass das so funktioniert. Ich finde, Julia hat es sehr gut ausgedrückt. Ich hatte das noch gar nicht so kapiert.«

Frau R. (als Frau R.): »Ja, erstaunlich, schon allein, sich mal aus der angespannten eigenen Sicht zu lösen, war befreiend. Und außerdem muss ich mal darüber nachdenken, ob ich selbst nicht auch oft ironisch reagiere.«

PS: Vielleicht im Anschluss an so eine oder auch in anderen Sequenzen der Beratung kann ein weiterer Rollentausch hilfreich sein, indem Sie schlicht dazu auffordern: »*Machen Sie Ihrem Mann/Ihrer Frau doch bitte einmal vor, wie er/sie das zu Ihnen sagen sollte.*«

Symptomgestalt: Antworten mit allen Sinnen

Herr und Frau K. wissen heute nicht so recht, was sie mit uns bereden wollen.

»Fang du doch an«, sagt Frau K., aber auch ihr Mann will ihr den Vortritt lassen: »Nee, mach du mal.«

Pause. (→ Abwarten, S. 15)

Schließlich sagt Herr K., etwas leiser als sonst: »Irgendwie hatte ich in der letzten Zeit das Gefühl, da sei ein Graben zwischen uns.«

»Ein Graben?« Die Stimme von Frau K. wirkt spitz. »Wie meinst du das?«

»Ja, ich weiß auch nicht, ich schaff es einfach nicht, da rüberzuspringen, um zu dir zu kommen. Immer wenn ich's versucht habe, bin ich doch ins Wasser gefallen.«

»*Klingt interessant. Was ist das denn für ein Graben*«, fragt meine Kollegin. »*Wie sieht er aus?*«

»Na, so ein Wassergraben«, sagt Herr K., und wir vier stellen uns sicher alle etwas Unterschiedliches und doch in etwa das Gleiche vor.

»*Fließt das Wasser darin oder kann man auch um den Graben herumgehen?*«

»Man könnte auch dran vorbeigehen.« Herr K. wird langsam munter, und Frau K. hört jetzt auch aufmerksam zu. »Man käme auch mit einem großen Schritt rüber, kein Problem.«

Das Wasser im Graben ist dunkel, Fische sind nicht darin – »aber nicht so wie beim Pferdespringreiten«. Herr K. hört auf Nachfrage ein leichtes Fließgeräusch. Und: »Es riecht leicht modrig.«

»*Und wenn das Wasser nun was sagen könnte, was würde es sagen?*«

Herr K. zögert – dann sagt er: »Ich bin ein Hindernis.« Und: »Spieglein, Spieglein, schau dich selber an …«

»*Und wenn Sie das Wasser fragen würden: ›Wofür bist du da?‹*«

Herr K. lacht: »Antwort verweigert.«

»*Und wofür bist du gut?*« – »Ich bin der Wächter.«

»*Aha. Unter welchen Bedingungen würde der Wächter denn einen Tag Pause machen?*«

»Wächter machen nie Urlaub, ich passe auf, das ist mein Job«, sagt Herr K.

»*Könnten Sie dem Wächter auch so etwas wie Anerkennung zollen?*«

»Ja, nee, ich behandle ihn ja nicht schlecht.« Herr K. wird nachdenklich.

»Merkwürdig, jetzt verändert sich das Bild. Jetzt fließt der Wassergraben durch meinen Bauch. Ist irgendwie unangenehm. Das ist ja nun doch ein bisschen dicht. Der soll mich nicht einschnüren.«

»*Und wie käme der Wassergraben wieder ins Außen?*«

»Wenn man nicht über ihn spricht.«

»*Hm. Hm. Klingt spannend. Und noch mal die Idee: ›Wie könnte man den Wächter in Teilzeit schicken, oder in Rente, oder auf eine Weltreise?*«

Herr K. zögert einen Moment und schließt dann den Kreis zu Themen der letzten Stunden: »Spontan würde ich sagen: Wenn er noch ein Kind kriegt.«

Frau K. wird blass und unruhig. Dann platzt es aus ihr heraus: »Das passt doch im Moment gar nicht. Darüber haben wir doch schon so oft gesprochen…«

»So wie heute aber irgendwie noch nicht«, sagt Herr K.

Was für ein schönes Kompliment…

Die Symptomgestalt wird möglichst präzise erfragt, indem man alle Sinne antworten lässt.

»Wie sieht es (das Bild, das Symptom, das Problem) aus?«

»Welche Form, welche Farbe hat es?«

»Wie riecht es, wie schmeckt es?«

»Welche Temperatur hat es, ist es heiß, lauwarm, kalt?«

»Kann man es anfassen? Wie fühlt es sich an (weich wie Seide, hart wie Stein etc.)?«

»Wenn es etwas sagen könnte, was würde es sagen?«

»Wie könnte man freundschaftlich/positiv/anders damit umgehen?«

»Wie verändert es sich dann in Form, Farbe, Temperatur etc.?«

So haben wir im Laufe der letzten Jahre Klöße und Frösche im Hals, diverse Blockaden und Mauern, den Zwei-Zentner-Sack auf den Schultern oder den Schraubstock in der Brust, die geballte Faust im Magen, den Betonklotz am Bein und viele andere »Gestalten« kennengelernt.

Achten Sie einfach auf Möglichkeiten im Gespräch, Erlebens-Bilder der Klientinnen und Klienten auf diese Weise genauer zu konturieren und zum Leben zu erwecken. Sie werden sicher schnell fündig.

Überlebenshaltungen darstellen: »Kann ich mich jetzt wieder bewegen?«

Das klingt gewaltig: Überlebenshaltungen. Meint das »Geld verdienen, warme Bude einrichten, Essen besorgen«?

Auch – unterm Strich läuft es auch darauf hinaus. Hier soll es jedoch eher um das »Wie?« gehen, um die favorisierte Kommunikationshaltung, die wir früh lernen und dann einnehmen, wenn wir in

Stress geraten. Das kann im Straßenverkehr sein oder im Supermarkt, vor allem aber in belastenden Situationen zu Hause oder in der Partnerschaft.

Was ist unser bevorzugtes »Reaktionsmuster«, wenn wir uns unter Druck und in unserem Selbstwertgefühl bedroht fühlen?

Virginia Satir spricht von vier wichtigen Mustern: das Beschwichtigen (versöhnlich stimmen), das Anklagen (beschuldigen), das übermäßige Rationalisieren und das irrelevante Reagieren (ablenken).

Und sie schlägt vor, diese Haltungen auch in Körperskulpturen darzustellen bzw. darstellen zu lassen.

Das »Stichwort« dazu kommt fast zwangsläufig in jeder Beratung, denn in Deutschland herrscht das Muster »der Anklage«.

»*Einen kleinen Moment, Frau A., ich möchte Ihnen mal zeigen, was ich eben gesehen habe. Dazu stehe ich mal auf. Ich mache meinen Rücken gerade. Stelle ein Bein nach vorne, stütze meinen linken Arm in die Hüfte und zeige mit der rechten ausgestreckten Hand auf Ihren Mann. So. Dann ziehe ich meine Augenbrauen hoch und meine Stirnfalten zusammen. Und jetzt kommen die ›Untertitel‹ zu dieser Haltung. Sie sagten eben in deutlich angespannter Stimmlage: ›Das kann doch nicht angehen! Immer tust du so, als hättest du damit nichts zu tun. Dabei bist du derjenige, der unzuverlässig ist!‹ Und dabei schnellte Ihr rechter Zeigefinger vor in Richtung Ihres Mannes. Das habe ich gerade gesehen, was sehen Sie jetzt bei mir?*« (Übrigens eine andere, wohl legitime Form des → Konfrontierens, S. 55.)

Frau A. sagt spontan: »Na ja, ein bisschen übertrieben, aber so ähnlich ist das dann schon, wenn er mich so reizt.«

»*Können Sie sich vorstellen, mal diese Position im Stehen einzunehmen, die ich jetzt demonstriert habe? Dann könnten wir gemeinsam zeigen, wie es zwischen Ihnen mitunter abläuft.*«

Frau A. stellt sich hin, streckt den Rücken und dann den rechten Zeigefinger vor.

»*Ja, sehr gut, und jetzt noch der Gesichtsausdruck. – Sehr gut. Bleiben Sie bitte einen Moment so stehen. Denn jetzt nehme ich die Haltung ein, die ich vor einer Viertelstunde bei Ihnen, Herr A., meinte gesehen zu haben. Dazu knie ich mich auf den Boden. Also ich knie mich hin und stüt-*

ze mich mit einer Hand auf dem Boden auf. Der andere Arm ist so in Kopfhöhe, als wolle ich weitere Schläge abwehren. Mein Rücken ist dann unterwürfig gekrümmt und ich atme nur ganz leicht. – Und jetzt möchte ich Sie bitten, diese Haltung mal selbst einzunehmen. Geht das?

(Herr A. nimmt ohne Widerworte die gezeigte Position neben mir ein.) *Ja, sehr gut. Vielen Dank. Ist ein bisschen unbequem, scheint mir – vielleicht wie sonst auch in Ihrem Streit…* (Ich stehe auf.)

Und jetzt zu den ›Untertiteln‹ in dieser Position. Die waren mir gerade aufgefallen, als Sie sagten: ›Ja, tut mir leid, ich hab's nicht so gemeint.‹ In einem Tonfall wie: ›Bitte, lass gut sein, ich mach ja alles, was du willst.‹ Können Sie einen Moment so bleiben, Herr A.? Sehr gut.

Wie geht's Ihnen jetzt, Frau A.?«

»Boah, ist das anstrengend, den Arm so ausgestreckt zu halten. Kann ich mich wieder bewegen?«

»*Natürlich, bewegen ist ein gutes Stichwort. So eine Vorwärtsverteidigung in der Anklage scheint Kraft zu kosten. Was würde eigentlich gut sein, wenn Sie so aufdrehen und Ihr Mann sich zu schützen versucht?*«

»Na, dass er mich anschaut, mir antwortet und mit dieser Mitleidsnummer aufhört.«

»*Ihr Tonfall hört sich so an, als ließen Sie den Zeigefinger noch ausgestreckt.*«

»Stimmt. Das macht mich auch wuschig.«

»Und ich kann erst aufstehen und mich gerade machen, wenn du aufhörst, auf mich einzuprügeln. Ist doch klar, Marianne.«

Herr A. stellt sich wieder hin.

»Ist mir auch einfach zu doof da unten«, sagt er.

Recht hat er.

Und dann sage ich noch ein paar Sätze zu den Mustern des Anklagens und Beschwichtigens und frage nach dem, was eigentlich dahinterliegen könnte.

Oder ich sage: »*Wie wäre es, wenn wir uns mal über ein →Stopp-Signal* (S. 134) *unterhielten?*«

Oder: »*Ich habe da noch etwas für Sie.*« Und hole den Zettel mit den →Fünf Freiheiten (S. 82) heraus.

In der nächsten Sitzung weiß ich schon ungefähr, was mich erwartet: Das Ehepaar I. ergänzt sich beispielhaft im »Ablenken« und »Rationalisieren«.

Frau I. ist einfach nicht »zu fassen« zu kriegen, es ist deutlich zu spüren, dass die Themen, um die es in ihrer Beziehung zu gehen scheint, einfach zu heiß sind. Sie wirkt einerseits vielfältig interessiert, andererseits auffällig ziellos und dabei unter enormem Druck, sich nicht festlegen zu lassen.

Ihr Mann wirkt so, als habe er »einen Stock verschluckt«, er redet in ausgesprochen wohl gewählten Worten, er ist auf andere Weise »einfach nicht zu sehen«. Ich habe schon einiges versucht, heute will ich es mal anders, nämlich mit dem → Spiegeln (S. 99) der Kommunikationsmuster, probieren.

»*Herr I., wir kennen uns nun schon aus drei gemeinsamen Sitzungen. Und ich möchte einmal zeigen, was ich bisher von Ihnen gesehen habe. Dazu stehe ich auf – und verschränke meine Arme so vor meiner Brust. Meine Füße stelle ich ganz dicht nebeneinander, und ich bewege mich nicht. Mein Gesicht halte ich ruhig, ich bin sehr gefasst, mein Blick geht in die Ferne – so –, und meine Gedanken kreisen darum, wie ich mich vernünftig und verständlich ausdrücken kann. Ich möchte gerne alles ganz genau und präzise und vor allem logisch erläutern.*«

»Ja, genau«, unterbricht mich Frau I., »so ist mein Mann, da ist kein Rankommen.«

»*Okay. Und von Ihnen, Frau I., habe ich so etwas gesehen, als sei es ein Tanz um Ihren Mann herum, nur nicht auf ihn bezogen, sondern eher auf eine enorme Vielzahl von Themen – Hobbys, Urlaub, Essen, Sport … Ich mach das mal so vor. Jedes Bein will in eine andere Richtung, meine Arme greifen mal nach oben und mal nach unten, ich verdrehe meinen Oberkörper und werfe meinen Kopf hin und her, immer auf der Suche nach Neuigkeiten und Aktivitäten, die es anzupacken gilt.*«

»Ich würde sagen, ziemlich zappelig und sprunghaft«, kommentiert kühl Herr I. »Dich krieg ich ja auch selten zu fassen, Iris. Wir haben uns ja in den bisherigen Sitzungen noch nicht mal auf ein Thema einigen können.«

»*Wie wäre es, wenn wir das einmal zum Thema machten?*«, frage ich.

»Wie Sie so miteinander kommunizieren. Und was Ihnen eigentlich wirklich wichtig wäre.«

Das Satir-Konzept der Überlebenshaltungen zur Abwehr von Angriffen auf unser Selbstwertgefühl leuchtet mir unmittelbar ein.

Die geschilderten Beispiele sind »Prototypen«, die Haltungen kommen in unterschiedlichen Verteilungen und Ausprägungen sowie in vielfältigen Mischungen vor, sie bedingen bzw. ergänzen sich auch nicht unbedingt immer so gegenseitig wie oben gezeigt. Da lohnt sich ein genauer Blick auf die individuellen, kommunikativen →Teufelskreise (S. 103) oder auf die inneren →Glaubenssätze (S. 85) sowie der Einstieg in die Mehrgenerationenperspektive der →Genogramm-Arbeit (S. 159), vorausgesetzt, Frau. I. kann sich darauf einlassen und Herr I. verspricht sich ausreichenden »Erkenntnisgewinn«...

Ziel der »Übung« ist eine fünfte Kommunikationshaltung, die Satir die »kongruente Kommunikation« nennt. Kongruenz bezeichnet dabei sowohl einen Seinszustand als auch eine Qualität des Kommunizierens. Wir stellen den Kontakt zu unseren Gefühlen her, machen uns unsere inneren Erfahrungen (Empfindungen und ihre Interpretationen) bewusst und akzeptieren sie. Und wir »hören« auf unsere Wahrnehmungen und Erwartungen und übersetzen sie in ein stimmiges Muster, das auf verantwortliche Weise unseren Bedürfnissen gerecht wird und unser Selbst, die anderen und den Kontext gleichermaßen berücksichtigt.

Virginia Satir: »Geschafft haben Sie es als Therapeut in der offenen, kongruenten Kommunikation, wenn Sie jemandem offen sagen können, dass er einen schlechten Geruch an sich hat, aber so, dass er die Information als Geschenk empfängt.«

Noch Fragen? Dann:

Virgina Satir, John Banmen, Jane Gerber, Maria Gomori: Das Satir-Modell – Familientherapie und ihre Erweiterung. Paderborn, Junfermann Verlag, 2. Auflage 2000

Zehn Minuten Neuanfang: Trottel und Klasse-Typ

Am Anfang einer Beziehung berühren wir uns – mit den Herzen, mit den Augen, mit den Händen und den Körpern.

Im Laufe der Jahre werden die Berührungen meist weniger, wir haben uns zwar noch irgendwo im Herzen, aber schauen uns nicht mehr so oft, nicht mehr so bewusst an (Welche Augenfarbe hat eigentlich noch meine Frau?), der Gute-Nacht-Kuss fällt schon mal aus und zu mehr kommt es dann auch immer seltener. So weit, so häufig.

Die Paarberatung kann dann zur Expedition in den Dschungel der Ursachen und Familiengeschichten werden oder ein Kurs zum Thema »Wie halte ich meine Beziehung lebendig?« – meist ist sie ja eine Mischung aus beidem. Wie wäre es für diesen Fall mit einer »Ermutigung zum neuen Wahrnehmen«? Die Instruktion für die »Zehn Minuten Neuanfang« ist schlicht:

»*Viele Paare saßen schon in dieser Praxis – ähnlich wie Sie – und haben von einer einfachen Übung viel profitiert.*

Sie setzen sich einfach in Ihren Stühlen so gegenüber, dass Sie sich gut und liebevoll anschauen können. Sie sprechen nicht bei dieser Übung, sondern schauen Ihre Frau bzw. Ihren Mann einfach nur an. Sie gehen also auf eine Entdeckungsreise im Gegenüber.

Wichtig dabei ist, dass Sie einfach nur schauen und nicht sprechen oder albern sind.

Ich werde dann für eine Weile den Raum verlassen – und Sie schauen einfach, was passiert.«

Meist werden diese zehn Minuten zu einem intensiven Erlebnis, und der anschließende Austausch darüber ist voller Emotionen:

»Ich bin ganz traurig geworden, weil deine Augen so leer und einsam wirken.«

Oder:

»Wie lange habe ich eigentlich schon neben dir gelebt und gar nicht mehr gewusst, wie du aussiehst? Du bist wunderschön für mich. Und ich Trottel hatte das fast schon vergessen.«

Oder:

»Als ich in dein Gesicht geschaut habe, wusste ich wieder, warum ich dich ausgesucht habe. Du bist einfach ein Klasse-Typ. Ich mag deine Tiefe und Aufrichtigkeit so sehr – und die paar grauen Haare stehen dir auch …«

Die Idee dieser Intervention ist einfach und bestechend: Neu-Anschauen als Neu-Anfang!

Zeitreisen: Ernten auf geheimnisvollen Inseln

»In achtzig Tagen um die Welt« – der Titel des Jules-Verne-Klassikers von 1873 könnte auch für so manche Beratung gelten. Nur: Was ist in diesen achtzig Tagen passiert – oder waren es schon drei Jahre der Zusammenarbeit oder auch schon dreißig, die das Paar gemeinsam erlebt hat?

Auf jeden Fall lohnt – nicht nur am Schluss einer Beratung (→ Verabschieden, S. 69) – der gemeinsame Rückblick in einer »Zeitreise«: *»Was halten Sie davon, wenn wir das gemeinsam noch einmal anschauen, was Sie, was wir zusammen erlebt haben? Dazu haben wir hier ein paar runde Teppiche, die sich als Markierungspunkte eignen. Wenn Sie sich vorstellen, der erste hier ist die Zeit, als Sie zu uns kamen. Der würde zum Beispiel hier liegen. Was wäre der nächste wichtige Punkt und in welchem Abstand würde er zum ersten liegen, wenn Sie sich vorstellen, dass der letzte in der Reihe für das ›Heute‹ stünde und noch in diesen Raum passen sollte?«*

Und dann könnten die einzelnen »Knotenpunkte« oder »Inseln« im Beratungsprozess angeschaut oder auch »betreten« werden, um gemeinsam Antworten zu finden auf Fragen wie: Was war damals unser Anliegen? Wie ging es mir/uns damals? Was hatten wir für Wünsche und Ziele? Was ist dann passiert, am ersten Knotenpunkt, am zweiten …? usw.

Eine Mischung aus Rückblick, »Ernte« und Würdigung des Erreichten sowie Ermutigung und Blick in die Zukunft. (Wie viele Schritte noch bis zum »Geschafft!«?)

Oder die Teppiche werden Wochentage zur Versinnbildlichung der Wechselbäder, die ein Kind durchlebt, wenn es mehrfach in der Woche zwischen der Stadtwohnung der Mutter und dem Haus des Vaters am Stadtrand hin und her pendelt. Gleichzeitig spüren die Eltern, auf den Teppichen stehend, warum der Donnerstag wegen besonderer Arbeits- und Terminbelastung so anstrengend ist und sich am Freitag darauf die Konflikte häufen…

Oder: »*Wir möchten Sie in unserer heutigen Sitzung einladen, sich einmal die lange Zeit Ihrer gemeinsamen Beziehung zu vergegenwärtigen. Dazu haben wir hier diese Teppichstücke. Der erste Teppich wäre Ihr Kennenlernen. Und Sie müssten mal überlegen, welche Ereignisse und Erlebnisse, welche Abschnitte dann in Ihrer Partnerschaft prägend, vielleicht auch zentral wichtig, waren. Für jeden dieser Abschnitte würden Sie einen Teppich hier ins Zimmer legen – nacheinander, je nachdem, wie viele – bis heute. Und wir schauen uns dann gemeinsam an, was Sie in diesen Abschnitten erlebt haben an Schwierigem und Positivem…*«

Der Familientherapeut Peter Nemetschek erweitert diese Rückblickarbeit um die interessante Variante seines »Lebensfluss-Modells« bis zurück in die Kindheit. Er arbeitet dabei mit Seilen für den Lebensweg jedes Einzelnen (s. auch Seile-Arbeit als Bild für Beziehungen, S. 198) – die Seile fließen zusammen beim Kennenlernen, es kommt das neue Seil eines Kindes hinzu, vielleicht trennen sich die Partner und damit die Seile, vielleicht kommen neue Partner, neue Kinder hinzu. Und er bietet besondere symbolträchtige Gegenstände an, die er aussuchen und neben die Seilelandschaft im Sinne der »Knotenpunkte« platzieren lässt. Er verwendet »Kraftworte und -sätze« und lässt vor Ort die Perspektiven wechseln (u. a. aus der Sicht der eigenen Kindheit: »Wenn ich mal groß bin…«, aus der Sicht des Partners, der »Meta-Sicht« des Beraters oder aus der Zukunft heraus: »Was haben wir alles geschafft?!«).

Manchmal wirkt so eine Zeitreise wie »Von der Erde bis zum Mond« (Jules Verne, 1865), manchmal sind die Teppiche »Die geheimnisvolle Insel« in drei Teilen (Jules Verne, 1874–75) – oder mehr…

Ausprobieren lohnt. Fiction goes Reality!

Peter Nemetschek: Systemische Familientherapie – Lebensfluss-Modelle und analoge Methoden für die Arbeit mit Kindern, Jugendlichen und Eltern. Stuttgart, Klett-Cotta, 2006

Auch aufbauend auf Nemetschek schildert Roland Weber viele weitere Möglichkeiten der »Time-Line-Arbeit« mit Paaren anhand von lebendigen Beispielen in: Paare in Therapie, Erlebnisintensive Methoden und Übungen. Stuttgart, Klett-Cotta, 2006, S. 148–206

PS: Und ganz zum Schluss: Vielen Dank für Ihre Begleitung auf der Reise durch dieses Buch. Ich würde mich freuen, wenn Sie ein paar Ausblicke aus dem Zugabteil erleben konnten, von denen Sie zukünftig anderen gerne berichten.

Oh, da kommt der Schaffner.

Aber Sie haben ja jetzt eine »Karte« …

Gesamtliteraturübersicht

Adamaszek, Rainer: Familien-Biographik – Therapeutische Entschlüsselung und Wandlung von Schicksalsbindungen. Berlin, epuli GmbH, 2011

Andersen, Tom (Hg.): Das Reflektierende Team. Dialoge und Dialoge über die Dialoge. Dortmund, Verlag Modernes Lernen, Systemische Studien, Band 5, 5. Auflage 2011

Bandler, Richard; Grinder, John: Reframing. Neurolinguistisches Programmieren und die Transformation von Bedeutung. Paderborn, Junfermann Verlag, 9. Auflage 2010

Bandler, Richard; Grinder, John; Satir, Virginia: Mit Familien reden. Gesprächsmuster und therapeutische Veränderung. Stuttgart, Klett-Cotta Verlag, 7. Auflage 2011

Berne, Eric: Spielarten und Spielregeln der Liebe. Psychologische Analyse der Partnerbeziehung. Köln, Anaconda Verlag, 2012

Beaulieu, Danie: Impact-Techniken für die Psychotherapie. Heidelberg, Carl-Auer-System Verlag, 5. Auflage 2011

Beushausen, Jürgen: Genogramm- und Netzwerkanalyse – Die Visualisierung familiärer und sozialer Strukturen. Göttingen, Vandenhoeck & Ruprecht, 2012

Bleckwedel, Jan: Systemische Therapie in Aktion – Kreative Methoden in der Arbeit mit Familien und Paaren. Göttingen, Vandenhoeck & Ruprecht, 3. Auflage 2011

Boscolo, Luigi; Bertrando, Paolo: Systemische Einzeltherapie. Heidelberg, Carl-Auer-Systeme Verlag, 2. Auflage 2000

Boszormenyi-Nagy, Ivan; Spark, Geraldine M.: Unsichtbare Bindungen. Die Dynamik familiärer Systeme. Stuttgart, Klett-Cotta Verlag, 8. Auflage 2006

Bradshaw, John: Familiengeheimnisse – Warum es sich lohnt, ihnen auf die Spur zu kommen. München, Goldmann Verlag, 1999

Carter, Betty; Peters, Joan K.: Macht und Liebe – Wie das Geld unsere Beziehungen beeinflusst. Salzhausen, iskopress, 3. Auflage 2010

Cierpka, Manfred (Hg.): Handbuch der Familiendiagnostik. Berlin, Springer, 2. Auflage 2003

Clement, Ulrich: Systemische Sexualtherapie. Stuttgart, Klett-Cotta Verlag, 5. Auflage 2011

Cöllen, Michael: Lieben, Streiten und Versöhnen. Regeln und Rituale für Paare. POD-Ausgabe für Amazon, 2010

Dechmann, Birgit; Ryffel, Christiane: Vom Ende zum Anfang der Liebe. Ein Leitfaden für die systemische Beratung und für Paare, die zusammenbleiben wollen. Weinheim, Beltz Verlag, 6. Auflage 2007

Delis, Dean C.; Phillips, Cassandra: Ich lieb Dich nicht, wenn Du mich liebst. Nähe und Distanz in Liebesbeziehungen. Berlin, Ullstein Taschenbuch Verlag, 2003

Eberling, Wolfgang; Hargens, Jürgen (Hg.): Einfach kurz und gut – Zur Praxis der lösungsorientierten Kurztherapie. Dortmund, Verlag Modernes Lernen, borgmann publishing, 1996

Eberling, Wolfgang; Hargens, Jürgen (Hg.): Einfach kurz und gut – Ressourcen erkennen und nutzen. Dortmund, Verlag Modernes Lernen, borgmann publishing, 2. Auflage 2003

Engl, Joachim; Thurmaier, Franz: Wie redest du mit mir? Fehler und Möglichkeiten in der Paarkommunikation. Freiburg, Kreuz Verlag, 2012

Engl, Joachim; Thurmaier, Franz: Damit die Liebe bleibt... Richtig kommunizieren in der Partnerschaft. Bern, Verlag Hans Huber, 2012

Evatt, Chris: Männer sind vom Mars, Frauen von der Venus. Tausend und ein Unterschied zwischen den Geschlechtern. München, Piper Verlag, 9. Auflage 2011

Farrelly, Frank; Brandsma, Jeffrey M.: Provokative Therapie. Berlin, Springer Verlag, 1986

Fliegel, Steffen; Kämmerer, Annette: Psychotherapeutische Schätze, 101 bewährte Übungen und Methoden für die Praxis. Tübingen, dgvt-Verlag, 2. Auflage 2007

Fliegel, Steffen; Kämmerer, Annette: Psychotherapeutische Schätze II, 125 praktische Übungen, Methoden und Herausforderungen. Tübingen, dgvt-Verlag, 2009

Fryszer, Andreas; Schwing, Rainer: Systemisches Handwerk – Werkzeug für die Praxis. Göttingen, Vandenhoeck & Ruprecht, 4. Auflage 2010

Gordon, David: Therapeutische Metaphern. Paderborn, Junfermann Verlag, 6. Auflage 2005

Gottman, John M.: Die 7 Geheimnisse der glücklichen Ehe. Berlin, Ullstein Taschenbuch Verlag, 2002

Gray, John: Männer sind anders. Frauen auch. München, Goldmann Verlag, 2002

Haas, Werner: Das Hellinger-Virus – Zu Risiken und Nebenwirkungen von Aufstellungen. Kröning, Asanger Verlag, 2. Auflage 2009

El Hachimi, Mohammed; Stephan, Liane: Paartherapie – Bewegende Interventionen, Tools für Therapeuten und Berater. Heidelberg, Carl-Auer-Systeme Verlag, 3. Auflage 2011

Hain, Peter: Das Geheimnis therapeutischer Wirkung – Gespräche u.a. mit Frank Farrelly, Eugen Gendlin, Cloé Madanes, Helm Stierlin, Paul Watzlawick. Heidelberg, Carl-Auer-Systeme Verlag, 2001

Haley, Jay: Ordeal Therapie – Ungewöhnliche Wege der Verhaltensänderung. Hamburg, iskopress, 3. Auflage 2002

Hansen, Hartwig: Respekt – Der Schlüssel zur Partnerschaft. Stuttgart, Klett-Cotta Verlag, 3. Auflage 2012

Hansen, Hartwig: Die Liebe wiederfinden – Schlüsselszenen aus der Paartherapie. Bonn, balance buch+medien Verlag, 2009

Hargens, Jürgen: Bitte nicht helfen! Es ist auch so schon schwer genug. (K)ein Selbsthilfebuch. Heidelberg, Carl-Auer-Systeme Verlag, 8. Auflage 2011

Hargens, Jürgen: Aller Anfang ist ein Anfang. Gestaltungsmöglichkeiten hilfreicher systemischer Gespräche. Göttingen, Vandenhoeck & Ruprecht, 4. Auflage 2011

Hargens, Jürgen: Zu einem Paar gehören mehr als zwei ... oder: So'n paar Probleme. Dortmund, Verlag Modernes Lernen, Borgmann Media, 2005

Hargens, Jürgen; von Schlippe, Arist: Das Spiel der Ideen, Reflektierendes Team und systemische Praxis. Dortmund, Verlag Modernes Lernen, borgmann publishing, 2. Auflage 2002

van der Hart, Onno: Abschiedsrituale – Lernen, leichter loszulassen. Paderborn, Junfermann Verlag, 2010

Hehl, Franz-Josef: Von der Herkunftsfamilie zur Paartherapie. Die Abhängigkeit zwischen frühen familiären und späteren Beziehungsproblemen. Heidelberg, Asanger Verlag, 2002

Hellinger, Bert: Ordnungen der Liebe. Ein Kursbuch. Heidelberg, Carl-Auer-Systeme Verlag, 7. Auflage 2001

Hertlein, Katherine; Viers, Dawn (Hg.): Therapie-Tools Paar- und Familientherapie. Weinheim, Beltz Verlag, 2011

Hess, Thomas: Lehrbuch für die systemische Arbeit mit Paaren. Ein integrativer Ansatz mit Elementen aus Paarberatung, Einzeltherapie und Mediation. Heidelberg, Carl-Auer-Systeme Verlag, 2. Auflage 2006

Hildenbrand, Bruno: Einführung in die Genogrammarbeit. Heidelberg, Carl-Auer-Systeme Verlag, 2. Auflage 2005

Höfner, Eleonore; Schachtner, Hans U.: Das wäre doch gelacht! Humor und Provokation in der Therapie. Reinbek, Rowohlt Verlag, 7. Auflage 1997

Höfner, E. Noni: Glauben Sie ja nicht, wer Sie sind! Grundlagen und Fallbeispiele des Provokativen Stils. Heidelberg, Carl-Auer-Systeme Verlag, 2. Auflage 2012

Hoffman, Lynn: Grundlagen der Familientherapie. Konzepte für die Entwicklung von Systemen. Hamburg, iskopress, 4. Auflage 2002

Imber-Black, Evan; Roberts, Janine; Whiting, Richard A. (Hg.): Rituale, Rituale in Familien und Familientherapie. Heidelberg, Carl-Auer-Systeme Verlag, 5. Auflage 2006

Jellouschek, Hans: Warum hast du mir das angetan? Untreue als Chance. München, Piper Verlag, 12. Auflage 2011

Jellouschek, Hans: Liebe auf Dauer. Was Partnerschaft lebendig hält. Freiburg, Herder Verlag, 2. Auflage 2010

Jellouschek, Hans: Wie Partnerschaft gelingt – Spielregeln der Liebe. Beziehungskrisen sind Entwicklungschancen. Freiburg, Herder Verlag, 7. Auflage 2011

Jellouschek, Hans: Die Paartherapie. Eine praktische Orientierungshilfe!, Freiburg, Kreuz Verlag, 4. Auflage 2010

Jung, Mathias: Ich liebe dich. Nur nicht grad jetzt. Große Liebe, kleine Krisen. Freiburg, Herder Verlag, 2. Auflage der Neuausgabe 2010

Kaiser, Peter (Hg.): Partnerschaft und Paartherapie. Göttingen, Hogrefe Verlag, 2000

Kaufmann, Rudolf A.: Die Familienrekonstruktion, Erfahrungen – Materialien – Modelle. Kröning, Asanger Verlag, 7. Auflage 2012

Kempler, Walter: Erlebnisaktivierende Familientherapie. Psychotherapeutische, wachstumsorientierte, systemische Interventionen. Paderborn, Junfermann Verlag, 1989

Kirshenbaum, Mira: Ich will bleiben. Aber wie? Neuanfang für Paare. Frankfurt/Main, Fischer Verlag, 2. Auflage 2010

König, Oliver: Familienwelten – Theorie und Praxis von Familienaufstellungen. Stuttgart, Pfeiffer bei Klett-Cotta, 2004

Königswieser, Roswita; Exner, Alexander: Systemische Intervention. Architekturen und Designs für Berater und Veränderungsmanager. Stuttgart, Klett-Cotta Verlag, 9. Auflage 2008

Lakoff, George; Johnson, Mark: Leben in Metaphern – Konstruktion und Gebrauch von Sprachbildern. Heidelberg, Carl-Auer-Systeme Verlag, 7. Auflage 2011

Lang, Josef: Wertschätzen und Abwerten. Vitamin und Virus einer Paarbeziehung. Berlin, Uni-Edition, 2005

Lankton, Carol H.; Lankton, Stephan R.: Geschichten mit Zauberkraft. Die Arbeit mit Metaphern in der Psychotherapie. Stuttgart, Klett Cotta Verlag, 6. Auflage 2008

Leman, Kevin: Geschwisterkonstellationen. Die Familie bestimmt Ihr Leben. Landsberg am Lech, mvg-Verlag, 6. Auflage 2004

Ludewig, Kurt: Systemische Therapie. Grundlagen klinischer Theorie und Praxis. Stuttgart, Klett-Cotta Verlag, 4. Auflage 1997

Ludewig, Kurt; Wilken, Ulrich (Hg.): Das Familienbrett – ein Verfahren für die Forschung und Praxis mit Familien und anderen sozialen Systemen. Göttingen u. a., Hogrefe Verlag, 2000

Mack, Bernhard: Rituale alltäglichen Glücks. Wege zu erfüllenden Liebesbeziehungen. Berlin, Simon + Leutner Verlag, 2004

Mary, Michael: Erlebte Beratung mit Paaren. Stuttgart, Klett-Cotta Verlag, 2008

Massing, Almuth; Reich, Günter; Sperling, Eckhard: Die Mehrgenerationen-Familientherapie. Göttingen, Vandenhoeck & Ruprecht, 5. Auflage 2006

McGoldrick, Monica: Wieder heimkommen – Auf Spurensuche in Familiengeschichten. Heidelberg, Carl-Auer- Systeme Verlag, 2. Auflage 2007

McGoldrick, Monica; Gerson, Randy: Genogramme in der Familienberatung. Bern u. a., Verlag Hans Huber, 3. Auflage 2008

Miller, Scott D.; Kim Berg, Insoo: Die Wunder-Methode. Ein völlig neuer Ansatz bei Alkoholproblemen. Dortmund, Verlag Modernes Lernen, 3. Auflage 2003

Minuchin, Salvador: Familie und Familientherapie. Theorie und Praxis struktureller Familientherapie. Freiburg, Lambertus, 10. Auflage 1997

Moeller, Michael Lukas: Die Wahrheit beginnt zu zweit. Das Paar im Gespräch. Reinbek, Rowohlt, 31. Auflage 2010

Möhring, Peter; Neraal, Terje (Hg.): Psychoanalytisch orientierte Familien- und Sozialtherapie.

Das Gießener Konzept in der Praxis. Gießen, Psychosozial Verlag, Neuauflage 1996

Müssig, Ricarda: Familien-Selbst-Bilder. Gestaltende Verfahren in der Paar- und Familientherapie. München, Ernst Reinhardt Verlag, 1991

Nadolny, Sten: Die Entdeckung der Langsamkeit. München, Piper Verlag, 46. Auflage 2011

Nemetschek, Peter: Systemische Familientherapie für die Arbeit mit Kindern, Jugendlichen und Eltern – Lebensfluss-Modelle und analoge Methoden. Stuttgart, Klett-Cotta Verlag, 2. Auflage 2011

Nerin, William F.: Familienrekonstruktion in Aktion. Virginia Satirs Methode in der Praxis. Paderborn, Junfermann Verlag, 2. Auflage 1998

Neumann, Karin: Lexikon systemischer Interventionen. Psychotherapeutische Techniken in Theorie und Praxis. Wien, Verlag Krammer, 2006

Orban, Peter: Der multiple Mensch – Über die Vielfalt der Seele. Frankfurt a. M., Markus Schirner Verlag, 2005

Pease, Allan und Barbara: Warum Männer lügen und Frauen immer Schuhe kaufen. Ganz natürliche Erklärungen für eigentlich unerklärliche Beziehungen. München, Ullstein Buchverlage, 2011

Peseschkian, Nossrat: Der Kaufmann und der Papagei. Orientalische Geschichten aus der Positiven Psychotherapie. Frankfurt am Main, Fischer Verlag, 28. Auflage 2003

Pesso, Albert: Dramaturgie des Unbewussten. Eine Einführung in die psychomotorische Therapie. Stuttgart, Klett-Cotta Verlag, 2. Auflage 1999

Petri, Horst: Verlassen und verlassen werden: Angst, Wut, Trauer und Neubeginn bei gescheiterten Beziehungen. Freiburg, Kreuz Verlag, 2. Auflage 2005

Pfitzer, Franz; Hargrave, Terry D.: Neue Kontextuelle Therapie – Wie die Kräfte des Gebens und Nehmens genutzt werden können. Heidelberg, Carl-Auer-Systeme Verlag, 2005

Prior, Manfred: MiniMax-Interventionen – 15 minimale Interventionen mit maximaler Wirkung. Heidelberg, Carl-Auer-Systeme Verlag, 9. Auflage 2011

Prior, Manfred: Beratung und Therapie optimal vorbereiten. Informationen und Interventionen vor dem ersten Gespräch. Heidelberg, Carl-Auer-Systeme Verlag, 5. Auflage 2012

Reddemann, Luise: Imagination als heilsame Kraft. Zur Behandlung von Traumafolgen mit ressourcenorientierten Verfahren. Stuttgart, Klett-Cotta Verlag, 15. Auflage 2010

Retzer, Arnold: Systemische Paartherapie. Konzepte – Methoden – Praxis. Stuttgart, Klett-Cotta Verlag, 4. Auflage 2011

Retzlaff, Rüdiger: Spiel-Räume – Lehrbuch der systemischen Therapie mit Kindern und Jugendlichen. Stuttgart, Klett-Cotta Verlag, 4. Auflage 2010

Revenstorf, Dirk: Die geheimen Mechanismen der Liebe – Sieben Regeln für eine glückliche Beziehung. Stuttgart, Klett-Cotta Verlag, 3. Auflage 2008

Riehl-Emde, Astrid: Liebe im Fokus der Paartherapie. Stuttgart, Klett-Cotta Verlag, 2003

Riemann, Fritz: Grundformen der Angst. Eine tiefenpsychologische Studie. München, Ernst Reinhardt Verlag, 40. Auflage 2011

Roedel, Bernd: Praxis der Genogrammarbeit. Die Kunst des banalen Fragens. Dortmund, Borgmann Media, 6. Auflage 2009

Sachse, Rainer: Wie ruiniere ich meine Beziehung – aber endgültig. Stuttgart, Klett-Cotta Verlag, 5. Auflage 2011

Sanders, Rudolf: Beziehungsprobleme verstehen – Partnerschaft lernen. Partnerschule als Kompetenztraining in Ehe- und Familienberatung. Paderborn. Junfermann Verlag, 2006

Satir, Virginia: Familienbehandlung. Kommunikation und Beziehung in Theorie, Erleben und Therapie. Freiburg, Lambertus, 10. Auflage 2003

Satir, Virginia: Kommunikation, Selbstwert, Kongruenz. Konzepte und Perspektiven familientherapeutischer Praxis. Paderborn, Junfermann Verlag, 8. Auflage 2010

Satir, Virginia: Selbstwert und Kommunikation – Familientherapie für Berater und zur Selbsthilfe. Stuttgart, Klett-Cotta Verlag, 20. Auflage 2011

Satir, Virginia; Baldwin, Michele: Familientherapie in Aktion. Die Konzepte von Virginia Satir in Theorie und Praxis. Paderborn, Junfermann Verlag, 6. Auflage 2004

Satir, Virginia; Banmen, John; Gerber, Jane; Gomori, Maria: Das Satir-Modell – Familientherapie und ihre Erweiterung. Paderborn, Junfermann Verlag, 4. Auflage 2007

Schellenbaum, Peter: Das Nein in der Liebe. Abgrenzung und Hingabe in der erotischen Beziehung. München, dtv, 2002

Schindler, Hans; von Schlippe, Arist (Hg.): Anwendungsfelder systemischer Praxis. Ein Handbuch. Dortmund, Verlag Modernes Lernen, Borgmann Media, 2005

Schlippe, Arist von: Familientherapie im Überblick. Basiskonzepte, Formen, Anwendungsmöglichkeiten. Paderborn, Junfermann Verlag, 12. Auflage 2010

Schlippe, Arist von; Schweitzer, Jochen: Lehrbuch der systemischen Therapie und Beratung. Göttingen, Vandenhoeck & Ruprecht, 10. Auflage 2007

Schlippe, Arist von; Schweitzer, Jochen: Lehrbuch der systemischen Therapie und Beratung – Das störungsspezifische Wissen. Göttingen, Vandenhoeck & Ruprecht, 3. Auflage 2009

Schlippe, Arist von; Schweitzer, Jochen: Systemische Interventionen. Göttingen, UTB, Vandenhoeck & Ruprecht, 2010

Schlippe, Arist von; Omer, Haim: Autorität ohne Gewalt – Coaching für Eltern von Kindern mit Verhaltensproblemen, »Elterliche Präsenz« als systemisches Konzept. Göttingen, Vandenhoeck & Ruprecht, 8. Auflage 2011

Schmidbauer, Wolfgang: Paartherapie. Konflikte verstehen, Lösungen finden. Gütersloh, Gütersloher Verlagshaus, 2010

Schmidt, Martin: Systemische Familienrekonstruktion. Göttingen, Hogrefe Verlag, 2003

Schnarch, David: Die Psychologie sexueller Leidenschaft. Stuttgart, Klett-Cotta Verlag, 6. Auflage 2008

Schrenker, Leonhard: Pesso-Therapie: Das Wissen zur Heilung liegt in uns: PBSP als ganzheitliches Verfahren einer körperorientierten Psychotherapie. Stuttgart, Klett-Cotta Verlag, 2008

Schulz von Thun, Friedemann: Miteinander reden 1 bis 3. Reinbek, Rowohlt Verlag, diverse Jahre, alle zusammen 2006

Schulz von Thun, Friedemann: Miteinander reden 3: Das »Innere Team« und situationsgerechte Kommunikation. Reinbek, Rowohlt, 20. Auflage 2010

Schulz von Thun, Friedemann; Stegemann, Wibke (Hg.): Das innere Team in Aktion. Praktische Arbeit mit dem Modell. Reinbek, Rowohlt, 5. Auflage 2004

Schwartz, Richard C.: Systemische Therapie mit der inneren Familie. Stuttgart, Klett-Cotta Verlag, 6. Auflage 2011

Seikkula, Jaakko; Arnkil, Tom: Dialoge im Netzwerk – Neue Beratungskonzepte aus Skandinavien. Neumünster, Paranus Verlag, 2007

Seltzer, Wencke J.: Sieben stumme Jahre – Geschichten aus der Familientherapie. München, btb Verlag, 2005

Selvini Palazzoli, Mara; Boscolo, Luigi; Cecchin, Gianfranco; Prata, Giuliana: Paradoxon und Gegenparadoxon – ein neues Therapiemodell für die Familie mit schizophrener Störung. Stuttgart, Klett-Cotta Verlag, 12. Auflage 2011

Shazer, Steve de: Muster familientherapeutischer Kurzzeit-Therapie. Heidelberg, Carl-Auer-Systeme Verlag, 2012

Shazer. Steve de: Das Spiel mit Unterschieden. Wie therapeutische Lösungen lösen. Heidelberg, Carl-Auer-Systeme Verlag, 6. Auflage 2009

Shazer, Steve de: Der Dreh. Überraschende Wendungen und Lösungen in der Kurzzeittherapie. Heidelberg, Carl-Auer-Systeme Verlag, 11. Auflage 2010

Simon, Fritz B.; Rech-Simon, Christel: Zirkuläres Fragen – Systemische Therapie in Fallbeispielen: Ein Lernbuch. Heidelberg, Carl-Auer-Systeme Verlag, 8. Auflage 2008

Simon, Fritz B. (Hg.): Lebende Systeme. Wirklichkeitskonstruktionen in der Systemischen Therapie. Frankfurt, Suhrkamp Verlag, 4. Auflage 2011

Simon, Fritz B.; Clement, Ulrich; Stierlin, Helm: Die Sprache der Familientherapie. Ein Vokabular. Kritischer Überblick und Integration systemtherapeutischer Begriffe, Konzepte und Methoden. Stuttgart, Klett-Cotta Verlag, 6. Auflage 2004

Simon, Fritz B.; Weber, Gunthard: Vom Navigieren beim Driften. »Post aus der Werkstatt« der systemischen Therapie. Heidelberg, Carl-Auer-Systeme Verlag, 3. Auflage 2009

Sohni, Hans: Geschwisterdynamik. Gießen, Psychosozial Verlag, 2011

Stiemerling, Dietmar: Wenn Paare sich nicht trennen können. Stuttgart, Klett-Cotta Verlag, 2. Auflage 2006

Stierlin, Helm: Ich und die anderen. Psychotherapie in einer sich wandelnden Gesellschaft. Stuttgart, Klett-Cotta Verlag, 1994

Stierlin, Helm: Gerechtigkeit in nahen Beziehungen. Systemisch-therapeutische Perspektiven. Heidelberg, Carl-Auer-Systeme Verlag, 2. Auflage 2007

Stierlin, Helm; Rücker-Embden, Ingeborg; Wetzel, Norbert; Wirsching, Michael: Das erste Familiengespräch, Theorie – Praxis – Beispiele. Stuttgart, Klett-Cotta Verlag, 8. Auflage 2002

Stone, Hal und Sidra: Du bist viele. Das 100fache Selbst und seine Entdeckung durch die Voice-Dialogue-Methode. München, Heyne Verlag, 2. Auflage 1995

Stone, Hal und Sidra: Liebe bleibt, solange sie tanzt. Partnering – Die andere Art, Beziehung zu leben. Weilersbach, Constans Verlag, 2005

Sulz, Serge K. D. (Hg.): Paartherapien. Von unglücklichen Verstrickungen zu befreiter Beziehung. München, CIP-Medien, 1999

Tannen, Deborah: Du kannst mich einfach nicht verstehen. Warum Männer und Frauen aneinander vorbeireden. München, Goldmann Verlag, 2004

Thiel, Christian: Was glückliche Paare richtig machen: Die wichtigsten Rezepte für eine erfüllte Partnerschaft. Frankfurt, Campus Verlag, 2. Auflage 2012

Thiel, Christian: Streit ist auch keine Lösung – Wie Sie in Ihrer Partnerschaft das bekommen, was Sie wirklich wollen. Hannover, Humboldt Verlag, 2011

Timm, Uwe: Der Freund und der Fremde. Köln, Kiepenheuer & Witsch, 2005

Toman, Walter: Familienkonstellationen. Ihr Einfluss auf den Menschen. München, Verlag C.H. Beck, 9. Auflage 2011

Trenkle, Bernhard: Die Löwengeschichte. Hypnotisch-metaphorische Kommunikation und Selbsthypnosetraining. Heidelberg, Carl-Auer-Systeme Verlag, 5. Auflage 2009

Trenkle, Bernhard: Das Ha-Handbuch der Psychotherapie, Witze – ganz im Ernst. Heidelberg, Carl-Auer-Systeme Verlag, 8. Auflage 2010

Trenkle, Bernhard: Das zweite Ha-Handbuch der Witze zu Hypnose und Psychotherapie. Heidelberg, Carl-Auer-Systeme Verlag, 4. Auflage 2010

Trenkle, Bernhard: Das Aha!-Handbuch der Aphorismen und Sprüche für Therapie, Beratung und Hängematte. Heidelberg, Carl-Auer-Systeme Verlag, 4. Auflage 2011

Varga von Kibéd, Matthias; Sparrer, Insa: Ganz im Gegenteil, Tetralemmaarbeit und andere Grundformen Systemischer Strukturaufstellungen – für Querdenker und solche, die es werden wollen. Heidelberg, Carl-Auer-Systeme Verlag, 7. Auflage 2011

Watzlawick, Paul; Beavin, Janet H.; Jackson, Don D.: Menschliche Kommunikation. Formen, Störungen, Paradoxien. Bern u.a., Verlag Hans Huber, 12. Auflage 2011

Weber, Gunthard (Hg.): Zweierlei Glück – Die systemische Psychotherapie Bert Hellingers. Heidelberg, Carl-Auer-Systeme Verlag, 14. Auflage 2006

Weber, Gunthard (Hg.): Praxis des Familien-Stellens – Beiträge zu Systemischen Lösungen nach Bert Hellinger. Heidelberg, Carl-Auer-Systeme Verlag, 3. Auflage 2000

Weber, Roland: Paare in Therapie. Erlebnisintensive Methoden und Übungen. Stuttgart, Klett-Cotta Verlag, 2006

Weber, Roland: Wenn die Liebe Hilfe braucht. Das Partnerschaftsbuch. Stuttgart, Klett-Cotta Verlag, 2007

Weber, Roland: Gehen oder bleiben? Entscheidungshilfe für Paare. Stuttgart, Klett-Cotta Verlag, 2010

Weber, Roland: Navigieren auf Sichtweite – Prozesssteuerung in der Paartherapie. Ein Handbuch für die Praxis. Stuttgart, Klett-Cotta Verlag, 2012

Welter-Enderlin, Rosmarie: Rituale – Vielfalt in Alltag und Therapie. Heidelberg, Carl-Auer-Systeme Verlag, 3. Auflage 2011

Welter-Enderlin, Rosmarie: Deine Liebe ist nicht meine Liebe. Partnerprobleme und Lösungsmodelle aus systemischer Sicht. Paderborn, Junfermann Verlag, 2005

Welter-Enderlin, Rosmarie: Einführung in die systemische Paartherapie. Heidelberg, Carl-Auer-Systeme Verlag, 2010

Welter-Enderlin, Rosmarie; Hildenbrand, Bruno: Systemische Therapie als Begegnung. Stuttgart, Klett-Cotta Verlag, 4. Auflage 2004

White, Michael; Epstein, David: Die Zähmung der Monster. Der narrative Ansatz in der Familientherapie. Heidelberg, Carl-Auer-Systeme Verlag, 6. Auflage 2008

Willi, Jürg: Die Zweierbeziehung. Spannungsursachen, Störungsmuster, Klärungsprozesse, Lösungsmodelle. Analyse des unbewussten Zusammenspiels in Partnerwahl und Paarkonflikt: das Kollusionskonzept. Reinbek, Rowohlt Taschenbuch, 20. Auflage 2011

Willi, Jürg: Therapie der Zweierbeziehung. Einführung in die analytische Paartherapie – Anwendung des Kollusionskonzepts – Beziehungsgestaltung im therapeutischen Dreieck. Stuttgart, Klett-Cotta Verlag, 2008

Willi, Jürg: Was hält Paare zusammen? Der Prozess des Zusammenlebens in psychoökologischer Sicht. Reinbek, Rowohlt Verlag, 11. Auflage 2011

Willi, Jürg: Psychologie der Liebe. Persönliche Entwicklung durch Partnerbeziehungen. Reinbek, Rowohlt Verlag, 7. Auflage 2004

Willi, Jürg; Limacher, Bernhard (Hg.): Wenn die Liebe schwindet. Möglichkeiten und Grenzen der Paartherapie. Stuttgart, Klett-Cotta Verlag, 2. Auflage 2007

Wirsching, Michael: Paar- und Familientherapie. Grundlagen, Methoden, Ziele. München, Verlag C. H. Beck, 2005

Wolf, Doris: Wenn der Partner geht... Trennungsschmerz und Liebeskummer bewältigen. Mannheim, pal-Verlag, 27. Auflage 2011

Yalom, Irvin D.: Die rote Couch. München, btb im Goldmann Verlag, 24. Auflage 2011

Yalom, Irvin D.: Die Liebe und ihre Henker & andere Geschichten aus der Psychotherapie. München, btb im Goldmann Verlag, 5. Auflage 2011

Yalom, Irvin D.: Und Nietzsche weinte. München, Piper Verlag, 2011

Danke

Ach ja, Danken – eine besonders wichtige Intervention. Beinahe vergessen, aber auch nicht wirklich.

Denn ohne Martin Kirschenbaum gäbe es dieses Buch gar nicht. Er war wirklich »another keypoint in my life«. Er, Erika Johanna Trampe und das Team vom Hamburger Institut für systemisch-integrative Paar- und Familientherapie, vor allem Ingrid Weinberg, haben mich neugierig gemacht. Ich habe ihnen viel zu verdanken.

Zusammen mit Margrit Dietze, Elke Heptner, Kerstin Möller, Petra Schnieder-Döscher und Caroline Wienholt konnte ich die Basis-, Joker- und sonstigen Interventionen von A (alles aufregend) bis Z (ziemlich zielstrebig) in den vergangenen zehn Jahren ausprobieren.

Besonders danke ich dabei Anne Eckerfeld und Elke Dietz – sie kommen in diesem Buch am häufigsten als »meine Kollegin« vor – sowie Gunnar Classen für die große Unterstützung und gute Zusammenarbeit.

Der sonst mündlich ausgesprochene Dank an die Paare, Einzelpersonen und Familien, die sich mir und uns anvertraut haben, sei hier noch einmal schriftlich wiederholt.

Ich danke Dr. Christine Treml sehr für ihren spontanen Einsatz für dieses Buch und die respektvolle, unkomplizierte und zuverlässige Zusammenarbeit.

Und von Herzen danke ich Dir, Conni – meinem Glück.